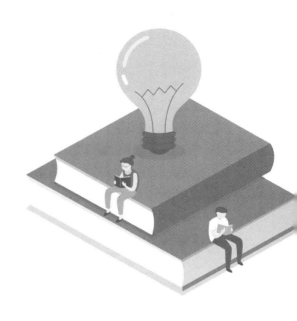

项目教学
效果影响因素的
准实验研究

以护理专业为例

濮海慧 / 著

上海社会科学院出版社
SHANGHAI ACADEMY OF SOCIAL SCIENCES PRESS

内容提要

"工业4.0"和"中国制造2025"都呼唤教育的变革和创新,然而无论教育的目标价值取向如何变化,课程与教学始终是我们开展教育工作中最为核心且亘古不变的主题。离开课堂教学谈"大国工匠"和"核心素养",终究是无源之水、无本之木。项目教学作为以学生为中心的教学法之一,历经百年发展,被西方各国广泛应用。然而这种秉承了西方实用主义哲学思想的教学方法,如何在我国的职业教育语境下得到有效的应用,仍是值得探讨的话题。

本研究采用了准实验研究的方法,首先在文献梳理和中美两国的师生问卷访谈调查的基础上,提取了四个主要的影响因子,即学生的元认知水平、信息技术应用、教学策略应用和教师的能力素养。围绕四个自变量设计单因素组间实验,通过实验组与对照组前后测对比,研究各自变量与因变量之间的相关关系和影响程度。实验被试为高职护理专业二年级2个班和三年级5个班的学生,预实验与正式实验总的周期为两个学期,针对每个影响因素进行了2—3个项目教学实验,总共进行了5个项目9组实验。运用的研究工具主要有问卷、访谈提纲、前后测试卷、柯氏评估模型等。借助SPSS 23.0对定量数据进行统计学分析,综合运用T检验、相关性分析、回归分析、卡方检验、事后检验等分析方法。采用Nvivo11质性资料分析软件对问卷、访谈的文本资料进行节点编码、词频查询和可视化图谱绘制等文本分析,探究各变量产生影响的机制与产生影响的条件。

根据研究结论提出策略如下建议:第一,培养元认知策略提升项目教学效果,主要包括巧用项目计划书培养元认知计划补偿策略、培训指导法培养元认知监督调节策略、反思回顾法培养元认知评价策略;第二,培养信息技术能力提升项目教学效果,包括培养信息技术应用能力和习惯,营造信息技术应用氛围,建设项目的信息资源;第三,调整教学策略提升项目教学效果,从项目设计策略、分组策略、导入策略、知识辅导策略、过程监督指导策略、总结评价策略六个方面提出策略建议;第四,挖掘教师潜力提升项目教学效果,增进教师对项目教学的理解与应用,促进教师对项目教学方法的掌握,营造促进教师对项目教学的探索与实践的氛围,搭建促进教师对项目教学的交流与研究的平台。

目　　录

第一章　绪　　论

第一节　研究的缘起与意义

进入 21 世纪以来,世界各国职业教育均得到了快速的发展。随着科学进步、技术创新、"工业 4.0"的到来、"中国制造 2025"的战略部署,职业教育的人才培养面临前所未有的挑战。但无论职业教育研究热点如何变换,教育发展最核心、最本质的问题仍然是课程与教学。教育研究者不断强调要以学生为中心,倡导教学的重心由"教"转向"学",一线教师也都深知要培养学生的高层次思维能力,培养学生分析问题、解决问题的能力,然而以学生为中心的项目教学在我国却一直发展迟缓,没有得到很好的普及和利用。目前积累的大量研究主要聚焦于项目教学的效果,但对于究竟是什么因素影响项目教学效果,相关研究尚较为欠缺。本研究旨在通过实证的方法研究项目教学效果的影响因素,探索更为科学有效的项目教学路径,为职业教育的课堂教学提供理论依据和实践指导。

一、研究的理论意义

项目教学自 20 世纪初引入中国以来,在教育界的各个领域、各层次进行了改革试验,在各种类型的教育中得到推广和应用,其在职业教育、高等教育、学前教育中的具体表现形态有所不同。在职业教育中以产品制作或服务提供的形式,在高等教育中以课题研究的形式,在学前教育中以主题活动的形式出现。在职业教育的项目教学实施过程中,因为缺乏理论指导,难免面临各种问题,具体如下。

（一）有形无神

项目目标不明确或不恰当,导致形式大于内容。往往表现为只有项目活动的进行,没有真正意义上的学习活动发生,学生的水平停滞不前。1930年俞子夷在《一个小学十年努力记》一书中,对国立中央大学实验小学的设计教学法的实验效果进行了评析,指出"上课情形,和现在的幼稚园大概相仿佛。不过那时儿童作业,非常自由。教师看见儿童自由活动,以为已达到试验目的,表示过分满意。因此,儿童的作业,因无确定目的,工作结果,往往今天和明天,前月和后月,常在同一水平线上,没甚进步发展可说"。①这样的项目教学看似热闹,但是学生并未进行真正的学习活动,能力和素养没有得到提升,只有项目教学的形式而没有其神韵,因而颇受诟病。

（二）有点无面

仅以项目的完成为目标,没有考虑到以项目为载体获取知识与技能,因而不利于学生建构知识体系。"这种方法不顾到理论的组织和社会的了解。它的精神,是直接应用的职业主义的精神,非有其他方法的补充,则学习太散漫、太凌乱,它的效能太限于目前应用。从小商店、小银行的活动所得的数目知识,决不能供给儿童所需的算学;从戏剧表演所得的历史事实,决不能代替系统的历史研究。直接应用或工具的学习,只能得到知识的一鳞一爪,没有整个圆满的眼光、根本原则的把住"。②由此可见,项目教学设计过程中对知识与技能与项目实施过程的有效渗透是关键。此外,如何使项目实施所需的知识技能与其他项目

---

① 俞子夷.一个小学十年努力记[M].北京:中华书局,1930:24.
② [美]波特.现代教育学说[M].孟宪承,译.北京:商务印书馆,1930:96—97.

的知识技能之间发生联系,也是非常重要的,因为这关系到学生认知的结构问题。

（三）有项目无设计

从岗位工作中选取项目,未经教学加工,没有考虑学生的认知能力和学习方式,原封不动地照搬到课堂上,导致其不符合学生的认知规律;误把项目目标当作教学目标,把课堂教学与工厂生产混为一谈;不理解项目教学的目的与意义,使学生忙于完成项目;教师指导缺失,使得学习目标难以达成。岗位上的工作项目与实际教学需求并不是完全一致的,必须进行教学加工才能有效实施教学。例如,在服装制作的项目中,岗位上按生产流程先后安排,先设计,然后画图、裁剪、缝制。如果按这个时间逻辑去设计教学项目,显然不具可行性,因为学生没有学习缝制前,无法进行设计,即使勉强尝试,设计出来的东西也不具可行性。应该先让学生缝制衣服,对衣服的各部分有了一定认知后,再让学生去学习裁剪成稿,在掌握裁剪的基础上才能上升到服装的设计。在进行教学项目设计时,要对岗位工作的项目进行合理的调整,以符合学生的认知规律。同样,在一个项目内部,也要将理论教学与实践教学进行有机整合,这就需要对岗位工作项目进行教学加工,而不是直接照搬到课堂。

项目教学作为舶来品,是西方实用主义哲学发展到一定阶段的产物,其理论体系和方法论在西方各国得到蓬勃的发展。早在 100 多年前,美国教育家约翰·杜威就开始倡导以学生为主体的体验式学习、“做中学”,其在美国已经成为一个长期的传统,被广泛应用在学前教育、基础教育、生涯与技术教育、高等教育等领域。中国文化则有着独特的历史背景,中国的教育学受儒家思想影响深远,师者“传道,授业,解惑也”,长期以来教学一直以教师为中心,以教为中心。无论教师还是学生都已习惯于这样的思维模式,所以在此种背景下,项目教学如何才能融入本土文化并充分发挥作用还有待研究。本书旨在通过实证的方法对我国职业教育语境下的项目教学效果进行研究,分析影响其效果的关键因素,提出理论假设并通过实验来验证假设,从而探索出适合我国师生实际和教学条件与环境的可行的项目教学方法论体系。

二、研究的实践意义

(一)国家宏观教育政策导向

2014年5月发布的《国务院关于加快发展现代职业教育的决定》(国发〔2014〕19号)充分体现了国家对提升人才培养质量的重要性的认识,其在第四部分第十五条指出要推进人才培养模式创新;坚持校企合作、工学结合,强化教学、学习、实训相融合;推广项目教学、案例教学、工作过程导向教学等教学模式。项目教学在中国经过了近20年的快速发展后首次被正式写入国务院文件中,从一个侧面反映了项目教学在职业教育领域中应用的必要性和可行性,也更加突显了相关研究的必要性。

(二)职教人才培养的切实需求

目前一方面不少制造型企业出现"招工难"现象,另一方面又有些大学生找不到工作,造成这种结构性失业的关键因素是劳动者素质不能充分满足岗位对技术技能人才的需求。诚然,劳动者素质有待提高,但更深层次的原因是岗位需求正在发生深刻的变化。"新职业主义时代,职业人才与专业人才的边界在逐渐模糊,职业活动更多地具有了专业活动的性质,即工作任务具有了越来越大的不确定性"。[①]这就给职业教育人才培养提出了更高的要求。传统的教学方法,只重视单一的技能训练,理论与实践割裂,无疑是跟不上时代脚步的。随着经济社会的快速发展,劳动力市场对人才需求的变化愈加频繁,从单一工

---

① 徐国庆.新职业主义时代职业知识的存在范式[J].职教论坛,2013,21(4):4—11.

种转变为复合工种,简单职业转向综合职业,人们也从终身从事一种职业发展为多种职业,这就要求从业者具备跨行业、跨专业、跨职业、跨岗位的适应能力,以不断适应劳动市场需求的变化并满足自身的职业发展需求。

因此,在培养学生岗位能力的同时还要注重其分析、判断、计划、抉择、沟通等核心职业能力的培养,而这些能力的形成并不是一蹴而就的,而是在教学过程的潜移默化中培养的。那么怎样的教学方法才能达到此种效果呢?正如基尔帕特里克(W.H. Patrick)在《教育方法原论》中对教学方法的论述,"方法有二种问题:一为如何为最良好之教学,如教学一种学科如读法之类,如何可得良效。又一问题为吾人不常注意研究者,即如何对付学习时之儿童。儿童学习一事时,实同时学习数事。第一个问题是'狭义之方法',第二个竟是'广义之方法'"。①对广义之方法的研究方能帮助培养学生综合职业能力,从而提高人才培养质量,使职业教育培养出的人才更好地满足社会对技术技能型人才的需求。

(三) 教学实践的实然诉求

我国早在 20 世纪初就有诸多学校对项目教学进行了尝试。1916 年至 1918 年,上海万竹小学和南京高等师范附属小学先后试行以手工为中心、联络各科教材的教材中心联络法,被视为中国最早的项目教学尝试。

到 20 世纪 30 年代上半期,项目教学热在幼儿园和小学中达到高潮。当时的设计教学法趋向于马克马利主张的"大单元设计",他认为设计是要将重要问题贯穿整个单元的始终②。1948 年,杭州师范学校

---

① [美]基尔帕特里克.教育方法原论[M].孟承宪,余庆棠,译.上海:华东师范大学出版社,2010:9.

② [美]马克马利.设计教学法[M].杨廉,译.北京:商务印书馆,1923:6.

附属小学在一年级试行"混合设计"。

20世纪末,江苏省在教学改革中,系统地应用了项目课程理论,在课程规划、标准制订、教学设计、教材开发以及师资培训等方面进行了试验和建设。通过中德教育国际合作,进行了项目教学的尝试,对学科课程项目教学、跨学科项目教学和项目课程等进行试验,取得了较好的成效。

21世纪初,上海市推行了"实践导向、任务引领、项目驱动"的职业教育专业课程体系改革,开发了一系列专业课项目课程体系,制订了国际水平的专业教学标准,引领了全国的职业教育项目课程开发,使专业课教师的项目课程理念得到了深化,为项目教学的推广奠定了课程论的基础。

2011年,江苏省职业教育与终身教育研究所在全省范围内开展了首届题为"两课(示范课、研究课)"评比的职业教育教师教学竞赛,以"教案评比+说课+答辩"的形式进行比试,明确要求专业技能课程以项目为单位进行说课,比赛中涌现了一批优秀的教师,产生了一批优秀的项目教学案例。

随着职业教育课程改革的进一步深化,越来越多的职业学校已在项目课程开发方面进行了有益的尝试,不少学校已形成比较成熟的专业课项目课程体系。所有这些尝试和试验都为本研究奠定了良好的基础。但我们从实践中观察以及与教师的交谈中发现,其中相当一部分是简单机械的重复。中国知网检索到的66篇学位论文中,40篇是关于项目教学在具体课程中的应用,涉及专业课程和文化课程,文化课程中以外语类居多,研究方法多为行动研究。这些研究和实践不乏摸着石头过河,通过主观的思考与判断来取舍内容与方法,并无客观的标准来评估项目教学效果产生的影响;受经验主义认识论的限制,缺乏科学理性的观察、思考、总结,研究结果的可推广性得不到充分的保障。现象学认为,只有回到生活世界,在那里找回真实世界中所有意义的起源,才能解决近代科学的危机。[①]项目教学如何才能取得理想的效果,究竟受到哪些因素的影响,只有回到课堂教学实践中寻找答案。只有通过科学的方法,经过系统研究,得出可靠结论,才能对项目教学的有效实施起到指导作用。

目前,我国各地区各层次的职业教育学校教师都已经不同程度地接触或使用过项目教学,通过长期的观察和调研,我们发现项目教学在我国职业学校的教学中有三种基本的存在范式,即项目教学在三个不同层面体现:一是在课程体系层面;二是在具体课程层面;三是在教学层面。项目教学在不同层面的体现各有其特点,也存在着诸多的不足。

1. 课程体系层面的项目教学

课程体系层面的项目教学的实施必须以项目课程体系为基础,也就是要对专业课程的体系进行整体设计,开发出系统的专业项目课程。每门课程由若干项目组成,项目选自工作岗位的典型工作任务,经过教学改良成为教学项目。一方面符合学生的认知规律,另一方面,项目的实施过程不等同于工作岗位的项目实施,穿插了教学的各个环节。如表 1-1 所示,项目课程体系中课程与课程之间有较强的互补性,知识与技能之间不会相互重复或重叠。项目的系统性较强,有单一项目,也有综合项目,项目课程体系中的所有项目基本覆盖所对应专业的岗位工作任务。"课程结构是影响职业能力形成的重要变量,本身具有教育意义。知识的组织方式往往比知识本身更为重要,因为正是它让我们学会了如何应用知识"。[②]因此项目课程体系本身对学生职业能力的培养具有一定的意义。正如陶行知先生"以学定教"理论所述,教的法子要依据学的法子,学的法子要依据做的法子,事情是怎么做的就应该怎么学,怎么学的就应该怎么教。以项目课程体系为载体的项目教学就应

---

① [德]胡塞尔.现象学的观念[M].上海:上海译文出版社,1986:24.
② 徐国庆.职业教育项目课程开发指南[M].上海:华东师范大学出版社,2016:24.

以这种方式开展,使学生在今后的实际工作中能更快捷准确地运用所学的知识与技能。

表 1-1　专业项目课程体系举例

课　　程	项　　目
汽摩配市场调研	1. 汽摩配行业调查 2. 竞争对手调查 3. 客户调查 4. 汽摩配政策环境信息收集 5. 公司商品定位
商务谈判与礼仪	1. 客户需求分析 2. 竞争对手分析 3. 商务政策制定 4. 客户商谈与合同条款确定 5. 合同签订
销售渠道开发与管理	1. 经销商开发与管理 2. 配套厂商开发与管理 3. 门店开发与管理 4. 在线渠道开发与管理 5. 其他渠道开发与管理
经销商与配套厂商销售	1. 销售关系建立 2. 商品推介 3. 合同签订 4. 经销商销售人员培训 5. 货款跟催回收
汽摩配在线营销	1. 在线商品推广 2. 在线客户信息管理 3. 在线商品信息更新 4. 在线客户沟通 5. 支付技术支持

（续表）

课　　程	项　　目
汽摩配门店管理	1. 店铺开发 2. 商品采购 3. 商品陈列 4. 商品价格制定、标价 5. 结账收银 6. 商品促销 7. 人员管理 8. 商品销售数据分析 9. 店铺成本控制
汽摩配成品仓储与配送	1. 仓库空间管理 2. 商品出入库 3. 商品包装 4. 商品配送
客户管理	1. 客户信息管理 2. 客户关系维护 3. 客户投诉处理 4. 客户技术支持 5. 客户满意度管理

　　资料来源：浙江省瑞安市职业中等专业教育集团学校市场营销（汽摩配件）示范专业课程建设资源。

　　该范式的优点在于项目之间具有系统性，课程与课程之间内容的重叠交叉可以控制在最小程度，项目与项目之间可以采用并列、循环、递进等方式有序排列，使其与岗位的贴近度最高。学生通过系统的项目学习获取所对应工作岗位应具备的知识与能力。

　　该范式的难点在于对师资提出了较高的要求。第一是要求教师要有较丰富的实践经验，对所实施的项目有准确的把握；第二是要求教师能驾驭项目教学，与传统的讲授法相比，在教学设计上的工作量和难度都更大,教学过程中的不可控因素也更多,对教师的要求更高;第三是要求教师有跨学科教学能力,因为项目课程体系已经打破了原有的学科课程体系模式,一个项目的完成可能会涉及多学科的知识与技能。这大概就是目前尚未能大面积推广课程体系层面的项目教学的原因之一。

2. 具体课程层面的项目教学

具体课程层面的项目教学往往以某一门或几门项目课程为载体,整个课程体系的设置是符合学科逻辑的,仅其中某一门或几门课程采用项目课程模式。邦塞(F.G. Bonser)曾经说过,在设计条件不够成熟的时候,可以采取过渡的办法,即"仍旧保存教材之普通组织,但其活动之内容大可伸缩,且教师有充分之自由以排列各部之作业"①。在实际操作中,我们确实会发现并非所有课程都适合开发项目课程,有一些原理性的课程,或内容抽象,或逻辑性非常强,或操作性比较弱,如会计专业的《会计原理》、护理专业的《人体基础》(含解剖、生理、病理)等。由于其与工作岗位的实际工作任务之间联系紧密度较低,开发项目课程难度较大,会影响学生对知识系统性的把握。因此,这些专业应转而采取核心课程项目化的开发思路,项目教学依托相应的核心课程展开。

该范式的难点在于容易陷入以实训课程替代项目的"伪项目"教学的误区,即原有的学科课程体系不变,只在学习理论知识的基础上,进行集中的以项目形式呈现的综合实训,就只是"炒冷饭",没有彻底改变"理实割裂,先理后实"的传统教学模式。学生对知识与技能的学习并不是通过完成项目完成的,最多只是以项目的形式进行了强化或复习。项目教学中,学生要通过完成项目习得相关知识与技能,即知识技能的

---

① [美]邦塞.设计组织小学课程论[M].郑宗海,沈子善,译.北京:商务印书馆,1933:103.

学习与项目的完成具有同一性。而"伪项目"的主要特征是学生在项目实施之前已经习得相关知识与技能,项目的完成过程仅仅是已有知识技能的综合应用。另一方面,项目课程与学科体系课程的内容交叉重复不可避免,往往会出现有些内容在其他学科已经学习,到项目课程里又重新学习一遍。要避免误区,同样对教师的实践能力、教学策略应用,以及跨学科教学能力提出了更高的要求。

3. 教学层面的项目教学

严格意义上讲,这一层面的项目教学只是对传统教学的项目化改良,对具体课程中某些局部的章节内容进行项目教学设计,项目间没有系统性和关联性。有的课程内容不适合或在对应岗位上找不到典型工作任务来设计成项目,但这时教师可根据实际情况对原教材内容进行项目化教学设计。这种情况较多出现在一些教学竞赛或公开课教学中,教师为了体现先进的教学理念,对某节课或某个单元的教学进行项目化教学设计。

通过这样的尝试,教师对项目教学的应用会有较切实的认识,可能会激发教师更多地设计项目教学,甚至进一步开发项目课程的兴趣,也能使学生应用此学习方法,激发其学习兴趣,发挥其主观能动性,同时也帮助教师发现过程中存在的问题。在很多西方国家,尤其是美国,"做项目"已经成为一种惯例。项目教学在幼儿园到大学的各阶段学习中普遍应用,学生已经习惯了这样的学习方式,做起来得心应手。而我国的学生对这方面还比较陌生,一开始就开辟项目课程可能会有一定的困难,可在尝试的基础上慢慢过渡到开发项目课程,再形成项目课程体系,可能是比较合理的选择。

该范式的难点主要在于如何避免为了项目而项目的情况。在一些教学竞赛中,参赛教师把不适宜采用项目教学的内容照搬过来;有的虽然冠名项目教学,但实际上无论从名称上还是实施步骤上都不属于项目教学。例如,在某省的职业学校教师教学竞赛中,有一位参赛选手的课程名称是"企业财务会计",项目教学内容是"货币资金"。真正的项目教学应致力于解决一个问题或产出一个作品,而"货币资金"仅仅是个名词,看不出到底要学生做什么,有什么样的项目学习结果。又如,另一位选手的参赛项目是中餐服务技能,模块为"餐巾折花"。从名称上看餐巾折花是技能而非项目,如果改成"寿宴服务"或许更贴近项目。再看其教学过程更加与项目教学相去甚远,步骤为"一、导入新课;二、新知教学、评价反思;三、新知教学、评价反思;四、新知教学、评价反思;五、拓展提升;六、归纳小结",完全没有项目教学的基本要素,体现不出学生围绕真实的问题情境在合作探究中自主建构新知的目标,只是冠上了项目教学之名,实际还是传统的讲授教学法。

当然比赛中也不乏优秀的作品案例,如一位选手任教专业是土木水利,任教课程是"建筑给排水系统安装",设计的项目是"消防给水管道连接",教学步骤依次为资讯、计划、决策、实施、评价。该项目无论从名称,还是项目教学步骤上看,都是真正的项目教学;最终有项目成果的产出,同时学生获得的是分析问题、解决问题的能力,也就是常说的高层次思维能力。当然,这种能力的培养不是一蹴而就的,不是某一次项目教学所能实现的,需要长期训练,所以仅仅停留在教学层面的项目教学对学生学习能力的培养效果有限。

(四) 项目教学实施中存在的问题

1. 目标达成度不高

从学习目标来看,项目教学的学习目标是多样化的,不仅限于认知目标,还有技能和情感等方面的目标,这就要求教师能准确地确立合适的目标。因为目标的多样化,达成目标的难度也增加了,包括如何评价目标的达成度也是比较复杂的问题。在学习过程中既要关注项目是否完成,更要关注学习目标是否达成,经常出现的误区是师生过多地关注完成项目,而忽视了完成学习基于项目所需要的知识与技能,这就会导致活动发生了,项目也完成了,而真正意义上的学习并未发生。

2. 项目过程需改进

从项目教学实施的过程来看,首先,师生尚未充分熟悉项目学习的流程,特别是学生有时会缺乏支撑项目学习的相关能力,尤其是初次参加学习的学生。其次,学习活动一定要以项目为中心,即一切知识与技能的学习一定要围绕项目,一定要发生在项目完成过程中。若知识与技能的学习先于项目实施,然后再来完成项目,便不是真正意义上的项目学习,而是"伪项目",这在目前时有发生。再次,项目的真实性常有所欠缺,虽然项目的真实度越高越能激发学生的学习兴趣,但有些专业和课程有其局限性,难以实施真实的项目教学。还有学生的自主性,包括项目选择的自主性,以及项目的开放性,都会影响到学生项目学习的效果。最后,合作进行项目学习并不适合所有学生,有些学生不擅表达,不能获得展示成果的机会,怎样使其获得合适的表达机会是值得思考的问题。

3. 项目评价难以落到实处

从项目教学的评价来看,问题就更多了。首先,过程与终结评价未能有机结合;其次,评价存在主体多元化问题,如何进行生生互评和学生自评,学生是否被给予各种机会以获得形成性评价,怎样利用学生互评与自评的结果;再次,评价标准常有问题,也就是评价观测点的确定,如何评价理论知识、技能、素养等方面;此外还有评价形式多样化的可操作性问题,如评价者和指导者由一人承担,还是多人分别承担;最后,团队成员在项目完成过程中进行小组合作时,如何判断各个成员的贡献度。

4. 教师对项目教学的认知不足

从教师的角度来看,教师不愿意采用项目教学的主要原因是缺乏经验,缺少动机,认为项目教学是多余的教学活动或是额外的负担。此外还有项目的时间跨度,即完成项目所需的课时与教学大纲方面的限制。即使采用了相应的技术手段,也较难评估其教学成果,影响了教师用于理论知识教学的时间。虽然项目教学建立了问题与真实世界之间的联系,帮助学生发展了全面的能力,①但教师常会被教学计划牵制,希望按部就班地进行教学,缺乏改革的动力和热情。

5. 学生的自主学习能力欠缺

从学生的角度来看,有些学生认为项目学习耗费时间,工作量增加;也有些学生认为教师没有提供充分的信息,使得项目实施较为困难。部分学生对项目教学的步骤流程不够了解,也影响其学习进度与效果;还有学生会被与学习无关的信息干扰,不能很好地聚焦在完成任务上。

总之,项目教学经历了长期的实践过程,的确积累了不少经验,但是仍存在上述诸多问题。这些问题的研究和解决才能使项目教学效果得到提升,使更多的教师和学生能有效利用其获得令人满意的教学效果。

第二节　国内外研究现状

上海教育出版社在 1998 年出版的《教育大辞典》中将"设计教学法"对应的英文标为 Project Method②。项目教学的英文在各类文献中说法不一,有如下几种: Project-based Method、Project-based Approach、Project-based Instruction、Project Approach、Project-based Learning、Project-based Learning Approach 等。前三种可译作"项目教学",侧重"教"。Project Approach 则正如《教育大辞典》里的 Project Method,没

---

① Douladeli Efstratia. Experiential Education through Project-based Learning[J]. Procedia-Social and Behavioral Sciences,2014,152:1256—1260.

② 顾明远.教育大辞典[M].上海:上海教育出版社,1998:1348.

有明确表明侧重"教"还是"学"。后两种则侧重从"学"的角度出发,译作"基于项目的学习"。目前,国外的文献中用得最多的是 Project-based Learning,简称 PBL。从严格意义上讲,项目教学倡导的是一种学习方法,是一种以学生为中心的教学方法,学生在教师的引导下,通过自主学习和与他人合作探究的方式,利用必要的学习资料,共同完成项目任务,解决真实情境中的问题,以达到获取知识、技能和素养的目的。项目教学经历了百年的发展,积累了相当多的研究成果,但关于项目教学效果影响因素,尚未有系统的研究,本节拟在梳理项目教学产生和发展脉络的基础上,对已有的文献进行回顾和述评,以便建构本研究的理论框架。

一、国外项目教学研究现状

项目教学起源于美国,美国实用主义哲学文化背景为其发展提供了肥沃的土壤。项目教学在西方国家的发展和研究比我国要早,从研究的范式上看实证的居多。本部分拟通过对项目教学的内涵、发展阶段、重点文献的梳理厘清其发展脉络并对影响因素的研究进行综述。

（一）关于项目教学内涵的研究

基尔帕特里克(W. H. Kilpatrick)在 1918 年首次提出了项目教学(Project-based Approach)的概念。他认为项目是"在特定的社会环境中所发生的、需要参与者全身心投入的、有目的的行动"。他强调其采用"项目"这个术语,就是专为表明有目的的行动,并且特别注重"目的"这个名词。[1]

布卢门菲尔德(Blumenfeld)等人于 1991 年对项目教学加以定义,认为其是"一种开放的学习策略,它鼓励学生为主的有意义的学

---

[1]　W. H. Kilpatrick. The Project Method[J]. Teachers College Record,1918,19:319—335.

习活动,学生对开放式的问题寻求解答,依据搜寻、发现来积累规则,提出方案或计划,搜集和分析信息,从其中理出头绪并制作产品以解决问题"。①

莫伊兰(Moylan)认为,基于项目的学习是一个系统性的教学方法,通过复杂的探究活动、真实的问题、精心设计的产品和任务使学生学习基本知识,获得终身发展能力。②

德国教育科学家赫伯特·古德琼斯(Herbert Gudjohns)认为,项目教学活动是能够保持思考、行动、学习、认识之间的关联的教学活动,并强调说这就是为什么需要强化项目教学的理由。③

美国的罗宾·福格蒂(Robin Fogarty)认为,项目学习是真实的学习,可以提供令人兴奋且成果丰富的学习经验;项目学习的本质是动态的,它从概念、结构、矛盾、混淆、重构开始,最终到高潮和胜利;项目学习最突出的特征就是它的实践性,它有明确的目标、预期的成果和可测量的学习结果;学习的过程与创造、执行、作品的制作过程具有同一性。项目学习激发学习动力,培养合作能力和创造性,并通过项目作品的提交进行整合的、经验的学习。④

德国的鲁道夫·普法伊费尔(Rudolf Tippelt)与我国的傅小芳将项目教学定义为在教师的指导下,学生置身于特定的学习情境中,根据生活经验和学习兴趣提出问题或活动的创意,拟订可操作的活动方案,

---

① P.C. Blumenfeld, E. Soloway, R.W. Marx. Motivating Project-based Learning——Sustaining the Doing, Supporting the Learning[J]. Educational Psychologist, 1991, 3—4:369—398.

② W. Moylan, Learning by Project: Developing Essential 21st Century Skills Using Student Team Projects[J]. International Journal of Learning, 2008, 15:287—292.

③ [德]鲁道夫·普法伊费尔,傅小芳.项目教学的理论与实践[M].南京:江苏教育出版社,2007:9.

④ [德]鲁道夫·普法伊费尔,傅小芳.项目教学的理论与实践[M].南京:江苏教育出版社,2007:2—4.

并围绕项目目标决定学习方式和学习内容,自行策划、实施和评估学习活动的教学方式。①

美国巴克教育研究所(BIE)是一个从事教育研究的非营利性机构,通过推广项目教学,致力于创建高效能学校和课堂,该研究所将项目教学定义为"以项目为基础的一种学习方法,学生通过一段时间的工作、学习和应对一个真实的、引人入胜的、复杂的问题或挑战,从而获得知识与技能"。②

虽然各种表述有所不同,但核心的理念是基本一致的,无论表述为目的、产品还是方案,项目教学最终要有显性学习成果的输出。另外一个共同点就是强调情境对项目学习的作用,而且要是真实的问题情境。合作学习和探究性学习是项目学习主要的学习方式。概括起来,项目学习是学生围绕某个真实的问题,开展合作学习和探究性学习,拟订项目计划并实施,在实施项目的过程中建构意义,从而获得知识与技能。

（二）项目教学的发展阶段研究

厘清项目教学从产生到发展的脉络有利于我们更深刻地理解和把握其精髓。关于项目教学发展阶段,学界比较认同的较普遍的划分方法是将其划分为萌芽阶段、形成阶段、低迷阶段和复苏阶段。

1. 项目教学的萌芽阶段

项目教学萌芽于 18 世纪欧洲的工读教育、19 世纪美国的合作教育,以及 20 世纪初欧洲的劳作教育思想。美国高等教育领域的合作教育项目(Cooperative Education,简称 Co-Op),也叫做带薪实习,最早起源于美国俄亥俄州的辛辛那提大学。美国国家合作教育委员会(National Commission for Cooperative Education，NCCE)把合作教育

---

① ［德］鲁道夫·普法伊费尔，傅小芳.项目教学的理论与实践[M].南京:江苏教育出版社,2007:2.

② What is Project-based Learning（PBL）? ［EB/OL］. ［2015-03-12］. http://www.bie.org/about/what_pbl.

定义为一种将学生的课堂学习与其学术或职业目标相关领域的有益工作经验学习结合起来的结构式(structured)教育策略(Cooperative Education and Internship Center)。[①]《成人及继续教育国际字典》则将"合作教育"定义为"学校和职业领域开展合作的一种教育方式,藉由创建一个共同教育项目整合学校和工作场所的交替学习"。[②]

劳作教育思想起源于德国并在欧洲部分国家流行,成为20世纪初职业教育思想的主流。被誉为"德国职业学校之父"的凯兴斯泰纳是德国20世纪初职业教育运动的倡导者、改革者,他不但在建立职业学校方面进行大胆的实践探索,而且还明确提出"劳动学校"的职业技术教育理论。后来欧美各国兴起的劳作学校运动就是以他的劳作教育理论为基础的。他认为只有在劳作中让学生按照自己的设想和目的进行操作并检验自己的劳动成果,才能增强学生适应社会生活的能力,成为真正的国家公民,也只有这样的劳作才能算是具有陶冶意义的活动。凯兴斯泰纳在《劳作学校要义》的最后一章中要求把所有的国民学校都改成劳作学校,把以传授书本知识为主的传统学校,改成以劳作活动教学为主的进步学校。同时,要对以前"学校的书本教学",如读、写、算、历史、地理、文学和语言等进行改造。劳作学校绝不能用知识宣读的老法子教学,要重视自己经验所得的知识,抛开以往的老路,走亲身观察、亲身体验的新路,从自己的经验中求取和获得知识。[③]

美国的渥德(W.A. Writ)于1908年在葛雷市创设葛雷制,该制为克服校舍紧张,充分利用学校房舍、设备,采用二重编制法教学。全校

---

① The Dean Herman Schneider Award[EB/OL].[2015-11-23]. http://www.ceiainc.org/sub.asp?PageID=71.

② P. Javis, A. L. Wilson. An International Dictionary of Adult and Continuing Education[Z]. London: Routledge, 1990:199.

③ [德]乔·凯兴斯泰纳.职业教育思想与《劳作学校要义》等选读[M].北京师联教育科学研究所,编译.北京:中国环境科学出版社、学苑音像出版社,2006:16.

学生被分成两部分,一部分在教室上课,另一部分则分配在图书馆、体育场、工厂、商店等场所进行各项活动,两者上、下午轮换。该制强调寓学习于游戏和劳作之中,故相应减少学科教学时间,增加了游戏和劳作等活动。①

合作教育、工读教育和劳作教育等多多少少有了项目教学的元素,是对传统的讲授式、传递式教学理念的颠覆。但其活动或劳作是较为宽泛意义上的,主要是强调直接经验的获得,注重学生在观察、体验、探索、游戏中发现新知,对项目的概念还比较模糊,或者说还未真正涉及。

2. 项目教学的形成阶段

项目教学的形成与项目课程紧密相联。项目课程的起源可追溯到17—18世纪,它与自然科学家的实验、法学家的案例研究、军事参谋的沙盘演习属于同一类型,只是在内容上不是经验的、解释的或战略研究,而是建造类的,如设计房屋、修建运动厂,或者制造机器。17世纪中期,意大利罗马的建筑师学院为了培养优秀的建筑师,开展建筑设计竞赛,要求学生必须在实践活动中学习相关的专业知识和理论,并应用到建筑方案设计中。后来巴黎罗耶建筑设计院以"项目"的形式开展建筑设计比赛,要求学生们参加一定次数的竞赛,获得奖牌或认证,才能获得专业建筑师的资格。②这是最早将项目应用于教学的案例。

"项目(Project)"一词最初出现在教育界是在1900年美国哥伦比亚大学《师范学院学报》(*Teachers College Record*)和《工艺训练杂志》(*Manual Training Magazine*)上。当时,该校工艺训练部主任理查德(C.R. Richard)在上述刊物发表文章,主张中学的工艺训练,不应当以

①　[美]威廉·H.基尔帕特里克.设计教学思想与《教学方法原理》选读[M].北京师联教育科学研究所,编译.北京:中国环境科学出版社、学苑音像出版社,2006:16.

②　[德]鲁道夫·普法伊费尔,傅小芳.项目教学的理论与实践[M].南京:江苏教育出版社,2007:20.

教师为主,要求学生依照教师规定的蓝图去做,而应当采取解决问题的方法,创设一个问题情境,由学生自己去计划,自己去实行,自己去解决。理查德称这种方法为"设计"。①

1918年,美国教育家基尔帕特里克(W. H. Kilpatrick)于1917年9月在哥伦比亚大学《师范学院学报》第19期上发表题为《设计教学法,在教学过程中自愿活动的应用》(*The Project Method*, *the Use of the Purposeful Act in the Education Process*)的论文,首次提出了"项目学习"的概念,这篇文章引起了教育界的关注,被称为20世纪最有影响力的文章,标志着项目教学法的诞生。②其主要思想是,"知识可以在一定条件下自主建构获得;学习是信息与知识、技能与行为、态度与价值观等方面的长进;教育是满足长进需要的有意识、有系统、有组织的持续交流活动"。

1921年,基尔帕特里克将"设计"定义为"任何自愿的经验单元、任何自愿活动的事例,其占支配地位的自愿是一种内在的驱策"。认为其要素一是确定行为的目的;二是指导行动的过程;三是提供行动的动力、行动的内在动机。他认为,学习过程的要点是学习态度,一旦志愿消失,学习过程也就停止了,而志愿是不能指定的。"志愿"有两种意义:一是儿童"为所愿为"(a child's doing what he wishes);二是儿童"为所当为"(a child's wishing what he does)。基尔帕特里克认为,当儿童"愿所当为(wish what he does)",才能全心全力以赴。③

基尔帕特里克提出"志愿活动"的4个典型的阶段:自愿(purposing)、计划(planning)、实行(executing)、评判(judging)。这4个阶段即设计教学法的4个步骤。他把设计教学法分为4个类型,也就是把"志愿活

---

① [美]威廉·H.克伯屈.设计教学思想与《教学方法原理》选读[M].北京师联教育科学研究所,编译.北京:中国环境科学出版社、学苑音像出版社,2006:2.

② 康绍言,薛鸿志.设计教学法辑要[M].北京:商务印书馆,1923:3.

③ [美]克伯屈.教育方法原论[M].孟宪承,俞庆棠,译.北京:商务印书馆,1930:10.

动"分为 4 种形式：生产者的设计、消费者的设计、问题设计、特殊学习设计或熟练设计。①

　　美国教育家杜威汲取了卢梭、福禄贝尔和帕克等人的教育思想，创建了经验主义的课程理论体系，为项目课程的形成奠定了理论基础。1938 年刊登的《经验与教育》，使项目教学在美国得到了广泛的应用。

　　3. 项目教学的低迷阶段

　　1957 年 10 月 4 日，苏联成功地把世界上第一颗绕地球运行的人造卫星送入轨道。这对美国的自信造成了严重的打击，引发了其教育界的大地震。杜威的教育理论遭到批判，被视作美国教育质量下滑、科技水平落后的主要根源。于是以美国为首的资本主义国家开始呼吁教育应该追求卓越，学科主义课程占了上风，项目教学的发展遭到重挫。

　　4. 项目教学的复苏阶段

　　推行学科主义课程并没有取得预期的效果，相反由于其侧重学科知识的结构化，忽视学生的学习兴趣与动机，导致学生学习兴趣下降，学业水平也随之大幅下滑。从 20 世纪 60 年代开始，欧美各国教育界人士都意识到了问题，纷纷实施教育改革，尝试各种方法来缩小理论与实践的距离。到了 20 世纪 80 年代，随着认知主义学习论和建构主义学习论的发展，人们对教学的关注逐渐从教转向了学，从教师转向学生，越发感到传统的以教为中心的教学方法难以充分发展学生的能力，于是项目教学受到了人们的重视，与之并行的还有任务驱动教学法、基于问题的教学法、行动导向教学法、体验式教学法等，共同点都是以学生为中心，以学生的能力发展为目标。

　　20 世纪 70 年代，美国著名的儿童教育家丽莲·凯茨和加拿大教育家西尔维亚·查德合著的《开启孩子的心灵世界：项目教学》（*Engaging Children's Minds：the Project Approach*），从多方面深入阐释项目课

---

① 曹刍.设计的种类——物质设计与理智设计[J].中华教育界,1923(12):10.

程的概念、原则,叙述项目课程实施的步骤、方法,呈现项目课程的具体案例,使项目课程的理论和实践更趋宽广和丰富。裴迪·哈里斯·赫尔姆与丽莲·凯茨合著的《小小探索家——幼儿教育中的项目课程教学》(*Young Investigators—The Project Approach in the Early Years*)一书倡导在学前儿童教育中引入项目教学,对项目教学的理念和原则,尤其是如何具体实施进行系统翔实的说明,呈现了实际运用中所取得的效果,①从而使项目教学深入美国的学前教育和小学阶段教育。在接下来的十几年里,项目教学因其先进的教育理念、丰富多彩的形式、很强的适应性和可操作性对北美地区的教育产生了极大的影响并很快在世界各地传播开来。

1972 年,项目课程开始在德国受到关注,作为一门"新型"课程列入了部分学校的课表。一些综合中学的教师首先倡导和实践了"项目周"活动,并且撰写了《项目周:项目和项目周中的生活、学习、工作》。很快"项目周"活动引起了各方面的关注。由此引发联邦德国教育界关于项目教学的热烈讨论,开展了很多相关的研究。2003 年联邦德国职教所提出了基于行为导向的项目教学方法。

在美国,项目教学已经广泛应用到工商管理硕士(MBA)领域。美国项目管理专家约翰·宾认为,"项目是要在一定时间里,在预算规定范围内达到预定质量水平的一项一次性任务"。项目有既定目标,有明确的起止时间并要完成创造性的工作。美国在对工商管理硕士的教育中采用企业与学校联合的方式,让学生在实践的第一线"真刀实枪"地演练,以此来培养学生解决实际问题的能力。②

随着 20 世纪后期西方发达国家纷纷推广项目教学,日本也积极仿

---

① [美]裴迪·哈里斯·赫尔姆,丽莲·凯茨.小小探索家——幼儿教育中的项目课程教学[M].林育玮,洪尧群,等,译.南京:南京师范大学出版社,2004:5—8.

② 丛国凤.项目教学在中职 FLASH 动画制作教学中的应用研究[D].大连:辽宁师范大学,2011:3.

效,在新开设的课程体系中专门设立了"综合学习时间"。综合学习,简而言之,就是将学习融入自然、社会、生活领域,通过学生自身体验、讨论、调查、演讲等,以增进其直接经验的实践活动性课程。①1998 年 1月,文部省公布了新修改的初中和小学《学习指导要领》。1999 年 3 月,公布了新修订的高中《学习指导要领》。在改革方面,新的《学习指导要领》更强调创设"宽松"的学习环境、发展个性特长、培养学生的"生存力"(自我教育力)。②日本的"综合学习时间"的主要特征是学习内容所涉及的领域很广,各校自主进行并形成了各自的特色,有浓郁的地域化特征,学习一般以团体协作的形式展开。③

项目教学在美国非常盛行,以至于华盛顿的一所学校斥资 1.28 亿美元来重建校园,重新建构课程体系,使其适于项目教学的使用。④在英国,项目教学被称作独立学习(Independent Learning),这一理念被认为非常重要,且被普遍地理解和接受。⑤在丹麦,教育部规定项目教学是大学和高等职业技术院校教学必不可少的组成部分。印度的职业教育也实施"项目导向"的教学策略。在希腊,项目教学是各个学龄阶段最重要的学习方法之一,也是课程最重要的组成部分,普遍采用的是五个步骤的项目教学。⑥芬兰、挪威、瑞典等职业教育非常成功的国家也都普遍采用项目教学。

---

① 朱炜.日本"综合学习"课程与实践[J].外国中小学教育,2003:28.

② 杨毅,杨易林.日本教育课程改革的新举措[J].比较教育研究,2002(9):26.

③ 朱炜.日本"综合学习"课程与实践[J].外国中小学教育,2003:28.

④ H. Wellham. Project-based Learning: How can You make it work in Your School? The Guardian. [J/OL]. [2015-11-15]. http://www. theguardian. com/teacher-network/teacher-blog/2013/nov/30/project-based-learning-live-chat.

⑤ A. Webster. How Project-Based Learning works in England Edudemic Magazine for iPad[J/OL]. [2015-11-17]. http://www. edudemic. com/how-project-based-learning-works-in-england/.

⑥ Douladeli Efstratia. Experiential Education through Project-based Learning[J]. Procedia-Social and Behavioral Sciences,2014,152:1256—1260.

(三) 项目教学研究领域的重点文献

以美国科学信息研究所(ISI)的 Web of Science 数据库为来源,引文数据库包含 SCIE、SSCI、A&HCI,以"project-based learning"为主题词进行检索,时间跨度为 1982—2015 年①,检索出文献 1 021 篇,设置学科类别为"education educational science""education science disciplines",限定文献类型为期刊论文(article)、会议论文(proceedings paper)和综述(review)3 种,语言为英语,进行筛选精炼后的有效文献数据为 607 篇。对所检索到的 607 篇文献数据设定全记录输出,包括摘要和引用的参考文献,以文本文档格式输出,存入 CiteSpace Ⅲ 的 data 文件夹,以备可视化处理分析。

在 Web of Science 的检索结果分析页面,选择字段"出版年"获得项目教学每年的文献量数据,详见图 1-1 和图 1-2。文献量能一定程度反映该领域的研究现状与趋势。图 1-1 和图 1-2 显示 1982—2015 年项目教学研究的文献总体呈现增长的趋势。从引文情况看,引文量总体

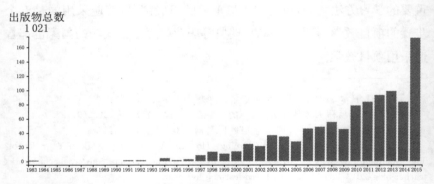

资料来源:Web of Science 检索结果。

图 1-1   1982—2015 年项目教学文献数量走势

①   Web of Science 数库收录的最早的数据为 1982 年。

按年份的被引频次

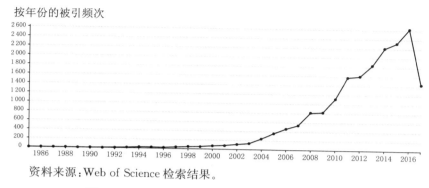

资料来源：Web of Science 检索结果。

图 1-2　1982—2015 年项目教学文献被引频次走势

呈现上升趋势，而且近十多年关于项目教学的研究关注度在快速上升，说明有必要对此领域进行深入研究。其中共有 1 021 篇文献被引 11 871 次，去除自引的被引 11 129 次；施引文献 8 930 篇，去除自引的施引文献 8 623 篇。根据 WOS 获取的数据显示每年平均引用次数 19.56。进入 21 世纪后，项目教学的文献数量和被引频次呈现持续上升趋势，2010—2015 年逐年成倍增长，2015 年文献量为 109 篇，引文频次 1 722。从近年引文数量的快速增长态势可以看出，该领域越来越受到研究者的关注。

文献共被引是指两篇文献同时被一篇文献引用的现象。从文献计量的角度看，高共被引文献往往包含了某个研究领域中的关键概念、研究方法和理论体系等，反映了该研究领域的知识基础。为挖掘项目教学研究的理论基础，应用 CiteSpace 引文空间分析软件绘制共被引文献图谱，见图 1-3。节点的大小代表被引频次的高低，引文环代表某篇文献的引文历史，一个年轮厚度与相应时间分区内引文数量成正比。

表 1-2 列出了共被引频次最高的 10 篇文献的详细信息，包括频次、作者、最早被引年份、文献来源和半衰期。根据引文半衰期（citation

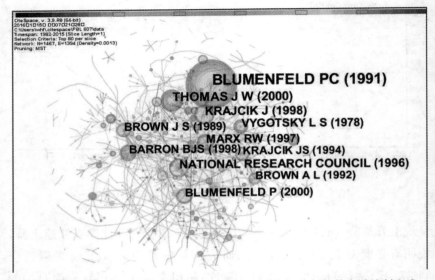

资料来源：依据文献检索结果由 CiteSpace 引文空间分析软件自动绘制生成。

图 1-3　项目教学共被引文献图谱

half-lives)的明显不同，科学文献可分为持续高被引的经典文献（classic articles）和在短暂时间内达到被引峰值的过渡文献（transient articles）①。一般来说，文献被持续引用的平均时间长度与潜在研究领域的发展速度密切相关②。被引半衰期越短，说明文献的老化速度越快。表1-2 显示，维果斯基（L. S. Vygotsky, 1978）的文献发表已近 40 年，但半衰期最长，可见其社会建构主义理论为项目教学奠定了学习论的基础。

---

① J. Macias-Guarasa, J. Manuel Montero, R. San-Segundo. A Project-based Learning Approach to Design Electronic Systems Curricula[J]. IEEE Transactions on Education, 2006, 49:389—397.

② J. Prince Michael, M. Felder Richard. Inductive Teaching and Learning Methods: Definitions, Comparisons, and Research Bases[J]. Journal of Engineering Education, 2006, 95:123—138.

表 1-2 WOS 数据库被引频次最高的 10 篇共被引文献信息

频次	作 者	年份	共被引参考文献来源	卷号	页码	半衰期
99	P. C. Blumenfeld	1991	EDUC PSYCHOL	V26	P369	9
44	J. W. Thomas	2000	REV RES PROJECT BASE	/	/	8
40	J. S. Krajcik	1998	J LEARN SCI	V7	P313	4
39	National Research Council	1996	NAT SCI ED STAND	/	/	4
34	R. W. Marx	1997	ELEM SCHOOL J	V97	P341	3
34	B. J. S. Barron	1998	J LEARN SCI	V7	P271	5
33	P. C. Blumenfeld	2000	EDUC PSYCHOL	V35	P149	3
30	J. S. Brown	1989	EDUC RES	V18	P32	11
30	L. S. Vygotsky	1978	MIND SOC DEV HIGHER	/	/	25
29	J. S. Krajcik	1994	ELEM SCHOOL J	V94	P483	9

资料来源:依据 CiteSpace 引文分析结果整理。

高频次共被引文献在此领域影响力较大,对其进行追踪溯源可以探究本领域的知识基础。共被引频次最高的文献是布卢门菲尔德(P.C. Blumenfeld,1991)发表的《激发项目学习动机——持续实践,支持学习》,被引频次高达 99 次之多,主要论述了项目学习与激发动机、促进思维之间的关系,探讨了为什么项目能促进学习,分析了项目设计中影响学习动机和思维的因素,检查了项目学习中师生遇到的困难,描述了技术如何支持师生完成项目[①]。

其次是托马斯(J. W. Thomas,2000)对项目教学研究进行的综述,主要阐述了以下 8 个方面:项目教学的定义、项目教学研究与实践

---

① P.C. Blumenfeld, E. Soloway, R.W. Marx. Motivating Project-based Learning—Sustaining the Doing, Supporting the Learning[J]. Educational Psychologist,1991,3—4:369—398.

的基础、项目教学有效性的评价研究、学生在项目教学中的角色特征、项目教学实施的挑战研究、促进项目教学效果的干预研究、结论和研究展望。托马斯的研究发现,对于没有项目教学经验的教师来说,项目教学的实施仅限于基于项目的科学的教学,项目设计、管理和评价对教师很具挑战性。在复杂的项目情境中,学生从自主学习中的获益有限。与传统的教学方法相比,师生都更偏爱项目教学。一些学生感到通过项目学习,自己的职业能力、合作能力、参与度、独立性和学习态度都有所提升。项目教学在提高普通文化课的学习成绩和发展传统学科中的低水平认知技能方面优于其他教学方法。同时,项目教学通过在真实情境中解决问题培养学生的高水平认知技能。项目教学在培养学生计划、交流、解决问题,以及决策能力方面效果显著。如果在全校范围内开展项目教学将会取得更好的效果。[①]

克拉伊契克(J.S. Krajcik,1998)的论文《基于项目的科学课堂探究活动——中学生初体验》论述了如何通过项目学习促进中学生探究能力的发展,指出在师生间的合作和项目实施过程中教师的指导能促进学生持久地探究,并且强调教师的指导和提问起到关键的作用[②]。美国国家研究委员会于 1996 年颁布的《国家科学教育标准》指出对学生们亲历的事物中产生的一些实际问题进行探究,是科学教学所要采取的主要做法。教师要把在课堂上、在户外,或者在实验室里的探究活动集中到现实中的一些现象上,让学生们去研究、调查,或者引导他们去设计那种有相当难度但又不超出其能力限度的研究方案。[③]马克思

---

① J. W. Thomas. A Review of Research on Project-based Learning[M]. San Rafael, CA: Autodesk Foundation, 2000:34—35.

② J. Krajcik, P. C. Blumenfeld, R. W. Marx. Inquiry in Project-based Science Classrooms: Initial Attempts by Middle School Students[J]. Journal of the Learning Sciences, 1998(7):315—350.

③ National Research Council. National Science Education Standards [M]. Washington. D.C.: National Academy Press, 1996:22—27.

(R.W. Marx，1997)的《开展基于项目的科学课》探讨了学生如何在调查的基础上设计探究活动以回答驱动性问题，通过学生之间合作，使用新技术，创造真正物品，使学生真正地理解①。

巴伦(B.J.S. Barron，1998)在《悟中做——源于基于问题和基于项目的学习研究的启发》中阐述了项目课程实施的 4 项基本原则：要设计能引发深刻理解的合理的学习目标；提供"支架"，如嵌入式教学、教具的使用，案例的对比等，并且在真正接触项目之前预先开展基于问题的学习活动；确保提供多种形式的过程性评价和修正；发展组织结构促进参与，形成组织归属感②。

布卢门菲尔德(P.C. Blumenfeld，2000)发表了题为《体制改革中有益的创新——技术嵌入式基于项目的科学课在城市学校的推广》的文章，介绍了如何在城市的中学里推广基于项目的技术嵌入式科学教育③。

布朗(J.S. Brown，1989) 在《情境化认知与学习文化》一文中批判了许多教学实践者所认为的概念知识可以从学习和使用的情境中被剥离和抽象出来的假设，论述了这种假设在教学实践中的种种弊端。作者认为，知识具有情境属性，知识是人们活动成果的一部分，其形成与应用具有特定的社会文化背景，并通过两个数学教学的例子展现了这一知识观对实践教学的指导意义，从而证实了自己的观点④。

---

① R. W. Marx, P. C. Blumenfeld, J. S. Krajcik. Enacting Project-based science[J]. Elementary School Journal，1997(97)：341—358.

② B. J. S. Barron, D. L. Schwartz, N. J. Vye. Doing with Understanding：Lessons from Research on Problem-and Project-based Learning[J]. Journal of the Learning Sciences，1998(7)：271—311.

③ P. C. Blumenfeld, B. J. Fishman, J. Krajcik. Creating Usable Innovations in Systemic Reform：Scaling up Technology-embedded Project-based Science in Urban Schools [J]. Educational Psychologist, 2000(35)：149—164.

④ J. S. Brown, A. Collins, P. Duguid. Situated Cognition and the Culture of Learning [J]. Educational Researcher，1989(18)：32.

维果斯基（L.S. Vygotsky，1978）在他的专著《社会心理：高级心理过程的发展》中提出社会建构主义理论，强调社会环境对个体学习起到关键作用，认为社会因素与个人因素的整合促成了学习。"最近发展区"是该理论的核心概念之一，它阐明了个体心理发展的社会起源，突出了教学的作用，强调教学应走在发展前面；彰显了教师的主导地位，强调教师是学生心理发展的促进者；明确了同伴影响与合作学习对儿童心理发展的重要意义；启发了对儿童学习潜能的动态评估①。

克拉伊契克（J. S. Krajcik，1994）在论文《协作模式助推中学科学教师掌握项目教学》中描述了以建构主义理论为基础的项目教学为把课堂转变为积极的学习环境提供了多种可能。通过教师与同行、大学人员以及技术专家合作讨论交流信息，教师制订计划和实施项目教学，反思经验并返回小组分享经验和策略。通过合作、行动和反思的协作模式，教师和大学人员获得新的教学愿景，开展丰富的项目教学活动，学习制定与理论相一致的实践策略。②

从共被引文献分析可以看出，社会建构主义理论为项目教学奠定了学习论的基础，几篇重点文献均探讨了学生间的合作、讨论，学习共同体，组织建构，教师适时指导等，反映了社会历史文化对知识与技能建构的重要作用。在教学论的角度，重点文献和关键词都反复出现"支架"一词。支架式教学是指为学生建构对知识的理解提供一种概念框架，这种框架中的概念是为加深学生对问题的进一步理解所需要的，为此，事先要把复杂的学习任务加以分解，以便于把学生的理解逐步引向深入。项目教学正是通过项目的形式来建构概念框架，并通过教师的

① L. S. Vygotsky. Mind in Society: the Development of Higher Psychological Processes [M]. Cambridge: Harvard University Press, 1978:122—131.

② J. S. Krajcik, P. C. Blumenfeld, R. W. Marx. A Collaborative Model For Helping Middle Grade Science Teachers Learn Project-based Instruction [J]. Elementary School Journal, 1994, 94(5):483—497.

指导与同伴的合作来完成项目,使学生深入理解,形成相应的能力的。项目教学另一个重要的理论基础是情境教学理论,在特定的情境中教师提供支架,学生完成项目,从而建构知识与能力。维果斯基的最近发展区理论为项目教学的实施提供了认知心理学的理论基础,项目设计与实施过程中的问题设计等都只有在学生的最近发展区内,才能取得预期的效果。对重点文献的研读有利于我们对项目教学理论基础的准确把握,从而更深刻地理解项目教学。然而究竟哪些因素影响项目教学效果,仍需我们对更多的文献进行梳理和分析。

（四）关于项目教学效果影响因素的研究

通过 Web of Science、Science Direct、Springer Link 和 Pro Quest 以"项目教学效果"为关键词搜索到 94 条文献。从研究的内容来看,涉及项目教学设计、实施、资源利用、评价等各个环节。从研究对象上看,涵盖了学前教育、基础教育职业教育、高等教育、远程教育等各个不同领域的学生。从课程上来看,有文化基础课程,也有专业课程,以 STEM 课程的研究最为多见。从研究方法上看,有定性研究,也有定量研究。从研究的类型来看,有个案研究,有文献研究,也有准实验研究等。总体来说,实证研究占绝大多数。关于项目教学效果因素的研究主要有以下四个方面。

1. 关于学生因素的研究

学生对项目学习的态度、对项目的熟悉程度、自我反思的能力、自主获取信息的能力、对完成项目的信心、自我计划监督评价的能力、与同伴沟通合作的能力、完成项目的耐力等因素会影响到项目教学的效果。

利皮卡·吉普塔(Lipika Gupta)、普家·阿罗拉(Pooja Arora)等对工程专业本科生项目教学实施的效果进行了研究,发现大学一年级和大学二年级就开始进行项目教学的学生学习效果明显优于大学三年级以后才开始进行项目学习的学生。说明学生对项目教学的熟悉程度与其效果呈正相关。[①]

巴特·瑞恩提斯（Bart Rienties）、安东尼·威廉斯（Anthony Willis）等对项目教学中学生的自我反思和同伴评价进行研究，发现在项目学习过程中持续地给予学生自我反思和形成同伴评价的机会是一个行之有效的方法，可以鼓励学生对真实的项目进行讨论并从同行讨论中学习，使他们可以对评价体系有更深入的了解。[②]

阿巴斯·约哈里（Abbas Johari）、艾米·布莱得肖（Amy C. Brad-shaw）对 IT 专业的实习中运用项目教学情况进行了为期 6 个学期的研究，探索了任务、实习生、现场指导教师和学术指导教师等各因素对学习动机的影响。项目任务必须具备的特征是要涉及学生间的合作、可实施、具有真实性、时间上可持续、提供挑战的机会、提供选择决策的机会、有最终产出的项目成果。当实习生具备以下特征时，项目方能促进学习：实习生认为项目是有趣味、有价值的；认为自己有能力参与和完成项目；关注学习过程而不只是项目产出和成绩。优秀的指导教师会不断给予学生鼓励和反馈，这是学生的社会支持网络的重要组成部分，因此，现场指导教师应具备以下特征：相信实习生能超越与生俱来的能力；既重视过程也关注结果；给予鼓励；提供反馈。学术指导教师要确立明确的任务目标和行为目标；鼓励实习生了解人事管理流程；鼓励实习生确认明确表达和隐含表达的需求；鼓励实习生融入单位的工作系统；鼓励实习生学会思考；保持参与各方的积极性。[③]

---

① L. Gupta, P. Arora, et al. Project-based Learning: An Enhanced Approach for Learning in Engineering[J]. Proceeding of the International Conference on Transformations in Engineering Education, 2015:581.

② Bart Rienties, Anthony Willis, et al. Student Experiences of Self-Reflection and Peer Assessment in Providing Authentic Project-based Learning to Large Class Sizes[J]. Facilitating Learning in the 21st Century: Leading through Technology, Diversity and Authenticity Advances in Business Education and Training, 2013, 5:117—136.

③ Abbas Johari, Amy C. Bradshaw. Project-based Learning in an Internship Program: A Qualitative Study of Related Roles and Their Motivational attributes[J]. Educational Technology Research and Development, 2008(6), 56(3):329—359.

曾国鸿(Kuo-Hung Tseng)、张基成(Chi-Cheng Chang)等研究了项目学习情境下学生对 STEM 课程①的态度,发现项目教学能提升学生的自主学习能力,激发学习兴趣,端正学习态度。学生对实际工作中可能用到的科学知识更感兴趣,对 STEM 中 4 门课程的兴趣排序从高到低依次是工程、科学、技术和数学。②说明项目与实际生活和工作的关联度和真实性是影响项目教学效果的重要因素。

2. 关于信息技术因素的研究

国外的研究显示各种网络交流平台、学习平台、应用软件、视频会议、环境感知技术、电子白板、仪表盘、在线游戏、在线评价等普遍应用于项目教学,可起到促进交流、便于学生获取信息、提高学生自主学习能力、利于个性化安排学生的学习节奏等多方面的作用。

特蕾莎·莫拉莱斯(Teresa M. Morales)、方恩珍(Eun Jin Bang)采用虚拟课堂对高中生的项目学习潜能加以研究,创设虚拟的项目学习环境,提供计算机、软件、平台、项目操作手册、参考书和在线资源,让学生在独立学习和同伴指导下的学习效果发挥到最大化,教师只在每两周左右项目结束或新项目开始时给予目标的展示和说明。结果显示学生通过自主学习同样可以达成学习目标。③

日本的高志汤川(Takashi Yukawa)、友则岩崎(Tomonori Iwazaki)等

---

①　STEM 是科学(Science)、技术(Technology)、工程(Engineering)、数学(Mathematics)四门学科英文首字母的缩写。2006 年 1 月 31 日,美国总统布什在其国情咨文中公布一项重要计划即"美国竞争力计划"(American Competitiveness Initiative, ACI),提出知识经济时代教育目标之一是培养具有 STEM 素养的人才,并称其为全球竞争力的关键。美国在 STEM 教育方面不断加大投入,鼓励学生主修科学、技术、工程和数学,培养其科技理工素养。

②　Kuo-Hung Tseng, Chi-Cheng Chang. Attitudes towards Science, Technology, Engineering and Mathematics(STEM) in a Project-based Learning(PBL) Environment[J]. International Journal of Technology and Design Education,2013,23(1):87—102.

③　Teresa M. Morales, Eun Jin Bang, Thomas Andre. A One-year Case Study Understanding the Rich Potential of PBL in a Virtual Reality Class for High School Students[J]. Journal of Science Education Technology,2013,22(5):791—806.

学者围绕嵌入式软件开发与设计的混合式学习进行了一系列研究。使用合作学习支持工具实现嵌入式软件开发的混合式项目学习，通过集成存储库工具和统一的搜索工具营造合作学习环境，采用在线学习与面授相结合的形式完成项目学习。80％的内容通过在线学习完成，在一些重要的环节才会进行面对面的讨论与交流。合作学习的支持工具包括综合存储工具、评论支持工具、在线电子白板系统、后续支持等。[①]

克里斯汀·米歇尔（Christine Michel）、艾丽丝·拉弗（Elise Lavoué）等研究了如何运用 PCO 视觉软件平台和仪表盘来促进项目教学的实施。此研究主要基于自我导向学习理论（SRL），关注自我监督和自我评价。对呈现在仪表盘上的信息进行分类，既考虑到项目的目标，也考虑到学习的目标。该研究对 64 位被试进行了为期 6 个月的实验，发现在自我监督方面学生更倾向于直接的交流，仪表盘在促进自我评价的过程中作用更显著，尤其是其能通过直观的方式呈现项目活动信息。[②]

韩国的郑潇淑（Hyosook Jung）、金宇春（Woochun Jun）等研究了基于网络的项目学习，通过在线的项目学习，学生的问题解决能力、交流合作能力、决策能力、信息技术应用能力均得到提高，家长也乐于参与，教师对学生的发展状况了解更加清楚透彻。[③]

图利奥·阿卡西欧（Túlio Acácio）、班代拉·卡尔沃（Bandeira Galvão）等研究了利用在线游戏进行项目教学来培养软件工程专业人

① Takashi Yukawa, Tomonori Iwazaki, et al. A Blended PBL Program on Embedded Software Design with Collaboration Support Tools[J]. Lecture Notes in Computer Science, 2010，2679:190—199.

② Christine Michel，Elise Lavoué，Laurent Pietrac. A Dashboard to Regulate Project-based Learning[J]. Lecture Notes in Computer Science, 2012，7563:250—263.

③ Hyosook Jung, Woochun Jun, Le Gruenwald. A Design and Implementation of Web-based Project-based Learning Support Systems[J]. 2001:354—367.

员的风险管理能力。在线交流模式的建构营造了很好的环境使教与学自然地发生，也使学生更容易进入这样的情境。[①]

楚匡国（Kuo-Kuang Chu）、李池恩（Chien-I Lee）、陆坡成（Po-Cheng Lu）研究了环境感知技术在草本植物项目教学中的作用。通过无线射频通信技术（RFID）和无线网络通信技术（WiFi）实现环境感知的移动学习空间建构，使学生随时随地能通过互联网查阅到学习材料，获取更多关于草本植物的信息，从而产生更多的灵感创意，激发其学习的兴趣。[②]

乌萨马·阿莎拉（Osama K. Alshara）、穆罕默德·易卜拉欣（Mohamed Ibrahim）研究了软件工程教育中如何通过跨学科的项目学习达到合作学习和业务整合的效果。通过建立门户网站为协作学习提供一个丰富的环境，并提供进行真实（而不是模拟的）活动的机会，同时，也让学生体验团队合作的积极和消极两方面。[③]

乌萨马·K.阿莎拉（Osama K. Alshara）、法瓦兹·A.马苏德（Fawaz A.Masoud）研究了技术对跨学科项目教学的作用，提出了影响跨学科项目教学成功开展的 4 个关键因素：项目具有真实性；有团队的建构机制；有跨学科师生的组合；有社区的支持与参与。[④]

① Túlio Acácio, Bandeira Galvão, Francisco Milton, Mendes Neto. A Serious Game for Supporting Training in Risk Management through Project-based Learning[J]. Communications in Computer and Information Science, 2012, 248:52—61.

② Kuo-Kuang Chu, Chien-I Lee, Po-Cheng Lu. A Study of the Effect of Pupils' Learning Achievement on Project-based Learning with Context Awareness Technology[J]. Studies in Computational Intelligence, 2009, 226:211—221.

③ Osama K. Alshara, Mohamed Ibrahim. Business Integration Using the Interdisciplinary Project-based Learning Model(IPBL)[J]. Lecture Notes in Computer Science, 2007, 4558:823—833.

④ Osama K. Alshara, Fawaz A. Masoud. Technology Enabled Interdisciplinary Project-based Learning(IPBL)[J]. Advances in Computer, Information, and Systems Science, and Engineering, 2006:393—398.

周敏(Min Jou)、吴正明(Ming-Jenn Wu)等人研究了建构在线互动学习环境以支持存储器技术远程的项目学习。通过聚集多个 Web2 工具的 eMUSE 学习平台,为教师和学生提供支持,包括常见的接入点、所有的社交软件组件、基本的行政服务、学习监控和图形可视化、评估和分级的支持等。①

塞缪尔·德莱斯特·多斯·桑托斯(SamuelDereste dos Santos)等研究了土木工程专业计算机辅助设计工具(CAD)和建筑信息模型(BIM)在项目教学中的应用。BIM 工具的本质是整合,其在本科教学中的运用,产生了一系列不同的操作可能性,可以更好地模拟现实生活,比起 CAD 效果更为显著。②

苏珊·B.郝珀(Susan B. Hopper)将视频会议与项目教学相结合,建构了学生与许多国家相联系的全球化项目平台,将协作能力、沟通能力、技术工具和文化的多样性融入现有的课程。通过远方的伙伴参与到全球项目来将世界引入课堂,扩大学生的互动范围,将 21 世纪技能整合入课程。每个年级的学生通过视频会议、Wikis、Skype 等相关站点与国际合作伙伴共同探索项目内容并支持合作项目。③

3. 关于教学策略因素的研究

已有研究表明,在项目教学中使用恰当的教学策略能提高项目学习的效果,这些策略包括:激发学习期望策略、回顾反思策略、合作互动策

---

① Min Jou, Ming-Jenn Wu, Din-Wu Wu. Development of Online Inquiry Environments to Support Project-Based Learning of Robotics[J]. Lecture Notes in Computer Science, 2008, 5288:341—353.

② Samuel Dereste dos Santos, Oduvaldo Vendrametto, et al. Efficiency of Informatics Tools to Project Development in Project-based Learning Activities for Collaborative Engineering[J]. IFIP Advances in Information and Communication Technology, 2014, 438: 124—131.

③ S. B. Hopper. Bringing the World to the Classroom through Videoconferencing and Project-based Learning[J]. Tech Trends, 2014, 58(3):78—89.

略,建立认知结构策略、资源策略、分布式专长发展策略、评价策略等。

安德烈斯·哈特曼(Andreas Hartmann)、安德烈·多瑞(André Dorée)研究了有效项目学习发生的基础,提出基于项目的学习发生于有深厚的历史、组织和文化语境的先前项目与当前项目中。学习不能脱离实践,只有当学生致力于某项目工作时,学习才能发生。学生对项目目标期望和整体项目目标的取向是项目与学习之间的黏合剂。①

挪威的伯杰特·克罗杰斯特(Birgit R. Krogstie)基于分布认知理论提出利用历史数据和合作工具进行回顾反思对项目学习的作用。通过对软件开发专业学生的研究发现,项目团队的回顾反思可以帮助团队共同建构新知,用于日常项目的协作工具和历史数据可以帮助团队对项目的各个方面进行反思。②

韩国的乔二炫(Il-Hyun Jo)基于组织共享心智模型理论提出了影响项目学习效果的几个因素,认为小组成员的互动是团队任务共享心智的预测器,小组成员分工过细则会降低成员间互动的机会与频率,组织内的共享心智会正向影响团队相关和任务相关的活动。③

查(K.J. Chua)、扬(W.M. Yang)、利奥(H.L. Leo)对传统的项目教学进行了改良创新,并应用于工程教育的空气干燥剂课程教学,在项目实施过程中引入思维导图、运用类比、圆桌讨论等方法。④

---

① Andreas Hartmann, André Dorée. Learning Between Projects More than Sending Messages in Bottles[J]. International Journal of Project Management,2015(2),33(2):341—351.

② Birgit R. Krogstie. A Model of Retrospective Reflection in PBL Utilizing Historical Data in Collaborative Tools[J]. Lecture Notes in Computer Science,2009,579(4):418—432.

③ Il-Hyun Jo. Effects of Role Division, Interaction, and Shared Mental Model on Team Performance in Project-based Learning Environment[J]. Asia Pacific Educ. Rev. 2011,12(2):301—310.

④ K. J. Chua, W. M. Yang, H. L. Leo. Enhanced and Conventional Project-based Learning in an Engineering Design Module[J]. International Journal of Technology and Design Education,2014,24(4):437—458.

安东尼·彼得罗西诺(Anthony J. Petrosino)通过回顾分析的方法对经验型教师如何在项目教学中整合课程、教学与评价的案例进行了研究,总结出 5 个原则:赋予项目意义;培养学生独立行事的能力;通过 E-mail、Web、校外行业能手建构真实的协作社区促进合作;对学生进行循环式指导;利用分布式专长发挥每个学生的作用。[①]

澳大利亚的阿利斯泰尔·伦德尔(Alistair P. Rendell)研究了项目教学在并行编程课程中的应用,要求学生设计、建构和评估自己的信息传递环境。学习评价中项目实施占 25%,传统知识占 25%,终末考核占 50%。[②]

安德烈·唐纳(Andrea Tanner)对项目教学的效果进行评价研究,认为影响项目教学效果的因素主要有时间分配、空间安排、资金使用、学生完成项目的耐力、学生是否被给予充分的信息、教师评判学生学习的能力、教师评分的方法、是否有统一的能力标准、学生兴趣动机水平的一致性、活动的难度是否在学生的最近发展区等。[③]

亚龙·道培尔特(Yaron Doppelt)研究了在灵活变通的学习环境中实施项目教学及评价。重点关注学业水平低下的学生如何通过项目学习得到提高。指出学业水平低的学生的学习效率低会发生恶性循环,要使学生和他们的教师从失败循环中走出来,要从改进学生认知和情感等方面采取措施:为学生和教师确立明晰的目标;改变学习环境;利用学生的特殊技能实施原创的项目;转变计算机环境下基于项目活动

---

① Anthony J. Petrosino. Integrating Curriculum, Instruction, and Assessment in Project-based Instruction: A Case Study of an Experienced Teacher[J]. Journal of Science Education and Technology, 2004, 23(4):447—460.

② Alistair P. Rendell. A Project-based Approach to Teaching Parallel Systems[J]. Lecture Notes in Computer Science, 2006, 399(2):155—160.

③ Andrea Tanner. An Evaluative Case Study of Project-based Learning in High School Vocational Education[D]. Minnesota: Walden University, ProQuest, UMI Dissertations Publishing, 2012:16.

的评价方式。①

帕梅拉·麦克马洪（Pamela McMahon）研究了形成性评价在项目教学中的作用,发现进行形成性评价的学生对内容的理解高于进行终结性评价的学生,但不进行形成性评价并不影响学生对内容的深入理解。形成性评价成绩低于 70% 的学生,终结性评价成绩也低于 70%。形成性评价成绩高于 80% 的学生,终结性评价成绩显著高于其他同伴。形成性评价成绩低于 60% 的学生大多不能完成终末测验中的需要高层次思维技能才能完成的题目。②

桑德拉·费尔南德斯（Sandra Fernandes）、玛丽亚·阿索库·弗洛里斯（Maria Assuncao Flores）、芮·M.利马（Rui M. Lima）发现评价可以通过理论联系实践解决实际生活中的问题来促进深层次的学习。反馈在项目学习评价过程中也起着重要的作用,它为学生提供多种机会来改进自己的工作,并且能交由教师和指导教师讨论。③

4. 关于教师的能力素养因素的研究

教师对项目教学的理解与认可、对项目开发的能力、课堂组织能力、评价设计能力、团队协作能力、自我反思并从错误中学习的能力、与学生进行非学术沟通的能力,教师自己的内驱动机,师生关系,教师的领导模式、合理进行课堂分组的能力等都是影响项目教学效果的因素。

迈克·麦克道威尔（Michael McDowell）研究了项目教学课堂的团

---

① Yaron Doppelt. Implementation and Assessment of Project-based Learning in a Flexible Environment[J]. International Journal of Technology and Design Education, 2003, 13(3): 255—272.

② Pamela McMahon. Increasing Achievement through Assessments: A Study of the Effects of Administering Ongoing Formative Assessments During a Project-based Unit of Study[D]. New Jersey: Caldwell College, 2008: 26—27.

③ Sandra Fernandes, Maria Assuncao Flores, Rui M. Lima. Student Assessment in Project-based Learning[J]. Project Approach to Learning in Engineering Education, 2012: 147—160.

队领导模式,指出在项目教学情境中团队领导者展现出广泛的领导行为,包括考虑问题的方式和开展工作的风格。那些具有谋略和结构行为能力的团队领导与团队的理论领导行为和学生完成团队工作的有效性相关度最大。教师表现出主导性领导风格也与理论行为和学生工作组的有效性呈高度相关。缺乏谋略和结构行为的团队领导对团队的理论领导行为和学生完成团队工作发挥的作用最小。①

瑞丰拉姆(Shui-fong Lam)、瑞贝卡·程韵仪(Rebecca Wing-yi Cheng)等人研究了项目学习过程中教师内驱动机与学生内驱动机之间的关系,发现教师的内驱动机会直接影响学生的内驱动机,呈明显的正相关,间接地通过教学指导等活动调节影响学生的内驱动机。②

珍妮佛·雷·皮尔雷特(Jennifer Ray Pieratt)以一所技术中学为案例研究了项目教学中师生关系对学生学习成果的影响。关于师生关系对学习产生正面影响的宏观因素有学校办学理念、学校结构、学校规模、教与学的团队、非学术课程的开设。关于师生关系对学习产生正面影响的微观因素有教师的教学方法是否符合学生的个性特征、与学习无关的交流多少、是否有积极向上的班级氛围。对师生关系不利的宏观因素为班级的规模过大和课程安排欠合理;微观因素是教师的教学方法不符合学生的个性特征。③

二、国内项目教学研究现状

项目教学引入我国已近百年,虽然有识之士对其推崇备至,但在实

---

① Michael McDowell. Group Leadership in the Project-based Learning Classroom [D]. California: University of La Verne, 2009:143.

② Shui-fong Lam, Rebecca Wing-yi Cheng. Teacher and Student Intrinsic Motivation in Project-based Learning[J]. Instructional Science, 2009, 37(6):565—578.

③ Jennifer Ray Pieratt. Teacher-Student Relationships in Project-based Learning: A Case Study of High Tech Middle North County[D]. California: Claremont Graduate University, 2011.

践中仍以尝试为主,并没有得到大范围普及。究其原因大致有二。一是我国真正意义上的项目教学研究起步较晚,1999 年教育部启动第八次基础教育课程改革时明确指出,"改变课程实施过于强调接受学习、死记硬背、机械训练的现状,倡导学生主动参与、乐于探究、勤于动手,培养学生搜集和处理信息的能力、获取新知识的能力、分析和解决问题的能力,以及交流与合作的能力"。①改革的重心转向素质教育,于是任务驱动教学法、项目教学、基于问题的教学法等以学生为中心的教学法才得到了前所未有的关注。项目教学的研究热度也在进入 21 世纪后呈现快速上升趋势。二是国家大一统的课程与教材模式以及中考和高考的指挥棒在某种程度上也制约了教师进行项目教学的尝试。这就是为什么项目教学在职业学校得到相对广泛的应用和研究,因为职业教育的课程自主权更大些,学校自主开发校本课程的机会更多。遗憾的是目前的研究中关于影响因素的研究寥寥无几,大多还停留实践经验层面。

(一)关于项目教学在中国的起源与发展研究

我国的项目教学从某种意义上说可以追溯到古代学徒制时期,当时手工工匠教徒弟时采用的教学方法已经具备项目教学的基本特征。然而真正以项目教学的形式进行应用与研究,还是在 1919 年,在五四运动爆发和新文化运动高涨的时代背景下,教育界批判封建传统教育的呼声异常强烈,文化界对于西方民主思想、现代文化和科学极度渴求。这时,项目教学被引进中国并逐渐得到推广,受到一大批启蒙教育家的高度关注。

1919—1921 年,杜威在华宣传其教育思想及主张长达两年时间,深刻影响了这一时期中国教育界的一大批思想家,如胡适、陶行知、张伯苓、蒋梦麟、郭秉文等,他们的学术思想和教育实践都不同程度地受到

---

① 基础教育课程改革纲要[EB/OL]. [2015-06-09]. http://www.gov.cn/gongbao/content/2002/content_61386.htm.

杜威的教育思想的影响,并为杜威的教育理论在中国的传播和实践做出了巨大贡献。1927 年,基尔帕特里克应邀来华讲学,掀起了有关项目教学实验的又一次高潮,项目教学也成为当时师范学校学生必学的内容。[①]在这一时期,陶行知在他创办并任校长的晓庄试验乡村师范实施了项目教学。张伯苓等也深受启发,在南开小学试行项目教学。

1922 年 3 月北京师范大学康绍言、薛鸿志编译《设计教学法辑要》;1931 年沈百英著《设计教学演讲集》;1933 年郑宗海、沈子善翻译邦塞的《设计组织小学课程论》;陶行知在 1928 年出版的《陶行知教育文选》中比较了设计教学法与他的"教学做合一",认为两者道理相近,区别是教学把"做"字忘掉了,1947 年出版的《行知诗歌集》明确两者是"两位先生"。1949 年中华书局出版了《小学设计教学法》一书,反映了一些学校在当时试行设计教学法的情况。

中华人民共和国成立后,我国全盘引进了苏联的课程与教学模式,以学科为中心,对教材教法的研究发展到极致,项目教学的发展陷入低谷。

进入 21 世纪,项目教学得以完善并广泛地在世界各地蓬勃发展起来。在我国,20 世纪末到 21 世纪初,德国的项目课程专家鲁道夫·普法伊费尔(Rudolf Heifer)和傅小芳在江苏的苏州和南京两地进行了项目教学的实践研究,主要从项目课程、学科课程中的项目教学以及跨学科的项目教学三个方面进行实践,七个案例涉及化学、生物、美术、技术课程等,有单一项目,例如常用胶黏剂的制作与应用;也有综合项目,例如校园美食周。参与项目学习的学生来自小学、初中、高中和职业院校等各层次和类别的学校。实践证明了项目教学可适用于各个领域的教育。

项目教学在职业教育领域应用研究最具代表性的学者是华东师范

---

① 王浩.项目教学法在小学科学课程教学中的应用研究[D].银川:宁夏大学,2014:4.

大学的徐国庆教授,他一直致力于职业教育领域的项目开发和研究,于2009年出版专著《职业教育项目课程开发指南》,对职业教育领域项目课程的理论基础及应用开发等有关问题进行了系统的阐述,主持全国教育科学"十五"规划教育部青年专项课题,取得了丰硕的成果。他主导的"实践导向、任务引领、项目驱动——上海市职业教育专业课程体系改革探索与实践",带动了上海一批职业学校参与项目课程开发,取得系列成果。他对项目课程的理解,尤其是对项目的分类、项目与任务的对接模式划分,对项目教学的实施有着十分重要的指导意义。将项目与任务的对接模式归纳为循环式、层进式、对应式。项目的类型则分为封闭项目与开放项目、单项项目与综合项目、模拟项目与真实项目。这样的划分为项目教学设计时项目的选择、项目与任务的对接方式提供了方法论体系。①其《基于学习分析的职业教育项目教学设计模型》系统论述了如何在学习分析的基础上对职业教育的项目教学进行设计,建构了项目教学中的学习模型和活动结构模型,为职业教育的项目教学提供了方法论指导。②

2008年9月,美国巴克教育研究所中国区项目学习教育顾问任伟翻译了《项目学习教师指南——21世纪的中学教学法》,对项目的设计、计划、评价、过程管理和项目的实施等做了详细阐述,5个项目教学案例对项目实施所需的知识与技能、已经学过的知识与技能,哪些在项目开始之前教授,哪些在项目过程中学习,以表格形式进行细化;对项目实施过程中所要选用的工具也进行了明确。其对项目实施过程进行的细化,对顺利完成项目、达成教学目标起到了关键作用。③

---

① 徐国庆.职业教育课程论[M].上海:华东师范大学出版社,2008:186—191.

② 徐国庆.基于学习分析的职业教育项目教学设计模型[J].职教论坛,2015,18:4—12.

③ [美]巴克研究所.项目学习教师指南——21世纪的中学教学法[M].任伟,译.北京:教育科学出版社,2008:210.

杨文明于 2008 年出版了专著《高职项目教学理论与行动研究》,阐述高等职业教育领域项目教学的缘起、项目教学的理论基础、项目教学的理念与内涵、项目教学的设计与策略、项目教学的实施、项目教学的案例分析及高职项目教学的实践意义。[①]

马成荣提出"三以一化"(建构以能力为本位、以职业实践为主线、以项目课程为主体的模块化专业课程体系)的职业教育课程改革理念,并于 2013 年出版了《职业教育课程改革实践化理论》,编写了《中等职业学校专业课程标准开发指南》,展示了若干专业课程项目教学课例开发的案例,对项目、子项目、模块、任务进行了描述,图文并茂地呈现了教学目标设定、教学任务描述、教学内容组织、教学资源准备、教学情境创设、教学过程实施和教学评价设计的全部教学过程,为一线教师实施项目教学搭建了脚手架。[②]

项目教学在中国的发展经历了 20 世纪初刚引入时的大胆尝试、大力推广、风靡一时,到 20 世纪 50—70 年代的逐渐低迷隐退,再到 20 世纪末 21 世纪初的又一次兴起;经历了肯定、否定、否定之否定的认识过程;经历了长期的尝试与探索,积累了很多有益的经验,基于这些实践经验,从中提炼、总结出规律并以实验的形式加以验证,将对今后的项目教学实施起到较好的指导与促进作用。

(二)关于项目教学理论与实践应用的研究

国内学者围绕项目教学已经做了大量的研究,但从研究的内容与方法来看,主要以描述性研究为主,多采用行动研究的方法,探索了项目教学在各专业、学科和教育领域的应用,主要涉及项目教学在学前教育、基础教育、职业教育、高等教育、成人教育、职业培训等各个领域的应用。笔者在中国知网上查阅到的关于"项目教学"的核心期刊论文共

---

① 杨文明.高职项目教学理论与行动研究[M].北京:科学出版社,2008:289—294.
② 马成荣.职业教育课程改革实践化理论[M].北京:高等教育出版社,2013:229—276.

31篇,硕博论文67篇。其中,博士论文仅1篇,为梁成艾的《职业教育项目主题式课程与教学模式研究》;硕士论文66篇,其中,主题为项目教学在具体专业或课程中应用的有40篇之多,少数论文涉及项目教学评价。包括期论文在内,研究影响因素的为数甚少。

1. 从项目教学理论的角度进行研究

部分学者着重探索项目教学的理论基础、实施步骤、评价指标体系建构等。徐涵认为,项目教学的理论基础为建构主义理论、杜威的实用主义教育论和情境教学理论;以工作内容为依托、以学生为主体、以学习成果多样化为特征;因此要求教师要熟悉工作实践、跨学科团队合作、创设情境、对自己角色重新定位。①傅四保探讨了建构主义学习理论指导下的项目教学,教育技术学研究方法以课程教学为例,对项目教学的准备阶段、实施阶段和评价阶段如何设计活动促进知识与技能的建构进行了详细论述。②邓铁军等的研究基于PMBOK原理,界定了项目教学的规划、过程、监控三大过程和整体、范围、时间、质量、资源、沟通六大知识体系。③

2. 从项目教学实践应用角度进行研究

已有的研究以探讨项目教学在某专业课程中的应用情况为主。其中,有很大一部分是关于项目教学在外语教学中的应用研究。另有二十余篇硕士学位论文均围绕项目教学在某专业多门课程或一门课程中的应用开展研究,从中总结出项目教学对学生能力发展的作用以及在项目教学过程中要注意的问题。研究结论基本是对项目教学效果的充分肯定。

---

① 徐涵. 项目教学的理论基础、基本特征及对教师的要求[J]. 职教论坛,2008(9):9—12.

② 傅四保.建构主义学习理论指导下的项目教学法初探——以"教育技术学研究方法"课程教学为例[J].中国大学教学,2011(2):56—58.

③ 邓铁军,等.基于PMBO原理的项目式教学法研究[J]. 高等工程教育研究,2010(1):161—162.

　　朱枫对国内的项目教学法研究进行综述，提出了项目教学法与高等教育培养目标的契合问题、与高等教育课程体系的匹配问题、项目教学法实施的环境问题，以及项目教学法的跨学科性问题。[①]柳邦坤论述了项目教学设计的基本原则：针对性、可行性、协作性、贴近性、实践性和综合性，并提出实践中需注意的若干问题。[②]朱翠红研究了基于网络教学平台系统进行网络营销专业课程项目教学，对如何进行项目导入、项目准备、项目实施、检查评估和归档应用进行了详细论述[③]。

　　关于项目教学在语言教学中应用的研究占到项目教学应用研究相当大的比例。具有代表性的有以下几种：顾佩娅研究了项目对外语教学的作用，发现项目教学对优化语言环境、培养综合语言能力起到五个方面的积极影响作用：提供真实、广泛的交际环境，大量语言摄入和产出机会，多渠道反馈促进语言和思维的发展，学习动机大幅提高，合作气氛与自主学习得到加强。[④]高艳通过实验的方法研究了项目教学在大学英语教学中的应用，认为项目教学能激发动机、提高语言应用能力、促进合作学习、培养综合学术能力。[⑤]王金钢进行了项目教学法在大学英语阅读教学中应用的实证研究，发现师生间的良好关系有利于项目学习目标的达成，认为在项目教学过程中教师与学生之间应该建立民主、平等的关系，教师应该转变角色，不应该是课堂的主宰者和领导者，而应该是引导者和学习的促进者[⑥]。奥莲娜对中国的德语教学中的项

　　① 朱枫. 国内项目教学法的研究——兼谈项目教学法对中国外语教学的适用性[J].教育理论与实践,2010,30(9):55—56.

　　② 柳邦坤. 广播电视新闻学专业引入项目教学法的实践探讨[J].新闻界,2011(8):144—146.

　　③ 朱翠红.网络营销专业课程项目教学法研究[J].华中师范大学学报(人文社会科学版),2014(1):184—186.

　　④ 顾佩娅.多媒体项目教学法的理论与实践[J].外语界,2007(2):6—7.

　　⑤ 高艳.项目学习在大学英语教学中的应用研究[J].外语界,2010,141(6):44—49.

　　⑥ 王金钢.项目教学法在大学英语阅读教学中应用的实证研究[D].锦州:渤海大学,2014:43—44.

目教学法进行了研究,总结了项目教学的若干优势,同时也指出存在的现实问题是项目教学需要更多的时间投入,常规安排的教学时间内难以实施项目教学。①

　　研究项目教学法应用于其他课程的主要有以下几种。钟丛香通过实证研究论证了项目教学在中职数学教学中不仅具有可行性,而且具有良好的促进作用,探索出的操作方法为选择项目主题、设计项目实施单元计划、介绍数学单元知识、制作学生范例、师生一同参加项目实践活动、各小组项目实践活动结果交流与评价②。何志勇论述了项目教学对传统教育观念的挑战、对教师综合素质的挑战、对学生自主学习能力和实验实训条件的挑战。③周国红研究了项目教学法在中等职业技术学校电脑美术设计教学中的运用,认为要将理论与实践相结合、注意项目的典型性和代表性、把握项目的难易程度、放权给学生以使学生有充分的话语权并决定项目的方向。④

　　虽然以上文献大多聚焦项目教学在具体专业课程中的应用,但其研究结论中还是包含部分影响因素的研究,例如项目的真实性、典型性、难易程度,项目教学的时间,团队合作,民主平等的师生关系,给予学生项目制作范例,给予学生话语权,等等。

（三）关于项目教学效果影响因素的研究

　　目前,对影响项目教学效果因素的研究较少,对查到的 4 篇相关文献综述如下。

　　徐国庆研究了基于学习分析的职业教育项目教学设计模型,指出

---

①　奥莲娜.中国"德语作为外语"教学中的项目教学法[D].杭州:浙江大学,2012:49—50.

②　钟丛香.中职数学项目教学法的实践与探究[D].上海:上海师范大学,2012:46.

③　何志勇.项目教学法及其在中职技能教学中的应用[D].武汉:华中师范大学,2010:29—33.

④　周国红.项目教学法在中等职业技术学校电脑美术设计教学中运用之初探[D].北京:首都师范大学,2006:29.

只有在对各学习发生的要素进行分析的基础上设计项目教学,才能实施真正的项目教学,①认为对学习进行深入分析是取得良好的项目教学效果的前提条件。

刘磊根据英国学者曼斯菲尔德(B. Mansfield)的"输入的能力观"和"输出的能力观",提出了六种影响项目学习效果的行为,认为其不同表现对项目学习结果的影响大致如下:参与行为、互动行为、沉思行为和操作行为在项目教学情境中出现的频率越高、时间越长、深度越强,表明项目教学效果越好,反之则越差。而违纪行为和沉默行为出现的次数越多、时间越长则说明项目课程实施的效果越差,反之则越好。②

刘焱锋对教学目标进行拆分,依据学习内容和指标系统地建构相关原则,建构了基于网络的项目教学学习评价指标项体系,并将基于网络的项目教学学习评价应用到实际课程中,获取学生网络平台中的学习数据进行评价,对实证数据进行分析来检验评价方法的信度、效度。研究发现基于网络的项目教学学习评价对学生良好学习习惯养成,学习方法、策略转变,以及积极参与学习都起到较大的作用。③

王一喆围绕中学信息技术教师对项目教学的认同感展开研究,发现教师对项目教学的认同感从高到低依次是课堂教学效果、态度、评价、应用推广、外部支持。中学信息技术教师对项目教学的认同感水平在性别、教龄、职称等方面无显著差异,但不同年龄和教龄阶段的教师表现出不同水平的职业认同,呈现两头低、中间高的趋势。年龄越小或者越大,对项目教学的认同感越低。影响信息技术教师应用项目教学的因素主要有学校领导因素、学生因素、地域发展因素、课程时间因素以及教师自身因素等五大因素。④

---

① 徐国庆.基于学习分析的职业教育项目教学设计模型[J].职教论坛,2015,18:4—11.
② 刘磊.项目教学情境下中职生学习行为研究[D].上海:华东师范大学,2012:99—100.
③ 刘焱锋.基于网络的项目教学学习评价研究[D].黄石:湖北师范大学,2014:53.
④ 王一喆.中学信息技术教师对项目教学的认同感研究[D].西安:陕西师范大学,2012:37—39.

以上 4 篇文献主要以实证方法从项目教学设计,影响项目学习效果的行为,项目学习评价中教师因素、学生因素、领导因素、地域发展因素、课程时间因素和教师自身因素对项目教学效果的影响等不同角度探索了项目教学效果影响因素,为本研究奠定了一定的文献基础。

三、对已有文献的述评

已有的研究无疑为项目教学的顺利开展提供了一定的方法论指导,为今后更加深入研究积累了素材并奠定了基础。目前,对项目教学内涵的界定虽然说法不一,但基本观念已经达成共识。项目教学对学习者知识、技能、核心素养等方面的影响也已在大量的研究中得到证实。项目教学效果已经得到广泛认可,被应用到较为广泛的领域,取得了较好的效果。但究竟什么因素会影响项目教学效果,怎样可以更好地提高项目教学效果,在笔者已经掌握的国内文献中尚未发现相关研究成果,国外则有部分文献已经开始关注这方面的研究。目前研究中尚可改进的大致有如下三个方面。

（一）研究的系统性

目前,关于项目教学影响因素的研究比较零散,包含从学生、信息技术、教师、教学策略等角度进行的探索性研究。从哲学角度的因果关系分析显示,项目教学效果的提高是多因多果、多种因素交互作用的结果,因此有必要进行系统的研究,得出较为全面的方法论体系,才能对实践起到足够的指导意义。教学是师生之间借助一定媒介进行信息交流传递的过程,在这个过程中师生双方及其采用的手段和方法都是影响最终教学效果的重要变量。

现有文献认为,影响教学效果的因素有内部因素即学习者自身的因素,包括学习者的态度、动机、兴趣、能力等;外部因素则包括对项目教学过程施加影响的人和物,人自然指教师,物可以指一切物化条件,可以是具象的教材、学习环境、媒介手段,也可以是抽象的教学策略与方法。因此，对教学效果影响因素大致可以从 4 个维度进行划分，即学生、教师、教学手段、教学方法。学生因素是学习者的内在因素，无疑是影响学习效果最重要的变量之一。教师作为教学活动的设计、策划和实施者也发挥着相当重要的作用。师生之间通过教学手段与方法架起桥梁，教师采取特定的策略和方法以达到理想的结果。从已掌握的文献来看，国外的大多数研究也正是从这些角度切入来探究项目教学效果的。

（二）研究的方法

从目前已掌握文献的研究方法上看，以描述性的研究、行动研究、定性的研究居多，实证的、定量的研究数量偏少。项目教学效果影响因素的研究是关于变量之间因果关系的研究，关键在于研究变量之间内在的逻辑因果关系，回答谁影响谁、如何影响、影响到什么程度等一系列问题。目前，国内已有的研究大多回答了是否产生影响、产生了哪些影响，国外的少数研究回答了某个因素对教学效果某方面产生的影响，以及如何产生影响。但如果我们只关注是否产生影响、产生哪些影响，对实践的指导意义显然是欠缺的。因此，需要采取实证的方法探索哪些变量对教学效果产生影响，又如何产生影响，方能起到指导实践的作用，准实验研究无疑是比较合理的选择。

（三）对项目教学效果的界定模糊

已有的文献对项目教学效果的评价尚未有统一且系统的指标体系，往往只关注学习效果的某一个方面，例如学习者知识技能的掌握、问题解决能力的发展，以及学习者学习态度、动机、兴趣、自主学习能力等方面的改变，没有能系统全面地评价项目教学的效果。然而，项目教学的优势和本质特征之一便是能促进学习者的全面发展，对于学习效果不能仅关注考试成绩，应该关注学习者学习能力、行为、态度等多方面的变化。因此如果不对效果进行明确界定，在未构造操作定义的基础上进行效果影响因素的研究，便会由于缺乏参照体导致研究结论在可推广、可复制性上存在相当大的局限。

第三节 核心概念的界定

本研究的主题是项目教学效果影响因素,涉及的主要概念包括项目教学、项目教学效果、影响因素、准实验研究、护理专业等。为了划清研究边界,在此对上述概念进行统一界定。

一、项目教学

本研究采用了美国巴克教育研究所对项目教学的定义,即是"以项目为基础的一种学习方法,学生通过一段时间的工作、学习和应对一个真实的、引人入胜的复杂问题或挑战,从而获得知识与技能"。[①]本研究中的项目教学特指职业教育的专业课程的项目教学,是基于课程标准的。学生按照项目学习的步骤,在教师的指导下,为"患者"提供某项护理服务,通过自主学习与合作探究,获得护理的相关知识与技能。

项目类型则根据我国学者徐国庆的项目分类法确定,本研究所采用的项目为单一项目、封闭项目、模拟项目。[②]所谓单一项目指在本研究中每个项目之下不再有子项目。封闭项目指本研究中的项目是由教师选择设计的,项目成果是既定的,不要求学生自行选择和设计项目,最终的项目成果是一致的。之所以采取模拟项目是因为护理专业的服务对象是患者,而学生在未能独立操作前是不允许对患者进行护理的,只能选择模拟项目。本研究中的项目学习目的是掌握基础护理技术,由实验教师依据课程标准,选择适当的内容进行项目教学的设计,项目所

---

① What is Project-based Learning(PBL)? [EB/OL]. [2015-10-23]. http://www.bie.org/about/what_pbl.

② 徐国庆.职业教育课程论[M].上海:华东师范大学出版社,2015:172.

涉及的知识既有本学科的，也包含其他学科，主要涉及"基础护理技术"课程，并应用"内科护理""外科护理""儿科护理""急救护理"等课程的知识与技能。

项目教学的形式以课堂教学为主，以课外学习为辅。课前教师对项目进行设计，课上分发相关的项目过程材料给学生，学生在教师的引导下对驱动问题进行深入讨论，借助视频、图片、文本等相关项目资料，通过小组讨论、合作探究，收集材料拟订项目计划书，在教师的帮助和校外临床专家的指导下进行决策并实施，最后在全班展示项目成果并进行自评、互评、师评。

二、项目教学效果

本研究对项目教学效果的界定基于社会学和心理学的两个理论框架，一个是美国威斯康辛大学教授、国际知名学者唐纳德 L. 柯克帕特里克（Donald L. Kirkpatrick）建构的柯氏评估模型；另一个是丹麦心理学博士克努兹·伊列雷斯（Knud Illeris）的学习维度理论。在此基础上建构本研究的教学效果评价分析框架。

柯氏评估模型最初是针对培训效果而设计的，经过 50 多年的应用推广，这一理论的影响十分广泛。目前，世界各地的企业、政府部门和学术机构纷纷认可并采用了柯氏四级评估模型。针对培训的效果模型包含 4 个层级的指标：反应层、学习层、行为层和结果层。反应层指向学员对培训的反应和态度。学习层评估学员在培训后多大程度上实现态度转变、知识扩充或技能提升等。行为层则指向学员行为方面的转变。结果层评估学员参加培训后产生的成果，如产量增加、质量提高、事故率下降等。[①]柯氏评估模型通过全面评估培训后学员所发生的改变

---

① ［美］柯克帕特里克.如何做好培训评估——柯氏四级评估法（第 3 版）［M］.林祝君，译.北京：电子工业出版社，2015：22—29.

来评估培训的效果,将这一理论用于教学效果的评估,也是具有相当的可行性的。

为了更准确地用柯氏评估模型来解释教学效果并建构评价框架,本研究又借鉴了丹麦心理学家克努兹的学习维度理论。克努兹从心理学角度来观测学习过程与效果,建构学习维度理论,包括动机、内容与互动 3 个维度。①动机可以对应到柯氏评估模型的反应层,指通过项目教学后学生的学习动机和态度方面的改变;内容可以对应到学习层和行为层,学习层指我们通常理解的狭义的学习效果,即学习成绩,行为层则指向学习行为和学习能力的改变;互动维度与结果层相对应,主要评估项目教学对学习同伴的组织学习行为产生怎样的影响,因为同伴间的互动会反作用于学习者,间接地影响到学习的效果。在本研究中,为了便于因变量数据的采集,项目教学效果的评估模型采用柯氏评估模型的框架,从反应层、学习层、行为层和结果层 4 个层级评估项目教学的效果。评估指标内容体系上,参考克努兹的学习维度理论,对各项指标进行细化,以编制各测量工具。

三、影响因素

本研究中涉及的影响因素包括以下 4 个方面:学生因素、教师因素、手段因素、教学策略应用。囿于研究者时间、精力和能力有限,也考虑到有些因素,诸如学生的认知风格、学习动机等不具有可测量性或可干预性,因此不纳入本研究的范畴。具体而言,本研究主要聚焦学生的元认知水平因素,包括元认知计划、元认知监督、元认知调节和元认知评价 4 个子维度。教师因素主要研究文献中所梳理出的针对项目教学的教师能力素养,包括教师的态度和教师的能力,教师的态度特指教师

---

① [丹]克努兹·伊列雷斯.我们如何学习——全视角学习理论[M].孙玫璐,译.北京:教育科学出版社,2010:23—30.

对项目教学的认可、对项目教学的理解应用、自我专业发展的内驱动力；教师的能力主要指沟通协调能力、自我反思能力、与学生进行非学术沟通的能力。手段因素主要指信息技术手段，涉及在项目的呈现、实施、成果展示和项目评价中所应用的视频、图片、网站、社交平台、邮件等。策略因素特指项目教学过程中教师所采用的教学策略，包括项目设计策略、项目指导策略、项目评价策略。总而言之，本研究中所涉及的 4 个影响因素是学生的元认知水平、信息技术应用、教学策略应用、教师的能力素养，主要观测这 4 个自变量对因变量教学效果的影响。

四、准实验研究

因为在教育研究中随机选择或随机分配学校和课堂是非常不切实际的，而且实验结果的推广和利用并非在随机的实验环境中，所以本研究采取在教学场所实地进行准实验的研究方法。准实验研究又分为前实验设计、前测-后测不等组设计和单组时间序列设计。①本研究采用的是准实验前测-后测不等组设计，可以表示为如下：

$$
\begin{array}{lccc}
\text{实验组} & O_1 & X & O_2 \\
\text{对照组} & O_3 & & O_4
\end{array}
$$

五、护理专业

本研究以高职护理专业学生为例，高职指的是初中毕业生入学的五年制高等职业学校。选择高职护理专业作为本研究的被试主要出于以下三点考虑。一是从目前国内的文献查阅情况来看，职业教育领域较多的项目教学研究案例关注的是制造类专业，而服务类专业的研究

---

① ［英］刘易斯·科恩，等.教育研究方法(第 6 版)[M].程亮，等，译.上海：华东师范大学出版社，2015：408—410.

相对较少。因此本研究选取较具代表性的护理专业作为研究对象,希望研究结果能对其他服务类专业有所启示。二是基于实验研究的便利性原则,研究者对护理专业教学了解较多,工作单位是一个以护理专业为主干专业的卫生类学校,有足够的平行班级,可以为本研究提供实验被试。三是护理专业在基于问题的教学上做过较多有益的尝试,为教师参与本项目教学实验奠定了实践基础。

第四节 研究思路与方法

本研究通过准实验的方法,对项目教学效果影响因素进行研究,主要回答哪些因素对项目教学效果产生影响、影响到什么程度、为什么会产生影响,从而为今后项目教学更有效地实施提供理论与实践依据。

一、研究目标与内容

(一)研究目标

本研究旨在通过准实验的方法,选取 4 个项目教学效果影响因素分别进行准实验研究,测量其影响效果,探索其影响机制,从而验证研究假设,得出可靠结论,更好地指导今后项目教学有效实施。

(二)研究内容

(1)学生的元认知水平对项目教学效果的影响,主要包含元认知计划、元认知监控、元认知调节、元认知评价。

(2)信息技术应用对项目教学效果的影响,主要包含信息技术对教学内容呈现、项目学习资源的收集、项目学习成果的展示、项目学习的评价等方面的影响。

(3)教学策略应用对项目教学效果的影响,包括教师在项目教学过程中所使用的各种策略,如项目设计策略、项目指导策略、项目评价策略等。

(4)教师的能力素养对项目教学效果的影响,包括教师对项目教学的认可、对项目教学理解应用、自我专业发展内驱动力、沟通协调能力、自我反思能力、与学生进行非学术沟通的能力。

二、研究方法

(一)文献法

通过对国内外文献的阅读与梳理,厘清项目教学的起源、发展脉络、研究的理论基础、已有的研究成果,在对先前研究总结提炼的基础上,得出可能对项目教学效果产生影响的因素,为编制问卷和访谈提纲奠定文献基础。

(二)问卷法

本研究中共采用 3 份问卷。一是在文献研究之后,对职业学校正在和曾经进行项目教学的教师进行问卷调查,了解项目教学实际实施过程中的效果与问题,确定可能会影响项目教学实施的各自变量。二是在实验之前,对学生的元认知水平进行问卷调查,以便分组进行实验。三是在实验之后,利用问卷对学生项目学习后反应层、行为层、结果层效果进行调查。其中,项目教学效果影响因素问卷和高职护生项目教学效果评估问卷为研究者自行开发。

(三)访谈法

访谈法在本研究中共采用 2 次。一次是在文献研究的基础上提出初步理论假设,编制访谈提纲,对职业学校正在和曾经进行项目教学的教师和学生进行访谈调查,了解项目教学在实际实施过程中的效果与问题,得出影响项目教学效果的各自变量。第二次是在实验之后,调查项目教学实施后学生对项目学习的感受和效果,以了解学生对项目教学的情感、态度、兴趣、学习效果、学习能力等方面的变化。

（四）准实验法

随机抽取基础水平相当的 8 个高职护理二、三年级自然班进行项目教学实验，每两个班一个实验组，一个对照组，对一个自变量进行控制，引入柯克帕特里克评估模式，对实验组和对照组从反应层、学习层、行为层、结果层 4 个层面进行评价和对比。学习层的数据通过笔试形式的前测与后测获得，其他数据通过问卷和访谈收集。

三、技术路线图

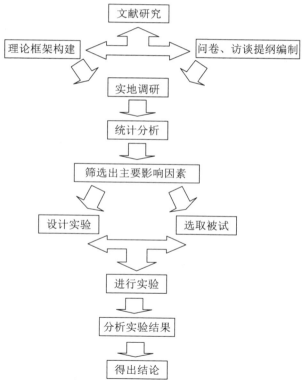

图 1-4 技术路线图

本 章 小 结

　　本章首先阐述了研究的缘起与意义，对国内外已有文献进行梳理，分析出 4 个主要的影响因素，借助柯氏评估模型和克努兹的学习维度理论对本研究中的项目学习效果进行了界定，由此建构了本研究的分析框架。同时，对本研究中的核心概念进行了定义，对研究对象边界进行了划分。明确了研究的目标是探索项目教学效果的影响因素。研究内容是 4 个主要变量，即学生因素、教师因素、手段因素和策略因素对项目教学效果的影响。研究的方法是准实验法。主要的研究思路是在文献梳理的基础上提出本研究的理论假设，通过问卷访谈等实证研究的方法对理论假设进行修正、补充、完善，从而确定研究的理论框架。设计 4 组项目教学实验分别对 4 个主要因素进行准实验研究，对实验数据进行分析，从而得出研究结论，研究的步骤见图 1-4 技术路线图。

第二章　项目教学效果影响因素分析

在前期文献梳理的基础上,本研究确定了影响项目教学效果的 4 个主要因素,为了进一步对影响因素的具体变量项进行分析和筛选,本章以访谈和问卷等实证方法对变量进行分析和筛选。首先对国内的职业学校项目教学实施情况进行了大面积的调研,分析哪些变量影响项目教学效果。然后对项目教学的发源地美国进行了实地调研,主要通过文献、官方网站资料、教师问卷、师生访谈等形式并对获得的数据进行统计分析,以便获得第一手的资料支撑本研究的理论假设。该调研情况也作为国内调研的补充和验证。对定量数据通过 SPSS23.0 进行统计分析,对定性资料采用 Nvivo 11 质性资料分析软件进行节点编码、词频查询并绘制节点编码图,以便更全面把握所有可能的影响因素,系统梳理影响项目教学效果的诸自变量,为第三章的实验设计奠定基础。

第一节　我国项目教学效果影响因素分析

本节着重对我国中职校、五年制高职校、高职院的专任教师进行问卷调查,从教师因素、教学策略应用、学生因素、信息技术应用等 4 个维度编制问卷。教师因素中又细分了教师态度和能力素养两个维度。教师态度特指教师对项目教学的认可态度、对项目教学的理解、对自我专业发展的期望;教师能力并未涵盖通常意义上的教师能力的所有要素,而是在文献梳理基础上特别针对项目教学设定的,主要有 3 个方面:沟通协调能力、自我反省能力、与学生非学术交流能力。教学策略应用主要指项目设计策略、项目指导策略、项目评价策略。学生因素包含了积极的态度、获取信息的能力、自信心、元认知水平、毅力恒心、沟通能力、合作能力 7 个方面。

问卷除了李克特五级量表的客观题项外还增加了部分主观题,主要从教师从事教学的年限、是否有企业工作经历、是否仍在参与企业实践、对项目教学优势与劣势的认识、项目教学中遇到的困难,以及未开展项目教学的原因等方面进行调查,对主观题答题内容进行文本分析,通过节点编码提取关键信息,再结合问卷中定量分析结果,更全面准确地把握影响项目教学效果的因素。

一、问卷数据采集方式

本研究利用"问卷星"对大陆 4 个直辖市、19 个省、3 个自治区的中职学校、五年制高职校和高职院专任教师进行了在线问卷。问卷的发放采取了两种形式。前 337 份问卷用的是一对一、点对点的发放形式,即研究者直接将问卷发给各位教师单独作答。第二种形式是发给属地教学副校长、教务处长、省级培训班长等,在学校的集体教研活动时间和省级培训班上现场集中作答。省级培训班教师来源覆盖面较广,样本具有较好的代表性,学校里教师比较集中,所以限制每校不超过15 份答卷以确保样本的覆盖面和代表性。每次发放前均一一明确答题对象和答题要求,限定答题的时间和主观题的字数,以确保答卷的准确性和有效性。本次问卷共回收 1 345 份,剔除 177 份无效问卷,获得有效问卷 1 168 份。

在发放正式问卷前,邀请 20 位教师进行试答卷,最快速度为120 秒,最慢为 967 秒,120 秒完成答题的教师没有填写任何主观题,而

967 秒的教师则是每道主观题都进行了填写。在回收的 1 345 份答卷中有 264 位教师的第 12 题答案为否，即没有使用过项目教学，则需略过第 13—33 题。由于第 33 题"请给出未进行项目教学的理由"一项为主观题，且有汉字录入数不得少于 10 个字符的限制，所以这部分教师的答卷时间从 145 到 630 秒不等，但绝大多数在 200 秒左右，有 6 位教师答题时间超过 1 000 秒，作废卷处理。由此确定答题时间低于 120 秒或高于 1 000 秒的答卷可能会出现答题者不够认真，以致答卷有效性降低的可能性。通过对答题时间进行分析，从回收的 1 345 份问卷中剔除了 177 份答题时间低于 120 秒或高于 1 000 秒的答卷。最终获得有效问卷 1 168 份。

二、样本基本构成分析(问题 1—8)

从表 2-1 可知，本研究共收集样本 1 168 份，主要来自江浙沪地区。其中，江苏样本占比最高，为 37.9%，其余 28.9% 的样本来自浙江，3.9% 来自上海，其他地区占比 29.4%。学校类型上，中职学校占比接近六成，高职占四成有余，其中，五年制高职占 13.9%，高职学院占 26.4%，基本覆盖了主要的高中职院校。本研究未涉及应用型本科，因此没有对此类学校取样。

表 2-1　样本基本构成情况一览

问　　题	选　　项	频　　数	百分比(%)
学校地区	江　苏	443	37.9
	浙　江	337	28.9
	上　海	45	3.9
	其　他	343	29.4
学校类型	中职学校	698	59.8
	五年制高职学校	162	13.9
	高职学院	308	26.4

（续表）

问　题	选　项	频　数	百分比(%)
性　别	男	395	33.8
	女	773	66.2
学　历	博　士	23	2.0
	硕　士	416	35.6
	本　科	712	61.0
	大专或以下	17	1.5
教　龄	低于5年	154	13.2
	5—10年	248	21.2
	10—20年	480	41.1
	20年以上	286	24.5
任教课程	文化课	378	32.4
	专业课	709	60.7
	就业创业指导	27	2.3
	其　他	54	4.6
任教年级	高　一	270	23.1
	高　二	377	32.3
	高　三	194	16.6
	大　一	134	11.5
	大　二	162	13.9
	大　三	31	2.7

资料来源:笔者根据问卷调查结果统计。

从性别上看,66.2%为女性;学历上,大部分为本科,占61%,硕士占35.6%,博士和大专及以下学历总共占3.5%,为极少数,说明职业学校专任教师的学历主要集中在本科和硕士。教龄上,10—20年的比例为41.1%,5—10年和20年以上的各占两成余,5年以下的占一成半,可见样本基本覆盖了全部教龄阶段的教师,比例相对均衡。从课程上看,教专业课程的占60.7%,文化课程占32.4%,专业课程教师是文化课程的两倍,这与学校人才培养方案中,专业课与文化课的课时比是基本一致的。样本任教年级主要集中在高一和高二,占比分别为23.1%和32.3%。从表2-2可以看出,任教专业上,制造和服务类专业的比例均占三成左右,趋于均衡,说明所取样本比较具有代表性。

表 2-2 样本任教专业分布一览

选 项	频 数	百分比(%)
制造类	318	27.2
服务类	388	33.2
其 他	631	54.0

资料来源:笔者根据问卷调查结果统计。

三、样本基本特征和态度情况分析(问题 9—14、问题 32—33)

表2-3呈现的是研究样本的基本特征,包括从事专业工作的年限,是否有企业兼职,对于项目教学效果的态度,在项目教学过程中遇到的困难,所认为项目教学的优势和不足情况等。

整体上看,样本对于项目教学表现出正面的态度,选择比例为68.8%;同时,样本中有82.5%尝试过项目教学。在使用频率上,100%地使用此方法的教师为49人,占5.1%。使用率在75%左右的占21.1%,使用率约50%的最多,占到三成,使用率为25%左右或少于25%的均在两成左右。从表2-3可知,样本中有56.9%在从事教学工作前没有从事过专业方面的工作,11.6%曾经在企业等非教学单位从事过1—2年专业工作,45.5%在从事教学工作的同时在企业兼职或参加实践。专业课教师占到样本总数的60.7%,而有企业工作经历和当前在企业兼职的教师分别占11.6%和45.5%。专业课教师参加企业实践的人数仍显不足。

表 2-3　样本基本特征和态度情况一览

问　　题	选　项	频数	百分比(%)
从教之前您从事专业工作的年限有多长	未从事	665	56.9
	1—2 年	136	11.6
	2—5 年	113	9.7
	6—10 年	77	6.6
	10 年以上	177	15.2
您教学的同时仍然在企业兼职或定期下企业实践吗	是	531	45.5
	否	637	54.5
您对项目教学效果的态度是	正面的	804	68.8
	中立的	350	30.0
	负面的	14	1.2
您曾尝试使用过项目教学吗	是	964	82.5
	否	204	17.5
您进行项目教学的频率是(N=964)	100%	49	5.1
	约 75%	203	21.1
	约 50%	322	33.4
	约 25%	203	21.1
	少于 25%	187	19.4

资料来源:笔者根据问卷调查结果统计。

将从教前是否从事过专业工作和当前是否仍在企业兼职两题与教师对项目教学效果的态度关系进行分析,得出结果如表 2-4 和图 2-1 所示。从教前从事专业工作 10 年以上的样本对项目教学的正面态度比例最高,为 72.88%;其次是 1—5 年的,均略高于 70.80%;从未从事的为 68.12%;最低的是 6—10 年的,低于 60%。从持负面态度的样本来看,从未从事的最低,只有 0.75%;2—5 年的最高,为 2.65%。总的看来,从事专业工作年限越高,对项目教学的态度越积极,6—10 年的正面

表 2-4　样本从事专业工作的年限与其对项目教学效果的认可度差异性分析

问　题	选　项	从教之前您从事专业工作的年限有多长？					合计	X^2	p
		未从事	1—2 年	2—5 年	6—10 年	10 年以上			
您对项目教学效果的态度是	正面的	453	96	80	46	129	804		
	中立的	207	38	30	30	45	350	9.304	0.317
	负面的	5	2	3	1	3	14		
	合　计	665	136	113	77	177	1 168		

资料来源：笔者根据问卷调查结果统计分析。

百分比（%）

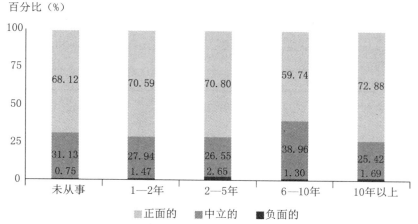

资料来源：笔者根据问卷调查结果统计绘制。

图 2-1　样本从事专业工作的年限与其对项目教学效果认可度统计

态度最低，其中立和负面态度占比也均高于其他年份段。可以推测，从事年限短的样本对项目教学难度可能了解不够，所以某种程度上容易乐观。而 6—10 年的有一定的工作经验，但灵活运用此方法可能有困难，从而正面态度比例偏低。在企业工作过 10 年以上的样本所积累的经验对其从事项目教学有较好的支持，因此相对其他年份段的样本来说,更易于驾驭此方法,所以正面态度最高。似乎企业工作时间长短对项目教学有一定的影响,但是从卡方交叉分析(非方差、T 检验)检验结果(见表 2-4)看,p 值为 0.317,$p>0.05$,说明从事教学工作前有企业工作经历的样本和无企业经历的样本对项目教学的态度没有差异,也就是说有企业工作经历对样本对项目教学的态度不产生影响。

如表 2-5 和图 2-2 所示,从是否参加企业实践与对项目教学的态度

表 2-5　样本参加兼职或企业实践与其对项目教学效果的态度差异性分析

问　题	选　项	您教学的同时仍然在企业兼职或定期下企业实践吗?		合　计	X^2	p
		是	否			
您对项目教学效果的态度是	正面的	377	427	804		
	中立的	149	201	350	2.378	0.305
	负面的	5	9	14		
	合　计	531	637	1 168		

资料来源:笔者根据问卷调查结果统计分析。

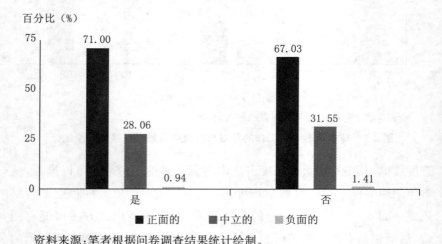

资料来源:笔者根据问卷调查结果统计绘制。

图 2-2　样本参加兼职或企业实践与其对项目教学效果的态度统计

两个变量之间的关系角度分析,发现无论是参加企业兼职或挂职锻炼,持正面态度的都占绝大多数,分别是 71% 和 67.03%。持中立态度的均在 30% 以下,持负面态度的为极少数。分布形态呈现趋同的态势,说明是否在企业实践并不影响教师对项目教学效果的态度。从卡方交叉分析(非方差、T 检验)检验结果来看,p 值为 0.305,$p > 0.05$,说明仍在企业兼职的样本与未兼职的样本对项目教学的态度没有差异性,也就是说是否在企业兼职或实践对项目教学的态度没有影响。

关于是否进行过项目教学与项目教学态度的关系,如表 2-6 和图 2-3 所示,是否进行过项目教学与教师对项目教学的态度似乎无相关性。持正面、中立和负面态度的比例基本相仿。使用过项目教学的教师比未使用者持正面态度高出近 3 个百分点,持中立态度的和负面态度比例有所下降。乍看之下使用过项目教学者只比没有使用过的态度要略积极一些,区别不是非常明显。但卡方交叉分析(非方差、T 检验)检验的结果如表 2.6 所示,p 值为 0.000,$p < 0.01$,说明变量之间呈现显著差异性,即是否进行过项目教学会使教师在态度上有显著差异,从数值可以看出是明显的正相关关系。

表 2-6　样本是否进行过项目教学与其对项目教学效果的态度差异性分析

问　题	选　项	您曾尝试使用过项目教学吗?		合计	X^2	p
		是	否			
您对项目教学效果的态度是	正面的	708	96	804	58.810	0.000
	中立的	249	101	350		
	负面的	7	7	14		
	合　计	964	204	1 168		

资料来源:笔者根据问卷调查结果统计分析。

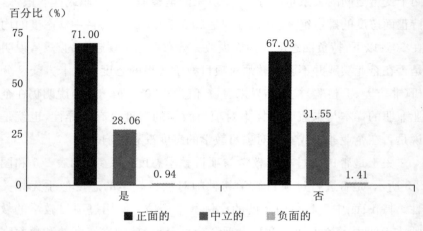

资料来源：笔者根据问卷调查结果统计绘制。

图 2-3 样本是否进行过项目教学与样本对项目教学效果态度统计

　　如表 2-7 和图 2-4 所示，从项目教学的使用频率来看，使用频率达 100％的样本有 49 个，其中，持直面态度的占 91.84％，中立占 8.16％，没有持负面态度的，使用频率与正面态度比例呈现明显的正相关，也就是说使用得越多，态度越积极，两者应该是相辅相成的关系，态度越积极自然也就使用得更频繁。与此相对应的是，使用频率越低，越是持中立态度，另有极少数样本持负面态度，使用频率少于 25％的持负面态度最高。由此可见，项目教学的使用越是频繁，对其理解和把握也就越彻底，继而对其越有信心，表现出积极态度。通过 SPSS 对变量因果关系进行分析，发现 p 值为 0.000，$p<0.01$，说明变量之间呈现显著性差异，项目教学频率与态度积极性呈现正相关，也就是说使用频率越高，态度也越积极。

　　从以上分析可以看出，样本进行项目教学的频率会导致其对项目教学效果的态度也有所区别，那么在过程中到底有哪些困难阻碍了项

表 2-7　样本进行项目教学的频率与对项目教学效果的态度

问　题	选　项	您进行项目教学的频率是？					合计	X^2	p
		100％	约75％	约50％	约25％	少于25％			
您对项目教学效果的态度是	正面的	45	180	231	142	110	708	71.150	0.000
	中立的	4	22	91	61	71	249		
	负面的	0	1	0	0	6	7		
	合　计	49	203	322	203	187	964		

资料来源：笔者根据问卷调查结果统计分析。

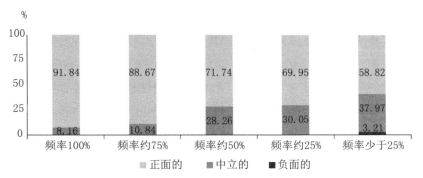

资料来源：笔者根据问卷调查结果统计绘制。

图 2-4　样本进行项目教学的频率与样本对项目教学效果态度统计

目教学的实施呢？从表 2-8 的统计可看出，超过 60％的样本认为"让每位学生都充分参与"是最为困难的；其次是"将理论知识有机融入项目实施过程"，再次是"设计项目"，均大于 50％。评价和指导学生的数值则都没有过半；另外还有 4.6％的样本填写了其他困难。"让每位学生都充分参与""将理论知识有机融入项目实施的过程""设计项目"这三项的选择比例均高于 50％，说明此 3 项是最主要的困难。

表 2-8　样本在项目教学的过程中遇到的困难频数统计

选　项	频　数	百分比(%)
让每位学生都充分参与	581	60.3
将理论知识有机融入项目实施的过程	503	52.2
设计项目	495	51.3
评价每位学生的贡献度	430	44.6
指导学生为项目做好准备	355	36.8
指导学生实施项目	307	31.8
评价学生的表现	246	25.5
其他	44	4.6

资料来源:笔者根据问卷调查结果统计。

　　调查中有 44 个样本勾选了"其他困难",但实际填写内容的只有 13 个,进行聚类后得到表 2-9,显示其主要来自 4 个方面。首先,主要是生师比的问题,人数太多使教师无法实施项目教学,同时学生的自觉性、自主学习能力、对项目的重视程度不够等也是导致项目教学无法实施的因素,这与美国俄亥俄州的问卷和访谈结果是吻合的。其次,外部条件的限制,缺乏设备、场地、硬件等是客观原因。另外,项目的真实性和与企业的对接程度也是一个问题,对接程度低,项目的真实性也会相对较低,教师无法凭想象设计项目,即使能设计出来也缺乏实际意义。教学时间则是另一个原因,项目教学与传统的讲授教学相比无疑会耗费更多时间,不利于在有限的课时里完成指定的教学任务。最后,是内容的适切度的问题,如果课程是项目化课程,那么项目之间是存在一定系统性的,就不会有割裂甚至交叉重叠的问题。最后,样本本身的主观认知也是一个因素,样本可能认为项目教学主要针对实践技能更多的专业,不适合医学专业,俄亥俄州的调查中就并未出现类似的结果。这反映了教师可能对项目教学的认识还不够全面,需要给予更多的机会去了解和掌握。

表 2-9　项目教学实施过程中面临的困难主观答案文本聚类表

答案文本	聚　类
项目化教学适合小班化教学,或者自觉性较高的学生 班级人数太多 学生自主性差 提高学生对该项目的重视度,发现项目的意义,激发学生自主创新能力	学　生
无设备 场地、教学硬件条件 硬件建设无法完成项目 项目真实性与企业的对接程度	外部条件
教学时间安排有难度 课时不足 实施过程中遇到问题需要解决时间,耽误整体进程	时　间
项目教学实施会被不同课程所割裂 医学专业的限制,认为项目教学主要针对技能更多的专业	内容适切度

资料来源:笔者根据问卷调查结果整理汇总。

对项目教学优势的调查获得表 2-10 的结果,"学生的自主学习能力得到更好的发展""学生的合作能力等更好地发展""学生更容易将理论应用到实践"这 3 项受到广泛认可,选择比例均高于 70%。85.2% 的样本认为通过项目教学,学生的自主学习能力得到更好的发展。"学生在技能上更熟练"一项并没有太高的比例,仅有不到 60% 的样本选择。实际上做项目与练习操作性质不同,前者是在更加复杂的情况里解决真实问题,而非聚焦某一单项技能的训练,所以该项频数偏低也就可能理解。样本对学生做事更具条理性的认可只占 50.9%。

表 2-10　样本认为项目教学的优势频数分析

选　项	频　数	百分比(%)
学生的自主学习能力得到更好的发展	821	85.2
学生的合作能力得到更好的发展	762	79.0
学生更容易将理论应用到实践	707	73.3
学生在技能上更熟练	563	58.4
学生做事更具条理性	491	50.9
其他	38	3.9

资料来源:笔者根据问卷调查结果统计。

　　另有 38 个样本选择了"其他优势",但实际填写的只有 13 个,其中,2 个填写的内容与优势无关,有效描述为 11 个,详情见表 2-11。从这些样本的答案文本聚类分析看来,主要集中在 3 个方面,一是提高了学生的学习兴趣及激发学习动机;二是提高了学生的专业能力,包括实际的工作能力、扎实的理论知识、创新性和服务意识等;三是提升了学生的方法能力,主要体现在分析和解决问题能力和团队合作能力。而这些也是被美国国家技能标准委员会纳入 21 世纪技能清单中的能力。结合客观项的分析结果,项目教学的主要优势有可使学生的自主学习能力得到提升、学习兴趣更浓且动机更足、专业能力和方法能力均得到更好提升。

表 2-11　项目教学优势主观答案文本聚类表

答案文本	聚　类
有利于学生学习积极性的提高	
提高了学习兴趣	
提高学习兴趣	兴趣动机
学生学习兴趣得以提升	
明确学习目标,上课更有目的性	

（续表）

答案文本	聚　类
学生职业化程度高些 真实工作能力得以提升 对产品或服务的认识更加多视角，更有利于职业成长 创新性、学习理论知识可以更扎实	专业能力
体现了团队合作能力 培养主动思考、解决问题的能力	方法能力

资料来源：笔者根据问卷调查结果整理汇总。

任何一种方法总是有利有弊的，项目教学也不例外。从客观选项的分析结果来看，如表 2-12 所示，频数占到 60％以上的主要有 3 项：此方法不适用于所有课程和所有学习内容；学生的受益程度两极分化，好的更好，差的更差；比较耗费时间。有 51.6％的样本认为难以判定每个学生对项目完成的贡献度。只有 21.8％的样本认为学生掌握的理论知识会少些。这与上一题的调查结果是比较吻合的，其显示样本认为学生的理论知识掌握会更牢固，而非少一些。

表 2-12　样本认为项目教学的局限性频数分析

选　　项	频　　数	百分比（％）
此方法不适用于所有课程和所有学习内容	655	67.9
学生的受益程度两极分化，好的更好，差的更差	599	62.1
比较耗费时间	585	60.7
难以判定每个学生对项目完成的贡献度	497	51.6
学生掌握的理论知识会少些	210	21.8
其他	23	2.4

资料来源：笔者根据问卷调查结果统计。

另有 9 个有效样本填写了其他局限性，与前一题的回答有部分重叠。其中 4 个认为是学生因素,如"学生多了不便于开展教学""学生基础差,比如高职中职,只有小班化才行""学生的自觉程度差""学生完成预设任务的态度不一样,有的很积极,有的毫无兴趣"。3 个样本反映的是客观条件限制,如"由于做项目设计很费精力而许多学校没有相应的激励机制""实际条件限制""目前的硬件条件无法完全达到预期效果"。2 个样本提到的是课程原因以及综合因素,如"考证类课程较难进行""要根据具体课程,教师、学生情况,学校实验实训条件等多方面考虑"。总的看来,局限性还是集中在学生和条件两个方面,其中,提到学生有的很积极,有的则毫无兴趣,这与美国俄亥俄州的调查结果是一致的。

四、信度分析

信度分析也称作可靠性分析,用于评估所研究的变量是否测量了相同的内容或特质。信度分析可以分为 3 种,分别是内部一致性信度、复本信度和重测信度。内部一致性信度最为常用,通行做法是用 Cronbach's α 系数去衡量变量在各个测量项上的一致性情况,本研究也使用该系数。复本信度指同一组被试在同一时间点,两次回答相同的测量项,通过分析两次测试得分的相关关系情况和系数值,去衡量信度效果水平。重测信度是对同样一批被试,在不同时间点进行两次测试,回答相同测试题,通过计算两次测量结果的相关关系情况和系数,去衡量信度水平。本研究使用内部一致性信度进行分析,一般情况下,如果 Cronbach's α 系数值高于 0.8,说明信度水平很好;如果系数值介于 0.7 到 0.8 之间,说明信度水平可以接受;如果系数值介于 0.6 到 0.7 之间,信度水平也可以被接受;如果系数值小于 0.6,则说明信度水平较差,此时需要修正测量量表问项。最终测量结果如表 2-13 所示。

表 2-13 问卷信度分析

变量名称	题项个数	Cronbach's α
教师的态度	3	0.870
教师的能力	3	0.884
教学策略应用	3	0.916
学生因素	7	0.949
信息技术应用	1	

资料来源:笔者根据问卷调查结果统计分析。

如表 2-13 问卷信度分析所示,本次研究涉及变量共 5 个,其中,信息技术应用仅由一项表示,无法测量信度系数。其余 4 个变量的信度系数值全都高于 0.8,最小为 0.870,最大为 0.949。可见本次研究数据信度非常高,样本数据准确可靠,可用于后续分析使用。

五、效度分析

效度也称有效性,它是指研究量表或者研究变量可以被测量项、测量手段、测量工具、测量方法等精确表达的程度,即研究者使用的测量题项或项目能够多大程度上真实、有效地反应研究量表或者研究变量要研究的内容,其程度水平即效度水平。研究量表中的概念信息表达得越充分,则说明效度越高。如果测量题项(项目)与测量量表之间有着良好的逻辑关系,又或者测量项与研究量表之间的对应关系基本一致,则效度良好。

结构效度可用于测量研究概念结构是否合理,比如研究题项是否真实有效地表达了研究变量的概念,以及研究题项与测量量表之间的逻辑关系结构情况等。有学者认为,结构效度分析可以使用探索性因子分析(EFA)进行研究,探索性因子分析可以生成公因子,公因子与研究题项之间有着对应关系,如果此对应关系与专业预期基本一致,则说明结构效度良好。除此之外,探索性因子分析中得到的因子载荷也可以表达研究项与测量概念（公因子）之间的相关关系紧密程度。另外，方差贡献率、KMO 值、Bartlett 检验均可用于分析结构效度情况。

本研究首先经探索性因子分析得到 KMO 值。一般来讲，KMO 值大于 0.8 说明结构效度良好；KMO 值介于 0.6 至 0.8，说明结构效度较好；KMO 值小于 0.5，说明结构效度较差。另外，Bartlett 检验也可以说明是否具有结构效度。除此之外，本研究还结合方差解释率、因子载荷系数等指标进行分析。方差解释率代表公因子（研究变量）对于测量概念（量表）的解释程度，因子载荷系数代表题项与公因子（研究变量）之间的相关关系情况。分析结果见表 2-14。

表 2-14　问卷内容效度分析

变　　量	题项个数	KMO 值	卡方值	自由度 df	Sig
教师的态度	3	0.704	1 581.618	3	0.000
教师的能力	3	0.747	1 577.210	3	0.000
教学策略应用	3	0.744	2 104.687	3	0.000
学生因素	7	0.938	6 058.382	21	0.000
信息技术应用	1				

资料来源：笔者根据问卷调查结果统计分析。

如表 2-14 所示，本研究中共有 5 个维度的研究变量，其中，信息技术应用仅由一项表示，无法测量 KMO 值等。在使用因子分析进行效度检验时，其余 4 个变量的 KMO 值全部大于 0.7，最小为 0.704，最大为 0.938，并且全部通过巴特球形检验（p 值 = 0.000），说明本次研究涉及变量效度较高，各个题项可以较为有效地表达对应变量的概念信息，即说明样本数据有效，可用于后续分析使用。

另外如表 2-15 所示，各题项因子载荷系数值均高于 0.8，说明题项可以有效地表达研究变量的概念信息，而且方差解释率值均高于 70%，说明变量可以有效地提取出题项信息,综合说明本研究数据具有良好的结构效度水平。

表 2-15 因子载荷系数与方差解释率分析

因　子	项　目	因子载荷系数	特征根值	方差解释率(%)
教师的态度	正确理解	0.909		
	接受认可	0.925	2.387	79.558
	内驱动力	0.840		
教师的能力	沟通协调能力	0.903		
	自我反思能力	0.903	2.436	81.185
	非学术交流能力	0.897		
教学策略应用	项目设计策略	0.911		
	项目指导策略	0.945	2.570	85.666
	项目评价策略	0.921		
学生因素	积极态度	0.866		
	获取信息能力	0.865		
	自信心	0.857		
	元认知水平	0.884	5.361	76.587
	毅力恒心	0.881		
	沟通能力	0.890		
	合作能力	0.882		

资料来源:笔者根据问卷调查结果统计分析。

六、项目教学效果影响因素描述分析

本部分主要分析 964 份样本对项目教学效果影响因素(教师的能力素养、教学策略应用、学生因素、信息技术应用)的态度情况,使用平均值分析样本的项目教学效果情况,分析结果如表 2-16 所示。

表 2-16　项目教学效果影响因素描述分析

变量名称	项　目	最小值	最大值	平均值	标准差
教师的能力素养		2.22	5.00	4.28	0.58
教师的态度		1.00	5.00	4.28	0.62
	正确理解	1.00	5.00	4.31	0.68
	接受认可	1.00	5.00	4.27	0.70
	内驱动力	1.00	5.00	4.27	0.70
教师的能力		2.00	5.00	4.26	0.60
	沟通协调能力	2.00	5.00	4.28	0.66
	自我反思能力	2.00	5.00	4.31	0.66
	非学术交流能力	1.00	5.00	4.20	0.69
教学策略应用		2.00	5.00	4.28	0.64
	项目设计策略	1.00	5.00	4.32	0.70
	项目指导策略	1.00	5.00	4.29	0.68
	项目评价策略	1.00	5.00	4.23	0.68
学生因素		2.29	5.00	4.29	0.58
	积极态度	1.00	5.00	4.31	0.65
	获取信息的能力	2.00	5.00	4.26	0.68
	自信心	1.00	5.00	4.24	0.68
	元认知水平	2.00	5.00	4.33	0.66
	毅力恒心	1.00	5.00	4.25	0.67
	沟通能力	1.00	5.00	4.31	0.64
	合作能力	2.00	5.00	4.32	0.63
信息技术应用		1.00	5.00	4.21	0.68

资料来源:笔者根据问卷调查结果统计分析。

如表 2-16 所示,样本对于教师的能力素养均表现出非常高的认可度,平均得分值均高于 4.2 分,而且具体每个题项的平均得分值也均高于 4.2 分。同时样本对于学生因素也有着非常高的认可度,整体平均得分值为 3.29 分,此外对于信息技术应用,样本也相当认可。

七、相关分析

相关分析用于分析研究变量相互之间的相关程度,包括是否有相关关系,以及关系紧密程度情况,以相关系数衡量。相关系数可以分为 Pearson 和 Spearman 相关系数。本研究使用 Pearson 相关系数进行分析。Pearson 相关系数值一般介于 -1 至 $+1$,如果大于 0,说明研究变量之间为正相关关系,反之则为负相关关系。Pearson 相关系数的绝对值越高,则说明研究变量间的相关关系越紧密,当绝对值高于 0.4 时,说明研究变量之间的相关关系较为紧密。

此处主要利用相关分析来研究项目教学实施的项目教学效果与教师的态度、教师的能力、教学策略应用、学生因素、信息技术应用等 5 项的相关关系情况,分析结果如表 2-17。

表 2-17　影响因子相关性分析

	项目教学效果	教师的态度	教师的能力	教学策略应用	学生因素	信息技术应用
项目教学效果	1					
教师的态度	0.507**	1				
教师的能力	0.429**	0.794**	1			
教学策略应用	0.476**	0.824**	0.809**	1		
学生因素	0.412**	0.785**	0.829**	0.769**	1	
信息技术应用	0.338**	0.613**	0.689**	0.614**	0.765**	1

** 表示在 0.01 水平(双侧)上显著相关。
资料来源:笔者根据问卷调查结果统计分析。

如表 2-17 所示,项目教学效果与教师的态度、教师的能力、教学策略应用、学生因素、信息技术应用 5 项的相关系数值均大于 0.3,说明其与这 5 项之间均有显著的正相关关系,且关系较为紧密。

八、回归分析

以上相关分析显示,教师的态度、教师的能力、教学策略应用、学生因素、信息技术应用这 5 项均与项目教学效果之间有着显著的正相关关系,本部分利用多元线性回归分析去研究变量的影响关系的具体情况,结果如表 2-18 所示。

表 2-18　项目教学效果影响因素的多元线性回归分析

| 因变量 | 自变量 | 非标准化系数 | | 标准化系数 | t | p | R^2 | 调整 R^2 | F |
		B	标准误	$Beta$					
项目教学效果	常数	1.029	0.100	—	10.320	0.000			
	教师的态度	0.275	0.041	0.368	6.697	0.000			
	教师的能力	0.002	0.045	0.003	0.053	0.957			
	教学策略应用	0.137	0.040	0.189	3.424	0.001	0.268	0.265	70.267
	学生因素	−0.039	0.048	−0.049	−0.804	0.422			
	信息技术应用	0.022	0.030	0.032	0.731	0.465			

资料来源:笔者根据问卷调查结果统计分析。

将教师的态度、教师的能力、教学策略应用、学生因素、信息技术应用这 5 项作为自变量,将项目教学效果作为因变量,进行多元线性回归分析,显示模型的 R 平方值为 0.268,说明这 5 项可以解释项目教学效果 26.8％的变化原因。模型通过 F 检验,说明这 5 项中至少会有一项对项目教学效果产生影响关系。

如表 2-18 所示,研究模型公式为:项目教学效果＝1.029＋0.275×教师的态度＋0.002×教师的能力＋0.137×教学策略应用−0.039×学生因素＋0.022×信息技术应用。其中,教师的态度的回归系数值为0.275,大于 0.01,说明教师的态度对项目教学效果产生显著的正向影响。教学策略应用的回归系数值为 0.137，也大于 0.01，说明教学策略也对项目教学效果产生显著的正向影响。而教师的能力、学生因素、信息技术应用这 3 个自变量的回归系数均未大于 0.01，说明样本认为这 3 项均不会对项目教学效果产生显著的影响。

从相关性分析和回归分析可知，教师的态度、教学策略应用会对项目教学效果产生显著的正向影响，即当教师的态度和教学策略应用获得越高认可时，样本对于项目教学效果的认可态度也会提高。而教师的能力、学生因素、信息技术应用这 3 项并不会影响教师对项目教学效果的认可态度。

九、节点编码分析

问卷中客观题设置的不足之处在于受到研究者预设的主观影响，不能全面客观地反应实际情况，于是增加了开放性题项，由教师自主填写，以更全面把握可能的影响因素。通过 Nvivo 11 的节点编码功能进行分析，获得表 2-19，并绘制节点编码图谱见图 2-5。对这部分内容的分析显示，影响项目教学效果的因素主要有班级规模、场地设备、激励机制、教学时间、课程资源、项目设计、专业课程、学生因素。其中，班级人数太多、设备条件不够、教学时间不足和学生自主学习能力欠缺是项目教学效果不佳的主要原因。

本研究有 206 个样本未进行项目教学，占总样本数的 17.64％。其中有近一半未曾接触甚至从未听说过项目教学，也有的是尝试过项目教学但失败后放弃了这个方法。那么究竟是什么因素阻碍了教师进行项目教学实践，影响了教师对项目教学的态度，从而间接地影响项目教学效果呢。带着这样的疑问，笔者对这类样本未进行项目教学的原因进行节点编码分析，结果显示阻碍其项目教学实践的因素主要来自以下 4 个方面：师资因素、学生因素、课程专业的限制、资源条件的限制。其中最主要的因素是教师认为所教课程不适合采用项目教学，多为文

表 2-19 项目教学效果影响因素节点代码簿

节点名称	参考点	说　　明
班级规模	3	班级人数规模太大以致无法开展项目教学,或开展了效果也不佳
场地设备	6	当前学校的场地设备不足以开展项目教学
激励机制	1	学校没有激励机制,影响教师开展项目教学的积极性
教学时间	3	项目教学耗费的时间相对多,课时不足,影响项目教学的效果
课程资源	1	没有项目化的教材,使得项目与课程的其他内容之间衔接有困难
项目设计	1	校企合作平台不够,以致项目设计真实性欠缺,缺少来源
专业课程	2	专业或课程内容不适合开展项目教学
学生因素	4	学生的兴趣、动机、态度、学习能力等影响项目教学效果

资料来源:笔者通过 Nvivo 11 分析进行整理获得。

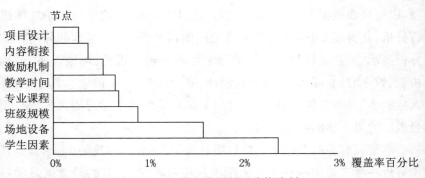

资料来源:笔者利用 Nvivo 11 节点编码制图功能绘制。

图 2-5 项目教学效果影响因素节点编码图

化课、德育、艺术类课程。其次是教师自身因素,包含 3 个子节点:缺乏动机,即教师不想或不愿意去尝试,没有激励机制;缺乏了解,教师没有听说过或是听说过但不了解竟如何操作;缺乏指导,有些教师尝试过但失败放弃了,有些是想尝试但不知道怎么做。

表 2-20 未采用项目教学的原因节点代码簿

节点名称		参考点	说 明
师资因素	缺乏动机	12	学校没有激励机制,教师自身习惯原来的教学方法,不想了解;没有改革的动力,缺少氛围
	缺乏了解	42	没听说过或听说过但不知道具体如何做
	缺乏指导	20	没有接受过相关的培训;实施过程中有困难没法解决;尝试过失败了;观摩过但效果不佳
	师资不够	1	目前的师资条件不足以开展项目教学
学生因素	认知风格	1	学生习惯传统的教学方法
	学习能力	4	学生的自主学习能力不足
	学习态度	2	学习动机缺乏,学习态度欠佳,不能按要求完成项目
专业课程	课程限制	60	认为所任教的课程不适合采用项目教学,多为公共文化、德育、艺术类和专业理论课程
	专业限制	5	认为不是每个专业都适合项目教学或自己任教的专业不适合
资源条件	班级规模	1	班级人数多,难以实施项目教学
	场地设备	8	学校的条件不足,不能实施项目教学
	教学时间	4	教学任务重、时间紧,难以实施项目教学
	课程资源	6	缺乏项目教学资源,现有教材内容结构不利于实施项目教学

资料来源:笔者根据 Nvivo 11 节点编码结果整理获得。

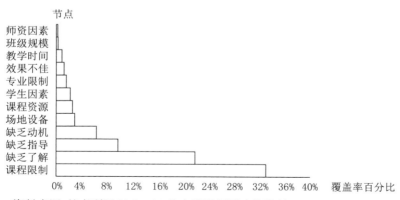

资料来源:笔者利用 Nvivo 11 节点编码制图功能绘制。

图 2-6 未采用项目教学的原因节点编码图

十、分析结果小结

通过对问卷的分析,发现从事教学工作前有无企业工作经历、从事教学工作后是否仍在企业兼职均不影响教师对项目教学效果的认可态度。而是否进行过项目教学与教师对项目教学效果的认可态度呈正相关关系,使用过的比未使用过的态度积极,使用频率越高的态度越积极。

教师的态度、教师的能力、教学策略应用、学生因素、信息技术应用这5项均与项目教学效果之间有着显著的正相关关系,而且关系较为紧密。其中,教师的态度和教学策略应用对项目教学效果产生的正向影响最为显著。

在项目教学中遇到困难是影响项目教学效果的一个重要方面。对客观题题项的分析显示,主要的困难为"让每位学生都充分参与""将理论知识有机融入项目实施的过程""设计项目"。对主观题的分析可见,影响项目教学效果的主要因素还有班级规模、场地设备、激励机制、教学时间、课程资源、项目设计、专业课程、学生因素8个方面。

阻碍教师进行项目教学实践的因素主要来自以下4个方面:师资因素、学生因素、课程或专业的限制、资源条件的限制等。其中最主要的原因是教师认为所教课程不适合进行项目教学,教师缺乏动机、缺乏对项目教学的了解和相关的指导。

第二节　美国项目教学效果的影响因素分析

本章第一节对我国职业教育领域的项目教学影响因素进行调查分析,获取了一些影响因素。本节拟对项目教学的发源地美国进行项目教学效果影响因素的调研,以期对第一节的影响因素进一步确认、补充、完善。美国项目教学得以蓬勃发展，有其浓厚的文化背景因素，一方面，杜威的实用主义哲学为其奠定了哲学基础；另一方面，多主体参与项目资源开发也为项目教学奠定了实践的基础。通过分析巴克教育研究所官方网站上公布的全美各州的项目教学实施案例，可以更好地理解影响美国项目教学效果的诸因素，在此基础上聚焦职业教育的项目教学，对师生进行问卷和访谈，进一步确认和细化各影响因素。巴克教育研究所发布的生源与技术课程项目教学案例中以俄亥俄州的数量最多，因此，本研究选取俄亥俄州职业教育师生进行实地问卷和访谈。

一、项目资源因素分析

巴克教育研究所是美国加利福尼亚州的一所非营利性教育研究机构，多年来致力于展示各年级、各课程教学情况，以及如何跨学科开展项目教学，从而帮助教师更好地引导学生。巴克教育研究所为教师提供如何设计项目、评估项目、管理项目，以及如何激发学生项目学习兴趣等方面的指导，为学校设计各年级学科之间的项目衔接方案，使其能为项目教学实施提供过程指导和制度支持。巴克教育研究所还对学区发出倡议，创设社区内项目教学环境并为维持环境提供专业服务。目前，其正致力于帮助世界各地的教育工作者为学生提供更好的教育。[1]

巴克教育研究所将项目教学界定为，"以项目为基础的一种学习方法，学生通过一段时间的工作、学习和应对一个真实的、引人入胜的复杂问题或挑战，从而获得知识与技能"。[2]其项目教学是基于课程标准的，项目学习最终要达成的目标与课程标准具有一致性，其将课程标准中的目标分解并融入项目中，使学生通过完成项目来习得知识与技能，

---

①　About BIE[EB/OL].[2016-03-10].http://www.bie.org/about.

②　What is Project-based Learning(PBL)? [EB/OL].[2016-03-12]. http://www.bie. org/about/what_pbl.

这也是本研究选择其项目为范例的一个主要原因。另一个重要原因是巴克教育研究所在项目教学研究领域在全美乃至全世界处于领先地位。其官网一共收录了来自 24 个教育教学研究机构的 574 个优秀项目教学案例，为本研究提供了相当好的第一手资料，详见表 2-21。

表 2-21　美国巴克教育研究所优秀案例一览表

	英语	数学	科学	健康	社会研究	国际语	艺术	全球化	生涯与技术教育	课外活动
巴克国家师资	3	1	4							
连接教育	9	10	8	10	9	4				
展望学校	16	2	8		14	3	12			
网友全球社区			3		3			5		
远征学习学校	23	4	10	1	15	1	18			1
探索者小学	4	2	6		3		3			
格兰伯雷独立学区	2	3	2	1	3					
高技术高中	27	28	42		19	6	37			7
国际教育资源网络	14	5	5		10	2	3			
趣味数学	1	6	1		1					
美国国家航空航天局		5	4							
国家科学教学案例研究中心			28							
新技术网络	1				1					
下一课堂	13	5	5		4		2			
北朗代尔大学预科	4	3	5	2	4	2	2			
俄亥俄资源中心									24	
"曾是一所学校"					1					1
经济项目与公民项目学习					13					
项目学习大学	9	10	2		3					
基于项目的工作	2		3		1					

（续表）

	英语	数学	科学	健康	社会研究	国际语	艺术	全球化	生涯与技术教育	课外活动
项目 H		3							3	
大自然保护协会			19							
虚拟校舍	5	2	5		10	3	6		4	
西弗吉尼亚教育局	53	63	38	1	67	2	20			
合计	133	89	158	14	114	21	83	5	39	1

资料来源：根据美国巴克教育研究所网站（www.bie.org）2016 年发布的数据整理汇总。

与巴克研究所合作的 24 所学校和机构虽然都提供了项目学习案例，并且都是致力于帮助师生在项目学习中取得进步，但在教育类别、层次、学科等方面各有各的所属领域和专长。其项目学习案例覆盖面的广度反映了美国教育界做项目的传统，以及项目学习的普及程度。

"巴克国家师资"由全美各种类型的学校聘请的兼职顾问组成，其成员的本职工作有教师、学校领导等，有些则是独立的教学顾问。其中，全职教师只在暑假里为巴克教育研究所工作。他们管理和指导项目学习工作室的工作，帮助培训其他教师设计教学项目，也为自己的学生设计项目。其中部分人员也为其他类似的机构服务。网站上虽然只呈现了 8 个完整案例，分别是英语、数学和科学类，但实际上巴克国家师资团队设计的项目教学案例远不止这些，因为其成员来自各层次、类别的教育机构，有从事基础教育的，也有技术教育、继续教育，等等。[1]

"连接教育"（Connect Ed）因在线教育以连接网络的形式学习而得名。美国有庞大的在线教育系统，其中有不少都称作连接教育，但各自

---

[1]　来自作者与 John Larmer（the Editor in Chief of Buck Institute for Education）关于 BIE National Faculty 的电子邮件通信。

的功能不尽相同。与巴克教育研究所合作的是"大学及职业连接教育加利福尼亚中心（Connect Ed California Center for College and Career）"，该中心与全美 30 多所学校和学区合作，后者主要分布在加利福尼亚州、密歇根州、得克萨斯州、威斯康星州、伊利诺伊州、俄亥俄州和纽约州。该中心与学校、学区和社区的领导合作，通过连接学习进行教育改革，主要致力于 4 个方面：分析所有学生的学习需求，即如何才能在大学、职业生涯、社区和日常生活中取得成功；设计规划高质量的大学生活和职业生涯；强化有效的学习能力、教学能力和领导能力；建构公平、可持续的地方区域系统。该中心总共开发了 50 项目，其中，英语 9 项、数学 10 项、科学 8 项、健康 10 项、社会研究 9 项、国际语 4 项。[①]

连接教育的另一所在线教育机构"互联教育（Connect Education）"，主要通过纽约市的新学院大学提供媒体研究的文学硕士学位课程，通过英格兰的巴斯高等教育学院提供创意写作课程，同时与布鲁克林理工大学、加州帕萨迪纳市太平洋橡树学院合作。[②]

"联结教育（Connections Education）"是另一家著名的连接教育机构，最初是英国培生教育集团旗下的教育机构，现为非营利性组织。之所以取名联结教育，是因为其宗旨是创造更多的方法帮助更多学生开发他们的潜能。联结教育主要提供以下几类服务：服务于幼儿园到高中（K-12）学生自身的连接学习，通过公立在线学校和私立在线学院为学生供个性化的学习计划、出色的课程、优秀的教师，学生可以从数以百计的在线课程、俱乐部活动、在线语音治疗、STEM 课程、居家课程中做相应选择，全部通过最先进的数字化教育管理系统获取；服务于高中生的网络学院，提供免费的大学预科课程和混合学习体验，通过具有挑

---

① About Connect Ed［EB/OL］.［2016-03-12］. http://connectedcalifornia. org/about/overview.

② Connected Education［EB/OL］.［2016-03-12］. https://en. wikipedia. org/wiki/Connected_Education.

战性的课程(包含数学、科学、语言艺术、人文和社会研究等)、引人入胜的混合课堂和在线学习培养学生升入大学和职业发展所需的组织、沟通和领导能力;服务于 K-12 学生的连接学校,为学校提供全方位的有针对性的数字学习解决方案,使得学区和学校可以得到他们所需要的一切,为学生带来高质量的在线学习。联结教育目前是在全美被广泛认可的公立免费教育组织,在 29 个州有 40 所相关机构,提供幼儿园到高中(K-12)的所有年级的课程。其同时还开办了一所在线国际学校为居住海外的学生提供 K-12 的教育。其与特许学校类似,都由国家资助;虽然与许多营利性学校也有签约合作,但本身是非营利组织。①

"展望学校"是一所特许学校管理机构,下辖旧金山地区的三所特许公立高中,主要服务于一些大城市公立高中传统教育模式里的弱势学生。项目开发主要集中在基础学科,如英语、数学、科学,以及社会研究、国际语和艺术。②

"网友全球社区"为来自全世界的教育工作者和课堂提供了一个联系、交流、合作的在线平台,借助此平台,教育工作者可以开展合作、迎接挑战、交笔友等。开发项目集中在社会研究、科学和全球化方面。③

"远征学习学校"是综合学校改革的示范,共有 150 所这样的学校分布在美国 30 个州和哥伦比亚特区。主要特色是通过走出校园进行项目学习,学生以团队形式进入社区,对跨学科的、引人注目的话题进行深入研究,对积累的项目成果、公开演讲、项目文件进行评估。所承担的项目任务要求学生具有足够的毅力、体能、技艺、想象力、自律能力

---

① Connections Education. Creating More Ways to Help More Students Connect with Their Potential[EB/OL]. [2016-03-15]. http://www.connectionseducation.com/.

② Envision Schools[EB/OL]. [2016-03-15]. https://en. wikipedia. org/wiki/Envision Schools.

③ EPals Global Community[EB/OL]. [2016-03-15]. http://www. epals. com/#/connections.

并取得显著的成就。①

"探索者小学"是加州圣地亚哥地区一所独立的公立特许学校。建于 2000 年,学校的愿景为创建爱心、自信、终身学习的学习共同体,其成员富有同情心,尊重并重视每个孩子不同的兴趣、能力、学习风格、民族和文化背景。探索者小学于 2005 年加入了由 8 所学校组成的高技术高中特许学校组织。探索者小学使用的是"社会情感学习(SEL)"课程,被加利福尼亚教育部认定为"杰出的学校",被圣地亚哥城市联盟评为"最佳实践学校"。探索者小学提供的项目主要涉及英语、数学、科学、社会研究、艺术。②

"格兰伯雷独立学区"是得克萨斯州格兰伯雷地区的一个公立学区。除格兰伯雷外还服务于东霍德县、戴克德华、克雷森、布拉索斯河湾等地区。其在巴克教育研究所共展示了英语、数学、科学、健康和社会研究主题的项目 11 个。③

"北朗代尔大学预科"是一所特许预科学校,主要致力于帮助资源短缺地区的学生,培养学生顺利获得考取大学所必需的个人应变能力和学术能力,学校已经帮助北朗代尔和芝加哥周边地区成千上万的家庭成功培养了大学生。④

"高技术高中"是加州圣地亚哥地区的学校发展组织,是涵盖特许学校、教师证书课程教育、研究生教育的学校网络。为了服务人口类型多样的圣迭亚戈县,公立小学和中学根据学生居住地的邮政编码进行

① Expeditionary Learning Schools[EB/OL]. [2016-03-16]. https://en.wikipedia.org/wiki/Expeditionary_learning_schools.

② Explorer_Elementary_Charter_School[EB/OL]. [2016-03-16]. https://en.wikipedia.org/wiki/Explorer_Elementary_Charter_School.

③ Grandbury ISD[EB/OL]. [2016-03-16]. https://en.wikipedia.org/wiki/Granbury_Independent_School_District.

④ North Lawndale College Prep High School[EB/OL]. [2016-03-19]. http://www.nlcphs.org/.

摇号录取,学费全免。高技术高中共开发了 166 个项目,其中有 7 个生涯与技术课程的项目,其余的主要分布在英语、数学、科技、社会研究、国际语和艺术等课程领域。①

"国际教育资源网络"是位于西班牙的一个非营利性非政府组织,由来自 140 多个国家的 30 000 多个学校和青年组织构成,使用互联网和其他新兴通讯技术使来自全球的教师和年轻人一起合作,每天有超过 200 万名学生从事全球合作项目。自 1988 年以来,国际教育资源网络开创了网上学校,使学生可以在自己的国家与世界各地的同龄人一起合作参与有意义的教育项目,涉及英语、数学、科技、社会研究、国际语和艺术,巴克教育研究所收录其中 24 个。②

"趣味数学"是一家营利性研究机构,以开发数学学习项目为主。其组织者认为世界是有趣的,数学也应该是有趣的,致力于为初中和高中教师提供全新的数学教学项目。以真实世界的事物为主题,将数学学习融入真实世界的问题中,学生通过完成真实的项目来习得数学知识。基于现实世界的数学教学有效地帮助中学教师达成数学核心课程任务,同时也培养学生的批判性思维能力,使教师和学生有机会进行有趣的对话,培养了好奇心并营造严谨的数学思维的课堂文化,学生从此期待上数学课,爱上数学。③

"美国国家航空航天局"像美国许多其他政府机构一样支持教育,开发项目学习材料供学校教师使用,提供的项目主要涉及数学和科学。④

① High Technology High School[EB/OL].[2016-03-12].http://www.hths.mcvsd.org/.

② International Educational Resource Network[EB/OL].[2016-03-20].https://iearn.org/.

③ About Mathalicious[EB/OL].[2016-03-24].http://www.mathalicious.com/about.

④ NASA[EB/OL].[2016-03-24].https://en.wikipedia.org/wiki/NASA.

"国家科学教学案例研究中心"位于布法罗大学，由美国国家科学基金会、皮尤慈善信托基金和美国教育部资助，其使命是修订和传播应用于科学课的案例教学材料，促进案例教学法应用于科学教学的实践中。主要提供案例研究和科学教学方法的教师培训。总共 28 个项目全部是关于科学主题。[①]

"新技术网络"是在日本的藤本（Ted Fujimoto）创设的新教学模型基础上建立起来的。加州新技术高中就是全美 80 所基于此模型的高中里的第一所。新技术高中是全国示范学校和中心，为中等特殊教育学校改革示范学校。新技术高中成立于 2000 年，主要教学模式是基于项目的学习，实施的项目最初是来自纳帕的藤本旗下公司咨询团队采用的软件开发和业务流程再造项目。2009 年新技术基金会由知识工程基金会接管并更名为新技术网络。新技术网络作为全面学校变革的设计合作伙伴，并不经营任何学校，而是与全国各地的学区和社区合作，将学校转化为创新的学习环境以激励和吸引所有学生。所有科目的教师均可以为学生提供相关度高、情境真实的学习经验。除了掌握学科知识外，学生还可以发展大学和职业所必需的技能。[②]

"下一课堂"是位于洛杉矶的一所营利性的项目开发与研究机构，专门提供基于课程标准的幼儿园至高中的项目和课程，学生可就自己感兴趣的问题参与真实世界的问题解决。其项目和课程为学生提供发展批判性思维技能的机会，并将批判思维能力应用于实践。自 2013 年以来已经服务全国了 200 万学生和 6 万多教师。因为主要合作对象是基础教育的教师，所以项目以英语、数学、科学、社会研究和艺术类为主。[③]

"俄亥俄资源中心"是由俄亥俄会员大会资助并由俄亥俄董事会成

① National Center for Case Study Teaching in Science[EB/OL]. [2016-03-25]. http://sciencecases.lib.buffalo.edu/cs/about/.
② New Tech Network[EB/OL]. [2016-03-27]. https://newtechnetwork.org/.
③ What We Do[EB/OL]. [2016-03-27]. https://www.nextlesson.org/company/aboutus.

立的教育研究机构,致力于确定有效的教学和专业发展资源,提供最佳的实践并将其传播到学校、学区和高等教育机构。其支持教师和教学管理人员的专业发展,通过与教师所在的高校合作,为俄亥俄培养综合教育科研能力。[1]俄亥俄资源中心是所有机构中提供生涯与技术教育项目最多的一个,项目数 24 个。

"曾是一所学校"是 TED 团队和"国家 826"发起的组织。TED 因其组织的环球会议而闻名[2]。"国家 826"是一个致力于帮助 6—18 岁学生提高说明文和创意写作技能的非营利组织,在全美有 7 个机构。"曾是一所学校"仅提供了一项社会研究项目。[3]

"经济项目与公民项目学习"是美国高中 12 年级的课程项目,涉及微观经济和宏观经济学以及所有 12 年级高中生必修的公民项目课程。其所提供的 13 个项目全是社会研究领域的。[4]

"项目学习大学"是由巴克教育研究所创设的非营利性研究机构。2012 年巴克教育研究所(BIE)从威廉和弗洛拉休利特基金会获得了一笔资助,进行了项目学习大学的试点工作,为教师和学生提供更深入的学习机会。在试点经验的基础上,巴克教育研究所启动了项目学习大学 2.0 工程并于 2014 年 4 月重新运行,包含了来自合作伙伴机构的新学习项目和巴克教育研究所赞助的课堂,提供英语、数学、科学和社会研究项目共 24 个。[5]

---

[1]　Ohio Resource Center[EB/OL]. [2016-03-16]. https://en. wikipedia. org/wiki/Ohio_Resource_Center.

[2]　TED(Technology, Entertainment & Design)是无党派非营利性媒体组织,1984 年以召开会议的形式成立,早期强调的是技术、娱乐和设计融合,如今已经涵盖了几乎所有的主题,从科学到商业到全球问题,其会议演讲视频包含 110 种语言。

[3]　Once Upon a School[EB/OL]. [2016-04-03]. http://www.826national.org/once-up-on-a-school/.

[4]　来自作者与 John Larmer 关于 PBE & PBG Units 的电子邮件通信。

[5]　Pick a Project to Customize and Implement with Your Students[EB/OL]. [2016-04-03]. http://pblu.org/about/.

　　"基于项目的工作"网站提供教育工具、个人学习工具、工作本位学习工具等各种类型的工具和解决方案以促进学习。其内容最早是在2007年由简哈特编译网络投票排名前100的工具整理而成,此后每年编译投票前100名的工具清单。对此清单做出贡献的人士来自全球64个国家,主要有大学等机构教师、教学设计师、网络开发商、经理顾问、中小学教师、在线主持人,等等,涉及英语、科学和社会研究学习项目。[①]

　　"项目H"是位于加州伯克利的一个非营利组织,由设计师Emily Pilloton创立于2008年,旨在为更多人创造从事设计工作的机会,解决直接与其他人和真实社会生活密切相关的问题。H指心(Heart)、手(Hands)和斧子(Hammers)。项目H通过培养创造力、设计力和动手能力来发掘青年人的才华,并从内部改善幼儿园到高中的公立基础教育,从而持久地改进青年人的生活和他们的社区。[②]

　　"大自然保护协会"成立于1951年,是国际上较大的非营利性的自然环境保护组织。致力于保护全球具有重要生态价值的陆地和水域,维护自然环境。其与包括土著社区、企业、政府、多边机构以及其他非营利性机构合作,寻求务实的资源保护解决方案。该协会共开发了19项科学主题的学习项目。[③]

　　"虚拟校舍"是俄亥俄州的一所幼儿园到高中(K-12)的特许学校,接收任何能力水平的学生,提供多种教育选择,致力于实现安全和关爱环境下的差异教学以赋予学生必要技能,满足其学业、社会、情感的不同需求,从而培养其成为合格的社会成员。学校为每位学生定制课程,

----

　　① PBWorks[EB/OL].[2016-04-10]. http://c4lpt.co.uk/top100tools/.
　　② We Teach Young People to Design and Build Their Future Using Heart, Hands, and Hammers[EB/OL]. [2016-03-09]. http://www.projectdesign.org/.
　　③ The Nature Conservancy[EB/OL]. [2016-05-22]. https://en. wikipedia. org/wiki/The_Nature_Conservancy.

提供在线课程和线下班级授课课程。此外还提供补修学分制度，以帮助想补修或想提早毕业的学生。学校提供英语、数学、科学、社会研究、国际语、艺术、生涯与技术等项目35项，其中有4项是生涯与技术项目。①

"西弗吉尼亚教育局"曾与巴克教育研究所合作，委托巴克教育研究所为其进行教师培训，双方开发了207个项目，是24所合作机构中开发项目最多的一个，以社会研究、数学、英语、科学和艺术项目为主，分别有67、63、53、38、20个，另有健康项目1个，国际语项目2个。②

从项目资源开发的来源和主体来看，美国的项目教学呈现以下3个特点。一是覆盖面之广，不仅包含幼儿园到大学阶段，也包含特殊教育和在线学校开发项目，甚至还有政府机构，如西弗吉尼亚教育部、美国国家航空航天局等开发的项目，项目来源的广泛性和开发主体的多样性保证了项目的真实性和与工作生活联系的紧密性，从而赋予项目学习更重要的意义和更多的趣味性。二是项目类型众多，课程覆盖面广，有基础课程类如英语、数学、艺术等，也有生涯与技术课程的项目，其中，科学课程的项目占比最大，尤以STEM的科学课程为多。三是从事项目教学研究的机构具有多样化和互补性。多样化体现在包含了学校、研究机构、政府机构等，性质上有公立、私立，也有营利与非营利之区分，由专门的机构来从事一种教学方法研究的实不多见。互补性指不同的机构所从事的研究侧重点不同，这样可以各自发挥特长，满足了不同师生群体的需求。从以上分析看，项目来源的渠道广泛、开发主体多样、有庞大的研究团队等，可能是美国项目教学蓬勃发展的一个主要因素，是影响项目教学效果重要的外部因素。

---

① Virtual School House[EB/OL]. [2016-04-10]. http://virtualschoolhouse.org/welcome/about-vsh/.

② 来自作者与John Larmer关于The West Virginia DOE's Role in PBL Research的电子邮件通信。

二、项目教学课程因素分析

在所有 574 个项目中,英语和科学占了 291 项,超过 50%,其中,英语 133 项,科学 158 项,另有社会研究 114 项。为了更好地把握美国项目教学实施的现状,特将 K-12 年级的项目数量进行了统计。如图 2-7 所示,其从幼儿园开始便进行项目教学,以语言项目为主,随着年级升高,项目的数量也呈现明显增长趋势。英语课程项目上升速度不及科学,越往高年级,科学课的项目数量上升得越快,这与美国的 STEM 课程(Science、Technology、Engineering、Mathmatics)方针的实施是密切相关的。

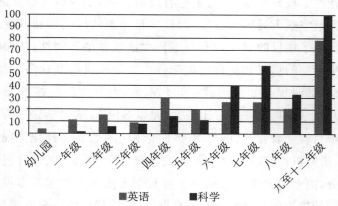

资料来源:笔者根据巴克教育研究所网站资料整理绘制。

图 2-7　美国巴克教育研究所发布的各年级英语和科学课程的项目数一览

从小学、初中到高中,项目主要集中在英语、数学、科学、社会研究和艺术 5 个方面,如图 2-8 所示,小学阶段的英语项目数量最多,超过 60 个。艺术项目仅在小学阶段才有。在初中阶段,英语、数学和科学的项目数量基本持平,都有 40 多个,而社会研究则有近 100 个,说明在初中阶段项目教学应用于社会研究的教学多于基础课程的教学。到了高中阶段,除不再有艺术项目外,其他 4 类项目数量都有较明显的增加。最为突出的是科学课程的项目数量为 120 项,是小学和初中阶段的两倍有余。社会研究项目的数量也有明显上升,说明在高中阶段,项目教学使用的频次比初中阶段有明显升高,而且应用在科学和社会研究领域的频率远远高于英语和数学这样的文化基础学科。

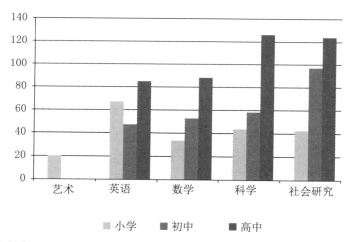

资料来源:笔者根据巴克教育研究所网站资料整理绘制。

图 2-8 美国巴克教育研究所发布的小学、初中、高中课程的项目数一览

在所有课程里,各课程的项目数量分布有较大的落差。如图 2-9 所示,占比最大的依次是科学、英语、社会研究、数学和艺术,占到整体项目数量的近 90%。应该说这与这些学科所贯穿的年级跨度大,以及 STEM 课程方针的实施有较大的关系。国际语、健康、全球化和课外项目数量占总数的 6.16%。生涯与技术教育仅占 5.86%,如图 2-10 所示。这与生涯与技术课程在基础教育课程中所占的比例是相关的,其总课时数量远远不及科学、英语、数学和社会研究,所以项目比例也会成比缩小。

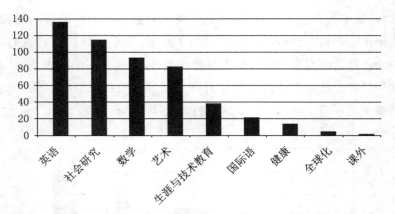

资料来源:笔者根据巴克教育研究所网站资料整理绘制。

图 2-9　所有年级各课程的项目数一览

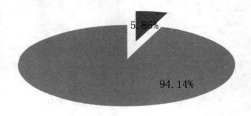

■生涯与技术教学课程　　　■其他课程

资料来源:笔者根据巴克教育研究所网站资料整理绘制。

图 2-10　生涯与技术课程项目占比

在巴克教育研究所合作的 24 家机构中仅 5 家开发过生涯与技术教育的项目,分别是远征学习学校、高技术高中、俄亥俄资源中心、"项目 H"和"虚拟校舍",共开发生涯与技术教育项目 59 项。如图 2-11 所示,俄亥俄资源中心开发的生源技术教育项目最多,占 61.54%。其次是高技术高中,占不到 20%。由此可见,俄亥俄州在技术与生涯教育的项目开发上在全美处于领先地位,这与俄亥俄州立大学的生涯与技术教育研究生教育在全美排名第一是吻合的。因此,本研究中特别针对俄亥俄州的生涯与技术教育师生进行了问卷调查和访谈。

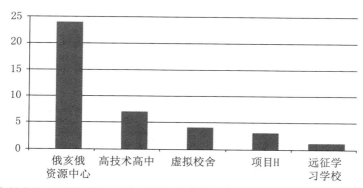

资料来源:笔者根据巴克教育研究所网站资料整理绘制。

图 2-11 职业教育机构开发的项目数量

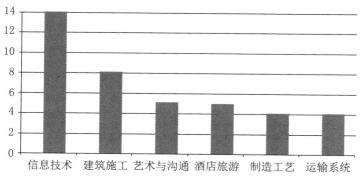

资料来源:笔者根据巴克教育研究所网站资料整理绘制。

图 2-12 项目在生涯与技术课程中分布情况一览

在生涯与技术教育的具体课程中,项目分布也有显著差别。如图 2-12 所示,使用最多的是信息技术类课程,共 17 个项目,占总数的 35％。其次是建筑施工,占总数的 20％。然后依次是酒店旅游、艺术与沟通、运输系统和制造工艺。从总体分布情况来看,除了信息技术比例较大外,其他几类数量上大体相当。从产业类别上看现代制造业、现代服务业、信息技术产业等基本全部覆盖,说明项目教学在各专业和课程中的普适性。

三、项目教学效果影响因素问卷分析

上述巴克教育研究所的项目教学案例显示,俄亥俄州开发的生涯与技术教育教学案例是全美最多的,占到超过 60%,因此,对俄亥俄州的职业学校师生进行问卷和访谈更具有典型意义。本研究选取俄亥俄州的职业教育教师进行问卷调查。该教师群体是俄亥俄州立大学教师培训班的 52 位学员,他们主要来自职业生涯园、综合高中、社区学院、在线学校、职业教育培训机构等,共同点是都从事生涯与技术教育,但并非全为专职,其中有 7 位教师还从事文化课的教学。问卷采取的是纸质形式,于课堂上现场填写完成。发放 52 份,收回 52 份,剔除 2 份无效问卷,获得有效问卷 50 份。汇总统计结果如表 2-22 所示。

表 2-22 样本构成分析一览表

问　题	选　项	频　数	百分比（%）
性　别	女	25	50.0
	男	25	50.0
学　历	高　中	6	12.0
	大　专	8	16.0
	本　科	18	36.0
	硕　士	16	32.0
	博　士	2	4.0
教　龄	小于等于 5 年	20	40.0
	5—10 年	15	30.0
	10—20 年	8	16.0
	20—30 年	6	12.0
	大于等于 30 年	1	2.0

（续表）

问　　题	选　　项	频　　数	百分比（％）
任教课程	文化课程	10	20.0
	专业课程	35	70.0
	CBI课程	5	10.0
合　　计		50	

资料来源：笔者根据问卷调查结果汇总。

（一）样本构成基本分析

共收集50份样本，显示男女比例各占一半。学历主要集中在本科和硕士，占到总数的68％，另有2位博士、8位大专生和6位高中生，共占总数的32％。这与美国职业教师从业资格有一定关系，其对学历的要求并不是非常高，但对技能要求和职业资格要求相对较高。来自企业的技术工人，尽管只有高中学历，但如果获得了职业教育教师资格证书，一样可以从事教学工作。从教龄上看，主要集中在10年内，40％的样本教龄在5年内，还有30％教龄介于5至10年。年限越久的人数占比越少，这与美国职业的流动性较强有一定关系，一方面，有的教师工作一段年限后会转行做其他工作；另一方面，企业的人员上了一定年纪后，出于工作的稳定性和退休后养老保障等需求，放弃企业的高工资到职业学校任教，这可能是导致被访者中教龄较长者占比较低的原因。从样本教授课程上看，70％教授专业课程。美国的职业教育课程分类与中国略有不同，除了文化课、专业课以外还有CBI课程①。值得一提的是CBI课程培训在俄州是职业教育CBI教师获得执业资格证书的必修课程，体现了教育界对弱势学

---

① 基于职业的干预课程（Career Based Intervention）为12—21岁的由于学习上或经济上的困难导致学业受阻的学生提供学校本位和工作本位的学习，提高他们的学业水平，使之能顺利从高中毕业，获得就业技能，制订职业生涯规划，也为学生进入中学后教育和职业生涯发展做准备。

生的格外关照。

从任教年级上看,鉴于很多教师同时任教多个年级,此题为多项选择题。按频数进行统计如表 2-23 所示,任教高年级的教师占比较高,11、12 年级分别为 82％和 78％,9、10 年级分别为 22％和 34％。因为样本中专业课教师占比较高,文化课教师占比较低,后者因文化课性质关系,多集中在低年级,可能是导致如此比例的原因,总的来说,任教年级分布是相对均衡的。

表 2-23 样本任教年级分布一览

选 项	频 数	百分比(％)
9 年级	11	22.0
10 年级	17	34.0
11 年级	41	82.0
12 年级	39	78.0

资料来源:笔者根据问卷调查结果汇总。

(二) 样本基本特征与态度情况分析

接下来利用频数分析样本的基本背景特征情况,包括参加实践经历等。除此之外,本部分还对样本对项目教学效果的态度、样本进行项目教学的频数进行分析,并且研究其在项目教学过程中遇到的困难情况,以及对于项目教学的优势和劣势认知情况等。

如表 2-24 所示,86％的样本在从事教学之前有过企业工作经历,实际上企业人员是美国职业教育教师的两大主要来源之一。样本中当前仍有 32％还在企业兼职或者定期下企业实践。整体上看,样本对于项目教学效果持较为肯定的态度,88％对项目教学持正面态度。样本中92％尝试使用过项目教学。对单个样本的阅卷追踪发现,没有尝试项目教学的 4 位教师中 2 位是 CBI 课程教师,1 位是酒店管理专业课程教师,还有 1 位是理发专业课程教师,没有 1 位是文化课教师,也就说

表 2-24　样本基本特征与态度分析

问　　题	选项	频数	百分比（%）
您在从事教学工作之前有没有企业工作经历	是	43	86.0
	否	7	14.0
您教学的同时仍然在企业兼职或定期下企业实践吗	是	16	32.0
	否	34	68.0
您对项目教学效果的态度是	正面的	44	88.0
	中立的	6	12.0
您曾尝试使用过项目教学吗	是	46	92.0
	否	4	8.0
合计		50	100.0

资料来源:笔者根据问卷调查结果汇总。

明所有被调查的文化课教师全都使用过项目教学。4 位中有 3 位在从教前有企业工作经历,2 位仍在企业兼职,并且均只有 5 年以内的教龄,或许对此方法了解还不够。4 位中 3 位持积极的态度,1 位中立。他们对没有进行项目教学的主要理由陈述如下,方括号内为作者总结。

我教的是理发,可能不太适合用这种方法。[专业不适合]

我这是第一年教 CBI 课程,以后肯定会用的。[课程不适合]

我还需要更多地了解这个方法。[缺乏了解]

对我的学生来说实施项目教学相当困难,因为他们的文化知识水平不在同一层次,甚至有些学生的阅读还达不到 Grade Level①水平,如果要做项目,他们每个人都需要一对一指导。[学生因素]

从 4 位教师给出的理由可以看出主要有 3 个方面:一是教师本人

① Grade Level 是美国的一种阅读分级体系。美国的阅读分级体系主要有四大类:年级水平(Grade Level)、学术指导阅读水平(Scholastic Guided Reading Level)、莱克赛尔框架阅读(The Lexile Framework for Reading)、发展性阅读评估(Developmental Reading Assessment)。其中,第一种是最粗略的划分方法,将学生的阅读水平按幼儿园到小学 6 年级进行划分。

对此方法不太了解,所以谈不上使用了;二是教师认为其课程不适合此方法,但此种判断具有较强的主观性,难以判断课程本身是否确实不适合项目教学;三是学生已有水平不足以开展项目教学,反映出项目教学对学生已有水平如阅读、时间管理、团队合作等均有一定的要求。总之,样本对项目教学的接受、认可和使用情况还是比较乐观的。与国内的问卷结果产生鲜明对比的是国内文化课教师普遍认为项目教学不适合文化课,而美国样本中所有文化课程教师均尝试使用过项目教学,这可能与教师对项目教学的理解和认识不同有关系。

从样本进行项目教学的频率上看,如表 2-25 所示,没有 100% 进行项目教学的,频数约 3/4、约 1/2、约 1/4 的各占 26.1%,少于 1/4 的占 21.7%,可见教师们使用教学方法时还是相当理性的,能根据实际需要进行选择,而不是一窝蜂地一拥而上,针对所有学生、课程及内容都选择同一种教学方法显然不科学,因此,没有一个样本是全部使用的,其他频数也比较均衡,能比较客观地反应项目教学在职业教育中的应用情况。

表 2-25　样本进行项目教学的频数分析

选　项	频　数	百分比(%)
100%	0	0.0
大约 3/4	12	26.1
大约 1/2	12	26.1
大约 1/4	12	26.1
少于 1/4	10	21.7

资料来源:笔者根据问卷调查结果汇总。

如表 2-26 所示,对于项目教学中遇到的困难,指导学生为项目做好准备、评价学生的表现、设计项目、指导学生实施项目这 4 项的选择比例均高于 40%,说明其是项目教学过程中遇到的主要困难。其中,指导学生为项目做好准备占比最高。在访谈中教师也谈到,让学生顺利启动项目是比较困难的,学生往往会无从下手,教师要编好脚本手册和记录单等,并做示范来引导学生,这与访谈结果是相吻合的。其次是评价学生表现,因为项目教学的学习评价不像传统教学可用笔试形式决定等级,而是涉及项目过程中的各个细节,不仅是定量评价,还需要更多定性评价,这就对教师设计和进行有效评价的能力提出更高的要求。排在第三位的是设计项目,如何设计一个既符合课程标准要求,涵盖要点,又能使学生感兴趣,并且安全、成本低、可实施的项目,也让教师很费脑筋。有不到一半的样本认为,指导学生实施项目的困难在于项目教学是一种归纳式教学,学生通过自主探索发现,或与他人合作共同学习获得知识与技能,其过程中有诸多不可控因素,不同的学生会出现不同的问题,可能会遇到困难无法推进,也可能步骤全对但结果不理想,等等。其与演绎式教学,如讲授类相比,难度要大得多。

表 2-26 样本在项目教学过程中遇到的困难频数分析

选　　　　项	频　　数	百分比(%)
指导学生为项目做好准备	24	52.2
评价学生的表现	23	50.0
设计项目	22	47.8
指导学生实施项目	20	43.5
将理论知识有机融入项目实施的过程	11	23.9
评价每位学生的贡献度	7	15.2
让每位学生都充分参与	7	15.2
其他	3	6.5

资料来源:笔者根据问卷调查结果汇总。

教师可能会有偏见认为,做项目会忽视理论教学,将理论知识有机融入项目实施过程比较困难,因为理论何时切入,又如何切入,需要精心设计。但实际调查结果显示,近80%的样本不认为其构成问题。此外,认为"让每位学生都充分参与比较困难"的样本数仅占约15%,实际上项目教学与传统的讲授法相比,学生的参与度反而要高出很多。在评价每位学生的贡献度方面,有约 15％的样本认为比较困难,看来在项目教学实施的过程中教师主观上对此项困难感受不深,而专注于评价学生整体表现。

对单个问卷追踪显示,有 3 位教师填写了其他困难如下,方括号内为作者总结。

完成项目的时间不够,我的学生课外只做了少量工作,课上却只有 40 分钟。[时间不够,学生主动性欠缺]

总的来说,让学生聚焦项目、将项目顺利做起来比较困难,因为有的学生是 IEP① 学生。[对学困生难以开展项目教学]

让所有学生都参与到项目中较困难。如果我有 20 个学生而我的实训室里只有 4 辆汽车,那就会是 5 个学生在同一辆汽车上操作。这就很难保证每位学生都为完成项目做出了自己的贡献。[场地设备条件的影响]

第一位教师反映的是时间不够用,以及学生自主学习能力的问题,从访谈情况看,这两者也正是项目教学实施过程中比较突出的问题。第二位教师强调的仍然是学生的学习能力,即 IEP 学生或自主学习能力欠缺的学生并不适合采用项目教学。第三位教师关注的是学生数和工位不匹配的问题,项目教学需要师生比更均衡一些,否则教师难以同时指导太多学生,也给课堂管理增加了难度。

项目教学作为以学生为中心的教学法之一,在很多方面具有优势,诸如能培养学生的自主学习和团队协作能力,使学生有效地将理论融入实践等。如表 2-27 所示,在项目教学的优势上,学生的自主学习能力

---

① IEP(Individualized Education Program)指的是美国针对特殊教育儿童制订的"个别化教育计划"。1975 年,美国国会通过《所有残疾儿童教育法》(Education of All Candicapped Children Act),首次提出 IEP。其是由学校的特殊教育团队与家长共同投入开发的书面计划,计划中明确学生的学习目标以及达成这些目标的方法。

得到更好发展、学生在技能上更熟练、学生更容易将理论应用到实践、学生的合作能力等更好发展这 4 项的选择比例均大于等于 50%，最受认可的是学生的自主学习能力得到更好的发展，近 80% 的样本同意此项。有 4 个样本还表述了其他优势，如学生充分参与、激发了学生的学习兴趣、项目完成后的成就感与自豪感。

表 2-27　样本认为项目教学的优势频数分析

选　　　　项	频　数	百分比(%)
学生的自主学习能力得到更好发展	36	78.3
学生在技能上更熟练	30	65.2
学生更容易将理论应用到实践	25	54.3
学生的合作能力等更好发展	23	50.0
学生做事更具条理性	17	37.0
其他	4	8.7

资料来源：笔者根据问卷调查结果汇总。

表 2-28　样本认为项目教学的局限性频数分析

选　　　　项	频　数	百分比(%)
比较耗费时间	30	65.2
难以判定每个学生对项目成果的贡献度	28	60.9
此方法不适用于所有课程和所有学习内容	21	45.7
学生掌握的理论知识会少些	7	15.2
其他	4	8.7
学生的受益程度两极分化，好的更好，差的更差	3	6.5

资料来源：笔者根据问卷调查结果汇总。

任何一种方法都不是万能的，总有一定的局限性。如表 2-28 所示，项目教学的主要局限性是比较耗费时间，在教学完成后的总结过程中难以判定每个学生对项目成果的贡献度，这两项的选择比例均高于

60％,同时还有 45.7％的样本认为项目教学并不适用于所有课程和内容,这与前面调查显示的使用频率是相呼应的,正因为不是所有内容都适合项目教学,所以没一个样本选择 100％地进行项目教学。只有15.2％的样本认为采用项目教学会有损学生掌握理论知识,说明大部分样本认为项目教学与学生的理论学习并不存在重大矛盾。4 个样本表述了其他局限性如下,方括号内为作者总结。

> 对 IEP 学生来说做项目比较困难,因为他们需要更多额外的指导。[学生学习能力]
>
> 在有限的教学时间里完成指定的教学内容。[教学时间]
>
> 学生的数学水平欠缺导致他们难以顺利地完成项目。[知识基础]
>
> 我认为项目教学一学期用一次就够了,其实高中美容专业的学生是有很多实践课的。还有个问题是,我们有些经济困难的学生回到家中就没法上网了。[客观条件限制]

主要问题还是学生的学业基础水平欠缺或经济上困难。也许正是因为学生基础薄弱,自主学习能力不足,所以需要更多指导,花费的时间也就更多,形成循环,从而导致项目教学实施有困难。

(三) 卡方分析

从教前从事专业工作与样本对项目教学效果的态度两变量之间的卡方交叉分析(非方差、T 检验)检验结果如表 2-29 所示,p 值为0.841,$p > 0.05$,说明之前是否从事过相关专业工作与样本对项目教学效果的态度不相关,或者说没有影响。

同样,样本参加企业兼职或定期下企业实践与项目教学效果态度的卡方交叉分析(非方差、T 检验)结果如表 2-30 所示,p 值为 0.941,$p > 0.05$,说明参不参加企业实践与样本对项目教学效果的态度之间也没有相关性。

表 2-29　样本从教之前从事专业工作与对项目教学效果态度的差异性分析

| 问　　题 | 选项 | 从教之前您从事相关专业工作吗 | | 合计 | X^2 | p |
		是	否			
您对项目教学效果的态度是	正面的	38	6	44		
	中立的	5	1	6	0.040	0.841
	合计	43	7	50		

资料来源：笔者根据问卷调查结果统计分析。

表 2-30　样本在企业兼职实践与对项目教学效果态度的差异性分析

| 问　　题 | 选项 | 您教学的同时仍然在企业兼职或定期下企业实践吗 | | 合计 | X^2 | p |
		是	否			
您对项目教学效果的态度是	正面的	14	30	44		
	中立的	2	4	6	0.006	0.941
	合计	16	34	50		

资料来源：笔者根据问卷调查结果统计分析。

表 2-31　样本是否进行过项目教学与对项目教学效果态度的差异性分析

| 问　　题 | 选项 | 您曾尝试使用过项目教学吗 | | 合计 | X^2 | p |
		是	否			
您对项目教学效果的态度是	正面的	41	3	44		
	中立的	5	1	6	0.696	0.404
	合计	46	4	50		

资料来源：笔者根据问卷调查结果统计分析。

样本是否进行过项目教学与其对项目教学效果的态度如表 2-31 所

示,经过卡方交叉分析(非方差、T 检验)检验得出 p 值为 0.404,$p >$ 0.05 说明两变量之间没有相关性,也就是说尝试或未尝试过项目教学并不影响样本对项目教学效果的态度。

(四)信度分析

本研究使用内部一致性信度进行分析,采用 Cronbach's α 系数值测量研究信度水平。一般情况下,如果 Cronbach's α 系数值高于 0.8,说明信度水平很好;如果该系数值介于 0.7 至 0.8,说明信度水平可以接受;如果系数值介于 0.6 至 0.7,信度水平也可以被接受;如果系数值小于 0.6,则说明信度水平较差,此时需要修正测量量表问项。最终测量结果如表 2-32。

表 2-32　问卷信度分析

变量名称	题项个数	Cronbach's α
教师的态度	3	0.757
教师的能力	3	0.732
教学策略应用	3	0.718
学生因素	7	0.811
信息技术应用	1	

资料来源:笔者根据问卷调查结果统计分析。

如表 2-32 所示,本次共有 5 个研究变量,分别是教师的态度、教师的能力、教学策略应用、学生因素、信息技术应用。其中,信息技术应用仅由一项表示,无法测量信度系数。其余 4 个变量的信度系数值均高于 0.7,说明本次研究涉及的变量信度较高,样本数据基本准确可靠。

(五)效度分析

本研究首先经探索性因子分析得到 KMO 值。一般来讲,KMO 值大于 0.8 说明结构效度良好;KMO 值介于 0.6 至 0.8,说明结构效度较好;KMO 值小于 0.5,说明结构效度较差。另外,Bartlett 检验也可以说明是否具有结构效度。除此之外,本研究还结合方差解释率、因子载荷系数等指标进行分析。方差解释率代表公因子(研究变量)对于测量概念(量表)的解释程度,因子载荷系数代表题项与公因子(研究变量)之间的相关关系情况。分析结果见表 2-33。

表 2-33 问卷内容效度分析

变 量	题项个数	KMO 值	卡方值	自由度 df	Sig
教师的态度	3	0.536	59.207	3	0.000
教师的能力	3	0.659	31.111	3	0.000
教学策略应用	3	0.551	33.357	3	0.000
学生因素	7	0.766	99.549	21	0.000
信息技术应用	1				

资料来源:笔者根据问卷调查结果统计分析。

如表 2-34 所示,本次共有 5 个研究变量,分别是教师的态度、教师的能力、教学策略应用、学生因素、信息技术应用。其中,信息技术应用仅由一项表示,无法测量 KMO 值,其余变量在使用因子分析进行效度检验时,KMO 值均高于 0.5,并且全部通过巴特球形检验(p 值 = 0.000)。此外,各个题项的因子载荷系数值均高于 0.6,说明题项可以有效表达研究变量概念信息,而且方差解释率值均接近或者高于 50%,说明本次研究涉及变量效度在可接受范围内,各题项可以有效表达对应变量概念信息,即说明样本数据有效,可用于后续分析使用。

表 2-34 因子载荷系数与方差解释率分析

因 子	项 目	因子载荷系数	特征根值	方差解释率(%)
教师的态度	正确理解	0.872	2.110	70.323
	接受认可	0.943		
	内驱动力	0.678		

（续表）

因　　子	项　　目	因子载荷系数	特征根值	方差解释率（％）
教师的能力	沟通协调能力	0.864	1.988	66.252
	自我反思能力	0.763		
	非学术交流能力	0.812		
教学策略应用	项目设计能力	0.788	1.923	64.100
	指导能力	0.697		
	评价能力	0.903		
学生因素	积极态度	0.704	3.343	47.764
	获取信息的能力	0.711		
	自信心	0.652		
	元认知水平	0.637		
	毅力恒心	0.695		
	沟通能力	0.779		
	合作能力	0.650		

资料来源：笔者根据问卷调查结果统计分析。

（六）项目教学效果影响因素描述分析

本部分针对影响项目教学效果的 4 个维度的影响因素（教学策略应用、教师的能力、学生因素、信息技术）以及教师的态度进行分析，通过计算 4 个维度的影响因素的平均值得分形式获得结果如表 2-35 所示。因为有 4 个样本没有进行过项目教学，其略过了第 11—31 题，直接跳转到最后一题，所以参加影响因素分析的统计样本数为 46 个。

对于教师的态度这一项，样本整体上表现出非常认可的态度，平均得分 4.51 分；对于教学策略应用、教师的能力这两项，样本也非常认可，平均得分高于 4.3 分。整体来说，样本对于教师因素非常认可。对于学生因素，样本也持相当高的认可态度，平均得分高于 4.2 分。相对而言，样本对于信息技术应用的认可度稍低，平均得分 4.02 分。

表 2-35　项目教学效果影响因素分析

变量名称	项　　目	最小值	最大值	平均值	标准差
教师因素		3.33	5.00	4.45	0.46
教师的态度		3.67	5.00	4.51	0.47
	正确理解	3.00	5.00	4.52	0.55
	接受认可	4.00	5.00	4.54	0.50
	内驱动力	3.00	5.00	4.46	0.66
教师的能力		3.33	5.00	4.41	0.55
	沟通协调能力	3.00	5.00	4.50	0.59
	自我反思能力	2.00	5.00	4.30	0.76
	非学术交流能力	3.00	5.00	4.41	0.69
教学策略应用		2.67	5.00	4.43	0.59
	项目设计策略	2.00	5.00	4.46	0.78
	项目指导策略	3.00	5.00	4.52	0.59
	项目评价策略	2.00	5.00	4.30	0.81
学生因素		3.71	5.00	4.44	0.41
	积极态度	3.00	5.00	4.52	0.59
	获取信息的能力	3.00	5.00	4.46	0.55
	自信心	2.00	5.00	4.26	0.74
	元认知水平	3.00	5.00	4.52	0.59
	毅力恒心	3.00	5.00	4.39	0.61
	沟通能力	3.00	5.00	4.41	0.54
	合作能力	3.00	5.00	4.54	0.59
信息技术应用		2.00	5.00	4.02	0.86

资料来源:笔者根据问卷调查结果统计分析。

四、项目教学教师访谈资料摘要与分析

在问卷分析的基础上,本研究邀请了 4 位俄亥俄州的职业教育教师进行深度访谈。访谈提纲见附录 3。

1. **访谈的目的**：验证和完善本研究的理论假设。

2. **访谈的类型**：结构性访谈。由访谈者事先确定问题的顺序和提问方式，对所有访谈对象按照同样的顺序提出相同的问题。

3. **访谈的主题**：项目教学效果的影响因素。

4. **访谈内容设计**：主要设计了描述性问题，如被访谈教师是什么时候以及什么原因第一次采用项目教学；经验性问题，如被访谈教师通常采用的项目教学步骤、认为对项目教学效果产生影响的因素、对项目教学的建议；感受性问题，如被访谈教师对项目教学的兴趣态度和自我期望、令被访谈教师感到得意和沮丧的事情，以从不同角度探究项目教学效果的影响因素。

5. **访谈对象的基本情况**：来源、所任教的课程、性别、从教年限见表 2-36。教师中 3 位来自职业生源园，1 位来自连接学校，其专业与课程涉及科学、数学、烹饪和农业。从教年限最短的是 3 年，最长的19 年。

表 2-36　项目教学被访谈教师基本信息

学　　校	专业/课程	性别	从教年限
沃伦县职业生涯园	科学	男	13
连接学校	数学	女	19
诺克斯县职业生涯园	烹饪	男	15
托尔斯职业生涯园	农业	男	3（另曾兼职 5 年）

将访谈录音转录成文字并进行文本资料的汇集摘要与分析，结果见表 2-37。通过摘要描述可以更加清楚地把握关键信息，理清脉络。相比问卷，访谈可获得更多信息和细节，从中提取具有共性的内容并比较无共性的内容，以验证、补充和完善研究的理论假设。

表 2-37 教师访谈资料汇集摘要与分析

访谈问题	教师 JG	教师 KB	教师 SL	教师 ML
对项目教学的态度与自我期望	是最有效的教学方法,是最令人振奋的,是优秀教师的自然选择。我跟其他教师有些不一样	能有效地培养学生交流沟通等方面的能力	很适用于生涯与技术教育的课程教学	除了让学生学习指定的内容外,还能培养学生自我控制、鼓励、组织能力和良好的时间管理能力
第一次尝试项目教学的时间和情况	刚入职时在项目教学的书上发现了一些方法,于是开始使用	发现教的学生特别出色,时间太宽裕,需要补充更具挑战性的内容;发现学生的交流能力与他们的高智商不相称,能准确地回答问题,但不能按步骤去做事情	开始职业生涯就自然而然地选择了在烹饪课上使用此方法	在特许中学教科学课的时候,让学生研究一个问题,写一份研究报告并在班上展示

项目教学步骤

第一步	基于课程标准选择项目,注重项目的关联性和真实性	选择与社区生活相关的主题	选择最为经典的技术技能内容来设计项目	确立项目目标;选择项目,文化课做与主题相关的小项目,生涯与技术课程做大项目,学生可以自由选择项目
第二步	确定项目目标	将教学目标融入项目	考虑学生的水平,让项目的难度在学生能接受的范围内	开发项目指南
第三步	准备资料,包括文字资料、器材等	学生选择确定项目方案	使教学内容成为真实世界的工作内容,激发学生兴趣	展示过去曾经做过的项目(正在做的有道路砖铺设项目、温室项目、知更鸟跟踪项目①)

① 知更鸟因拥有多彩的羽毛和婉转的歌声而倍受鸟类爱好者的喜爱,但其数目在20世纪初急剧下降,于是20世纪30年代人们开始了知更鸟跟踪计划(A National Bluebird Trail),他们竖起了超过6 000个知更鸟箱,通过安置巢箱来帮助知更鸟数量的恢复。

（续表）

访谈问题	教师 JG	教师 KB	教师 SL	教师 ML
第四步	做示范,引导学生做	分解项目步骤	创造条件引导学生探索	课上安排一点时间让学生做项目,发现问题
第五步	巡回、帮助、协调、答疑	实施项目,成品赠送给特殊教育教师和全纳学校	允许学生犯错误并指导学生从错误中学习	根据进度安排表检查子项目进度,指导学生合理利用时间,做有意义的事情,从而顺利完成项目。相比之下,项目教学的评价更耗费时间
影响效果的因素	内容的关联性、成果的真实性(列举龙卷风模拟器、染发模型);教师是否搭好脚手架;项目难度是否适中	项目是否有意义,是否与真实生活相联系;教师是否对项目教学感兴趣	足够的资金、充裕的时间、恰当的指导、丰富的资源。后者包括来自教师、企业、社区、网络等资源	要有充足的时间;学生遇到困难容易放弃或试图逃避
最令人满意的事	学生主动发问,求助于教师	原来因学习成绩差而缺乏自信心的学生通过项目学习获得了自信	学生在市、州技能大赛中脱颖而出,有的还能参加国家级比赛;比赛也是以项目的形式进行的	学生充满自信地展示项目成果;学生因为做了有意义的项目而感到快乐,并且也达成了课程标准的要求
最令人沮丧的事	约20%的学生不喜欢做项目,喜欢记笔记、被告知,不喜欢探索发现;学生容易被挫败而放弃	教育政策制度不能充分激励教师;教师被安排做一些非教学的事务	个别学生缺乏学习动力,很难让他们主动学习	学生不能科学地安排和利用时间;少数学生偷懒、找借口,不能按时完成项目
建议	仔细研读课程标准,制订好年度教学计划,项目学习频率3—4次/年;建立项目目录供教师选用,教师不断完善充实此目录	让学生多做项目可以更多地了解真实世界,教师要给学生好的项目脚本	教师能认真地对待项目教学,不断补充、完善和更新项目	教师不要害怕尝试;不要担心自己高估了学生的能力;教师要不断修改完善项目

（续表）

访谈问题	教师 JG	教师 KB	教师 SL	教师 ML
其他发现	总体上男生比女生更喜欢做项目；逻辑性强的学生更偏向传统的方法，如记笔记、背诵、考试	无	无	当学生在他们所学的东西上有发言权时，我认为大多数人会积极工作和学习；设法让所有的学生都参与其中是具有一定的挑战性的

资料来源：笔者根据访谈资料整理汇总。

如表 2-37 所示，4 位被访教师都对项目教学持积极正面的态度，用"最有效、最令人振奋，优秀教师自然的选择，适用且能培养学生的能力，学生需要学习更具挑战性的内容时教师选择项目教学"等来表述他们对项目教学的态度。教师 JG 的一段话充分反映了他对教学的自我期望，正是这样的期望引发了他对项目教学的兴趣，赋予他连续 13 年一直从事项目教学的持续动力。访谈中获得的信息与文献梳理结果高度一致，说明教师的自我期望和对项目教学的认可态度是影响项目教学效果的重要变量。以下是部分教师访谈原文，方括号内为作者总结。

我之所以采用项目教学，是因为我跟其他老师有点不一样，我做的远不止是站在教室里，像你知道的老师们通常所做的那样，这里是笔记，这里是实践的东西，这里是考试（手比画着）。当然那样做的老师也有很高效的，但我不喜欢那样。我希望我的学生能被充分调动起来，我想要我的课堂激情洋溢、妙趣横生，就好像你坐在这儿看电视里有明星出演的频道一样，学生学习的过程是非常有趣的。[教师的自我期望]

有好多学生中午吃饭时来做项目，而这些不是课程里的内容，只是他们感兴趣而已。他们喜欢做出一些东西，我给你看他们的作品（找出一堆学生的作品，有龙卷风模拟器、染发模型）。大概有

10个学生天天中午来做项目。[教师利用休息时间指导学生完成课程以外的项目]

从项目设计的角度看,影响项目教学效果的主要因素有项目与实际生活和工作的关联性、项目的真实性程度、项目的意义、项目的难度是否适中、项目教学的频率等。

从项目指导的角度看,开发项目指南、分解项目步骤、展示曾经的项目成品、搭建脚手架,以及教师进行示范、提供项目脚本、巡回、帮助、协调、答疑、允许学生从错误中学习、指导学生合理安排和利用时间、对学生进行评价等都是影响项目教学效果的策略因素。

> 如果学生向老师求助就非常令人激动,学生会说:"请您解释一下这个现象。""为什么会是这样?""我怎么才可以做得更好?"他们会主动要求我教他们,我很喜欢这种感觉。[教师及时指导]
>
> 有些学生会立刻开始做项目,但有些学生需要老师给个示范,需要老师做出来,让他看看是怎么做的。[教师示范]
>
> 我要不断地鼓励,帮助他们分析问题。分解步骤,有时候确实能起作用,他们会明白,原来我应该这样做。但有时也不会有效果。我所做的就是不断给他们"打气"。[教师对学生引导、评价、激励]

从学习者的角度看,主要的影响因素有学习主动性、学习能力、毅力、认知风格、认知水平、性别等。

当然还有一些其他的因素,如资金、时间、资源等,也会影响项目教学的效果。

五、项目教学学生访谈资料汇集摘要与分析

在访谈教师的基础上,本研究还对沃伦县职业生涯园的三位学生进行了访谈。

1. 访谈的目的:验证和完善本研究的理论假设。

2. **访谈的类型**:非结构性访谈。访谈者针对既定的主题,在一个开

放的情境下进行访谈,根据被访者的实际回答情况适时发问,问题和措辞不受事先安排的限制。因为采取的是小组访谈形式,所以对每位被访者的发问内容是一样的,利于整理汇总。

3. 访谈的主题:学生对项目学习的主观感受和遇到的困难。

4. 访谈内容设计:主要设计了描述性问题,希望从学生对项目的主观感受和困难描述中寻找项目教学效果的影响因素。

表 2-38　学生访谈资料汇集摘要汇总表

	学生 A	学生 B	学生 C
对项目教学的态度	非常喜欢,棒极了	很有趣。反正我喜欢做项目,比起其他任何形式的学习方式,更加喜欢做项目	很享受做项目的过程
受益是什么	动手做使学习更容易而且学到更多	感到很自豪	喜欢做项目
独立还是合作	与其他人一起	一起合作	与他人合作
做项目能否学到同样多的理论知识	能	当然	是的
感受是什么	做成功了很高兴,有时搞砸了很沮丧	很有挑战性,非常有趣	一旦成功,表明我做成了一件事,很兴奋
男生会不会比女生更擅长做项目	没有	因人而异	跟性别无关
除了科学课,其他课做项目吗	信息技术课上一直做项目的	还有地理、自然、各文化课程	很多课程教师都让我们做项目
做项目令你自豪的例子是	我做的是研究反恐的项目,在班上做展示让我很自豪		
做项目令你头疼的是	做研究得找到可信的资料,不同于一般的项目	研究性项目好难	

（续表）

	学生 A	学生 B	学生 C
如何获取做项目所需的资料	找政府网站等,寻找可靠的信息,都是自己找的网站。信息查找越多会发现越容易找到		
做项目有没有感觉自己的沟通能力得到发展		是的,的确	
遇到困难求助教师还是同学	尝试解决不了,求助教师	通常自己设法解决	
尝试几次后问教师			取决于什么样的项目和遇到什么样的问题
你的同学做项目时遇到问题怎样解决	取决于各人,要看是怎样的项目,怎样的团队等		
做项目前教师会介绍理论知识吗	会的		
喜欢教师指定项目还是自己选择项目	过去觉得教师指定容易些,但现在喜欢自己选择,总是指定会厌倦		

资料来源:笔者根据访谈资料整理汇总。

仔细研读学生访谈记录,可以发现学生的兴趣和态度影响了项目教学效果。学生对项目教学的兴趣是浓厚的,做项目能充分调动他们的积极性。学生能通过做项目获得自豪感和成就感,认为动手做事情的时候更加容易学习。做项目有利于培养学生的资料搜集能力、自主学习能力等。学生 A 这样描述自己做的项目。

　　去年我在 ROTC[①],是反恐方面的,我们做的也是反恐的研

---

① Reserve Officers' Training Corps,指的是(美国)预备役军官训练营。

究。我选择的题目是"不再有恐怖分子",是个有趣的项目,我查找资料,然后在班上做了汇报,让我感到很兴奋、很自豪。

不同的学生遇到困难时处理方式不一样,有的会求助教师,有的愿意求助同学,还有的想自己解决。有的学生遇到困难容易放弃,有的会反复尝试解决以获得成就感,反复试验无果再求助他人。学生之间的合作和遇到困难时教师的指导能提高项目教学效果。

项目的难度要适中,才能使学生顺利开展项目并有所收获,既要有挑战性又不能超越学生的最近发展区。所有项目中研究性项目难度最大,因此在做研究性项目时教师要对项目难度进行更加细致的斟酌。

项目类型选择也是影响项目教学效果的变量之一,比起教师指定的项目,学生更喜欢自己选择和设计的项目,认为更具挑战性。初期选择教师指定的项目更容易上手,渐渐过渡到自己设计项目才更有成感。教师要根据实际情况,基于课程标准设定大的项目框架,给学生自主选择的余地,一方面激发学习兴趣,另一方面也培养学生的分析、判断和决策能力,这些能力对学生而言可能比项目学习本身更加有意义。

六、分析结果小结

研究发现,项目教学在美国被广泛应用于各个层次和类型的教育,从学前教育到高等教育,从学术教育到职业教育,从全日制教育到继续教育,从传统的学校教育到远程教育等均有采用项目教学。从课程的分布上看,有文化基础课程、STEM 课程、生源与技术课程等。从项目的提供者上看,既有学校教师,也有社区、教育行政部门、企业单位等。项目开发主体多样化,项目来源广泛,项目教学从低年级开始,这些可能都是影响美国项目教学效果的因素。

从问卷结果看,美国样本对于项目教学效果持较为积极的态度,近90%的被访者对项目教学持正面态度,样本中 92%使用过项目教学。样本中所有文化课教师都使用过项目教学。这与国内的样本差别较大。因为美国学生从幼儿园和小学就开始做项目,所以到了职业教育文化课上做项目已不生疏,师生都比较认可和适应这样的教学方法。

研究发现从事教学工作前是否从事过相关专业工作、从教后是否参加企业实践、是否使用过项目教学都与样本对项目教学效果的态度没有相关性。因为教师自己从小也接受并认可项目教学的教育,并非到教师阶段尝试后才会知道,所以是否使用过项目教学,并不影响其态度,样本普遍对项目教学持积极的态度。

样本在项目教学中遇到的困难主要表现在指导学生为项目做好准备、评价学生的表现、设计项目、指导学生实施项目、教学时间不够、学生自主学习能力欠缺(尤其是 IEP 学生不适合采用项目教学习)、学生与工位数比例不均衡导致教师指导困难。

样本对教学策略应用、教师的能力素养、学生因素和信息技术对项目教学效果的影响持高度认可的态度。被访谈教师认可的影响因素总体上与本研究前期梳理情况一致,但内容更为丰富。具体影响因素包括教师的认可态度、教师对项目教学的理解、教师的自我期望,以及学生的学习态度、能力、认知风格、毅力等。教学策略方面的因素占比重最大,涉及设计指导和评价。

从学生访谈中可梳理出的影响因素有学生兴趣和态度、项目类型和难易程度、学生间的合作以及教师指导几个方面。

本 章 小 结

本章根据第一章文献梳理获得的理论假设,依据学生元认知水平、信息技术应用、教学策略应用、教师的能力素养 4 个维度编制问卷,对国内的职业学校教师进行调查问卷,对问卷结果进行分析获取了影响因素。对项目教学的发源地美国进行实地调研,以验证和补充国内问卷调查的结果。对美国项目教学的资源因素和课程因素进行分析，以便在更大的背景下更准确地理解和把握美国职业教育项目教学效果的影响因素。对美国巴克教育研究所的项目教学案例来源、课程和类型进行分析，发现俄亥俄州的生源与技术课程案例最为丰富，于是对俄州的职业教育教师进行问卷，在教师问卷的基础上对来自俄州职业生涯园等职业教育师生进行了访谈，以获得更加具体详实的资料来支撑研究假设。借助 SPSS 23.0 和 Nvivo 11 对定量数据和质性资料进行了系统分析，梳理出项目教学效果的影响因素，归类整理如所表 2-39 所示。

表 2-39　项目教学效果的影响因素

影响因素	具　体　内　容	
教师的能力素养	教师对项目教学的认可态度 教师自我期望 教师对项目教学的理解 教师组织协调的能力 教师自我反省的能力 教师与学生进行非学术沟通的能力	
教学策略应用	项目设计策略	开发项目指南 提供项目脚本 项目的关联性 项目的真实性 项目难易程度 项目教学的频率
	项目指导策略	分解项目步骤 展示曾经的项目成品 教师做示范 搭建脚手架 巡回 帮助 协调 答疑 指导学生合理安排和利用时间

影响因素	具 体 内 容	
教学策略 应用	项目评价策略	允许学生从错误中学习 对学生进行评价的激励
学　　生	学习态度 学习动机 学习兴趣 自主学习能力	
	认知风格	视觉型、听觉型、触觉型 场独立还是场依赖 归纳还是演绎 逻辑思维能力强弱
	毅力（遇到困难的态度） 沟通能力 团队合作能力	
	元认知水平	对学习时间的安排（元认知计划） 对项目进度的把握（元认知监督） 对学法的灵活选择（元认知调节） 对自己学习的评价（元认知评价）
信息技术	信息资源 信息技术手段	
其　　他	班级规模 场地设备条件 激励机制 教学时间 课程资源 课程专业	

资料来源：笔者根据问卷和访谈分析结果整理汇总。

第三章 项目教学效果影响因素实验设计

本章对第二章获得的影响因素进行分析和归类,列出对项目教学效果产生影响的变量中哪些是前置变量(自变量),哪些是调节变量(次要自变量)并观测哪些是结果变量(因变量)。在充分分析梳理的基础上结合文献综述的结果筛选出 4 个主要的自变量(学生的元认知水平、信息技术应用、教学策略应用和教师的能力素养)进行实验设计,目的是探索其对因变量(项目教学效果)的影响关系。为了确保研究的客观性、成果的可比性、实验的可重复性,对实验进行操作定义构造,严格界定实验的内容、方法、资源、时间、测试要求和实验变量的处理。阐述对实验干扰变量的控制手段。根据实验所要操作的变量和实验目的选择实验类型,拟订实验计划与实验处理方案。最后对数据采集的方法、工具以及实验结果分析方法进行设计。

第一节 实验变量分析与设计

教育实验的主要目的就是要研究自变量与因变量的影响关系,回答因变量的变化是否由自变量影响而导致,以及自变量与因变量影响关系的方向与程度。因此必须对自变量进行操纵干预,对调节变量进行引导和利用,对可能的干扰变量进行严格控制,方能确保对因变量的准确观察、测量与统计分析。本节对项目教学效果产生影响的诸多变量进行归类,根据前期提出的理论假设选取进行实验处理的变量,并对各变量拟要进行操纵、干预、控制和观测的具体内容进行明确界定,为第二节构造操作定义奠定变量分析与设计的基础。

一、变量关系分析

厘清变量之间的关系,明确变量类别及其在实验中所起的作用,才能准确地归因,科学地解释实验结果,避免误将调节变量的作用归于自变量,影响实验结果的客观性和可推广性。因此变量关系分析对于实验的设计十分关键。

对各变量进行归类和关系分析如表 3-1 所示,可分为自变量、调节变量、因变量三类,关于干扰变量后续会单独讨论。这三类变量之间的关系为:自变量(学生、信息技术、教学策略、教师的能力素养)对因变量(学习效果的反应层、学习层、行为层、结果层)产生直接的影响作用;在这过程中,调节变量会通过影响自变量的作用过程而间接地影响因变量。

从第二章的分析可见,对项目教学效果产生影响的自变量有很多,但仔细分析会发现,部分自变量是对因变量产生直接影响,而另一部分则是在自变量对因变量的作用过程中起到调节作用,并非直接作用于因变量,所以被称作调节变量或次要自变量。本实验中教学策略对实验的效果会受到项目难易程度和项目教学频率的影响。调节变量在实验中无需控制,但要有效地利用。因此在本实验中,将通过平衡的方法对调节变量进行引导,尽量使之在实验组和对照组产生同等作用。

此外,实验过程中还会有些因素对实验结果产生干扰,即通常所说的无关变量,又称作干扰变量,对这些变量必须进行有效的控制,才能确保实验结果的可解释度和可归因度,即实验的内在效度。内在效度

表 3-1 变量因果关系清单

前置或起始变量 （自变量）		调节变量 （次要自变量）	结果变量（因变量）	
学生	元认知水平 认知风格 自主学习能力 自信心 学习动机 学习态度 学习兴趣 性别 毅力 沟通能力 团队合作能力	项目关联性 项目真实性 项目意义 项目难易程度 项目类型 项目学习频率 班级规模 场地设备条件 激励机制 课程资源 课程专业	反应层	学生对项目学习态度 学生对项目学习主观感受 学生参与项目积极性 学生对项目学习频次期望
			学习层	学生学习成绩
信息技术	信息技术应用		行为层	学生自主学习能力 学生信息处理能力 学生自我管理能力 学生问题解决能力 学生沟通能力 学生的学习评价能力
教学策略	项目设计策略 项目指导策略 项目评价策略		结果层	小组合作学习频率 小组合作学习效率 小组合作沟通顺畅度 小组团队凝聚力 班级学习氛围
教师的 能力素养	对项目教学的认可态度 对自我的期望 对项目教学的理解 自我反省的能力 统筹协调能力 与学生非学术沟通的能力			

资料来源：作者根据问卷和访谈结果整理。

的高低取决于控制程度。[①]本章第三节将对本实验的干扰变量控制进行详细阐述。

---

① 杨宏章.教育实验研究[M].杭州:浙江教育出版社,1998:67.

二、实验变量筛选

第二章的因素分析梳理了对项目教学效果产生影响的变量，然而有些变量无法通过实验进行控制，不具有可操作性，而且并非所有自变量都能在本研究中完全穷尽，因此有必要根据研究假设对想控制和能控制的自变量进行筛选。本研究仅针对文献综述中梳理出的 4 个维度变量进行实验。下面对本实验的自变量、调节变量、干扰变量和因变量进行分类、梳理和界定。

（一）自变量

对自变量进行归纳分别得出学生元认知水平、信息技术应用、教学策略应用和教师的能力素养这 4 者的复合变量。其中，每个复合变量下有若干具体因素。为了更好划清各变量之间的界限，避免交叉重叠，在此对各自变量逐一进行内涵界定。

1. 学生元认知水平

学生作为项目学习的主体，包含了相当多对项目教学效果产生影响的因素。然而对学生的自信心、认知风格、毅力等因素进行测试和干预在一定程度上不可行。学生的"元认知"被称作关于认知的认知，在学习过程中起到相当重要的作用，近年来越发受到研究者的关注。元认知（meta-cognition）的概念最早由约翰·弗拉维尔（John Flavell）提出，源于对"记忆和记忆"的研究，指对认知现象的知识与认知能力，即对自己的认知状态和过程的知觉和调节能力。元认知水平分为两个部分，即元认知知识与元认知体验，又可概括为"个体对自己认知状态和过程的意识和调节"。①学界对元认知的维度有多种划分方法。布朗

---

① Alice J. Corkill. Individual Differences in Metacognition[J]. Learning and Individual Differences, Vol.8, No.4, 1996:275—279 //Flavell J H. Cognitive Development(2nd ed.). Englewood Cliffs, New Jersey: Prentice Hall, 1985:2.

(Brown)将其划分为认知的知识和认知的调节,其中后者又包括计划、监测和评价。国内学者董奇、陈英等认为,元认知由元认知知识、元认知体验和元认知监控组成。① 为了对学生的元认知水平进行定量描述,康中和以中国大学生为对象研制了《大学生元认知水平量表》,在总结前人研究成果的基础上,将元认知结构划分为 4 个维度:元认知计划、元认知监控、元认知调节、元认知评价。②

长期以来,国内外学者围绕学生的元认知水平与学习效果之间的关系展开各种研究。斯万森(Swanson)通过实验证明了"元认知与代表认知能力和水平的一般能力倾向的相互独立性,元认知可以弥补一般能力倾向的不足,作为与其相独立的因素起作用"。③ 斯万森的研究显示,高元认知-高能力倾向、高元认知-低能力倾向、低元认知-高能力倾向、低元认知-低能力倾向各组被试中,高元认知组的学习成绩总是优于低元认知组,说明学生的元认知水平高低对学习效果呈正相关关系。因此研究者尝试采用各种方法对学生进行元认知水平干预,以期提升学习效果。为了测量的便利和可操作性,本研究按山西大学康中和编制的"大学生元认知水平问卷"的分类方法,拟对学生的元认知水平因素进行实验研究,以探究其对项目教学效果的影响作用。

2. 信息技术应用

随着信息技术的迅猛发展,其对教育教学的促进作用也日益受到研究者的关注,国外大量文献研究表明学习平台、应用软件、在线互动、环境感知技术、在线评价等在项目教学中产生良好的效果,体现了信息技术对个体认知的促进作用。分布式认知理论(Distributed Cognition)为我们提供了理解学习者之间及学习者与认知对象、认知工具、其他资源进

---

① 张雅明.元认知发展与教学:学习中的自我监控与调节[M].合肥:安徽教育出版社,2012:2—4.

② 康中和.大学生元认知水平量表初建[D].太原:山西大学,2005:39—40.

③ 张雅明.元认知发展与教学:学习中的自我监控与调节[M].合肥:安徽教育出版社,2012:8.

行交互的框架。如果说基于建构主义的学习观强调个体对知识的建构，基于分布式认知理论的学习观则强调媒介、其他个体和社会文化在个体知识建构过程中的作用。①可见，认知活动既要有个体认知参与，也需要多个个体与媒介的交互作用，其还存在于个体与认知工具的交互过程中，甚至存在于认知情境及社会、文化环境中。②乔纳森（Jonassen）等认为，信息技术作为学习工具主要表现为六大工具作用：效能工具、信息获取工具、认知工具、情境工具、交流工具和评价工具。③

　　基于分布式认知理论，在本研究中实验教师尽力为实验组被试创设信息化的认知环境，充分发挥信息技术的认知工具媒介的作用。在项目呈现、资源获取、项目实施、项目评价阶段分别采取相应的信息技术手段，起到乔纳森所阐述的六大工具作用，以促进项目教学效果的提升。教师在项目呈现阶段采用视频、图片等手段以促进被试对项目目标的理解。通过展示临床护理的视频创设问题情境，引入项目。在资源获取上，教师提供相关的资源学习网站供被试搜索，在实验组的班级QQ群推送微课资源、操作视频、课件等。教师和校外临床专家与被试之间通过QQ群、微信群和邮件进行实时交流，及时解答被试关于项目学习的问题。在项目的评价阶段，被试在平台上上传项目作品并制作PPT向全班汇报项目学习成果。

　　3. 教学策略应用

　　策略（strategy）一词起源于希腊语的"stratēgia"，本意是"指挥官的领导艺术"，指在不确定条件下达到一个或多个目标的高层次计划。④古

---

　　①　张伟，陈琳，丁彦.移动学习时代的学习观：基于分布式认知论的视点[J].中国电化教育，2010，4：27—31.

　　②　周小勇，魏葆霖.信息技术促进语言学习——分布式认知理论角度的审视[J].外语界，2010，139（4）：58.

　　③　D. Jonassen, K. Peck, B. Wilson, Learning with Technology: A Constructivist Perspective[M]. New Jersey: Prentice Hall, 1999:7—11.

　　④　Strategy-Wikipedia [EB/OL]. [2017-09-24]. https://en.wikipedia.org/wiki/Strategy.

汉语将其阐述为"术谋之人,以思谟为度,故能成策略之奇"。可见策略的本质特征是对手段和方法的谋略与思考。宏观意义上的策略顾名思义即指计策和方略,高于具体的方法。例如在战场上以攻为守,以退为进。在这样的策略指导下,可以选择多种方法来实现目标。微观意义上的策略就是针对具体内容与对象灵活地运用各种方法。

从教学角度来看,宏观的教学策略是指为达成教学目标而采取的计策和方略,涵盖了教学方法、手段、资源等一系列内容。微观的教学策略则是围绕教学目标,针对具体教学情境、教学内容和教学对象,对教学方法科学选择,灵活运用。《教育大辞典》对教学策略的定义是"建立在一定的理论基础之上,为实现某种教学目标而制订的教学实施总体方案。包括合理选择和组织各种方法、材料,确定师生行为程度等内容"。[1]从信息处理角度划分,有基于奥苏伯尔意义学习理论的先行组织者策略,基于布鲁纳认知结构论的概念形成策略,基于皮亚杰的认知发展论策略;从行为技术角度划分,有随机管理策略、自我管理策略、行为练习策略。

美国学者埃金等认为,"教学策略"就是根据教学任务的特点选择合适的教学方法。[2]教学策略不是固定不变的,必须因地制宜,因人而异。由于具体的教学情境是复杂的,计划实施过程中行动的变化和方法的灵活选择是必然的。[3]

本研究中的教学策略指的是微观意义上的策略,即针对项目教学情境、内容和对象,科学灵活地选择相应的项目教学方法。从维度上可分为项目设计策略、项目指导策略、项目评价策略三方面。如第一、二章所列举的项目设计策略涵盖了激发学习期望、开发项目指南、提供项

---

①　顾明远.教育大辞典[M].上海:上海教育出版社,1998:712—713.

②　[美]保罗·D.埃金,等.课堂教学策略[M].王维诚,等,译.北京:教育科学出版社,1990:1.

③　李晓文,王莹.教学策略[M].北京:高等教育出版社,2011:5—6.

目脚本,涉及项目的关联性、项目的真实性、项目难易程度、项目教学频率等。项目指导策略包括分解项目步骤、展示曾经的项目成品、教师做示范、搭建脚手架、巡回、帮助、协调、答疑、指导学生合理安排和利用时间、合作互动、回顾反思、建立认知结构、发展分布式专长等。项目评价策略包括允许学生从错误中学习、对学生进行评价的激励等。

4. 教师能力素养

谈到教师的能力素养因素,需与教学策略应用的变量做区分。两者看似相互交叉,因为教师的能力中可能会包含教学策略的因素,而教学策略也是通过教师的能力去实现的,然而已有研究表明同样的策略由不同的教师去使用会产生不同的效果,由此可见能力与策略的相互独立性。两者最大的区别体现在其表现形式上,策略相对而言是一个静态的概念,或者是中立的状态,是外在于教师个体而独立存在的。策略与资源一样,可以供不同的教师个体选择应用,策略的应用是一个有与无的二分变量。而教师能力依附于教师个体,具有鲜明的个体差异性,是优与劣的延续变量。因此本研究结合前期的文献分析为这两个变量分别设计实验进行研究。

目前对教师能力素养的研究颇多,但并未达成共识,对教师能力界定的角度和方法各不相同。王宪平认为,教师能力包括教学选择能力、教学整合能力、教学沟通能力、教学评价能力和教学创新能力。[①]孟育群界定了5个方面的能力,即认识能力、设计能力、传播能力、组织能力和交往能力。[②]宁虹建构了教师能力标准理论模型,认为"教"的理论、"教"的意识、"教"的行为三者关系代表教师能力构成的基本机制,"教"的理论引起"教"的意识,"教"的意识引起"教"的行为,教的意识由意向、理解、信念和反思构成,教师的愿望期待、情感追求以及灵敏清晰明白的

---

① 王宪平.课程改革视野下教师教学能力发展研究[D].上海:华东师范大学,2006:64.
② 孟育群,宋学文.现代教师论[M].哈尔滨:黑龙江教育出版社,1991:120—149.

觉察都影响着教的行为。[①]

　　本研究所述教师的能力素养是根据文献梳理后得出的、针对项目教学的 6 个方面的能力素养，并未将普遍意义上的教师能力素养一一涵盖。其主要包含教师对项目教学的认可、教师对项目教学的正确理解、教师自我发展的内驱动力、沟通协调的能力、自我反思的能力、与学生进行非学术沟通的能力 6 个方面。

　　（二）调节变量

　　从表 3-1 可以看出，对项目教学效果起到调节作用的变量有很多，但并非所有都会在本实验中涉及，例如课程和专业在本研究对象选择时已经确定；对教师的激励机制会通过教师的教学行为间接地影响到项目教学效果，但本实验中的教师来自同一学校、同一专业，激励机制的调节作用不会对两组实验结果产生差异性影响。有些变量虽有涉及但无法进行干预，例如本实验是一项准实验研究，在自然班进行教学实验，所以班级规模也是既定的。而有些变量是可以根据实验需要加以引导和利用的，从而使实验效果得到最大程度的体现，其包含项目的关联性、项目的真实性、项目的意义、项目的难易程度、项目的类型、项目教学的频率。本研究尽量从临床护理工作一线的工作任务中选取相关度高、高度仿真、具有典型意义的、难度适中的项目进行教学，使自变量对因变量的作用得以合理和充分体现。对于项目学习的频率，根据已有研究发现一学期 2 次左右是比较理想的频率，因此本研究中各组实验的项目学习频率控制在 2 次/学期。通过以上方法对调节变量进行设计，使其调节作用得到合理发挥。

　　（三）干扰变量

　　教育实验难以在标准的实验环境中进行，难免受到来自各方面因素的干扰。已有的研究发现教育的主要干扰变量包括以下 4 个方面。

---

① 　宁虹.教师能力标准理论模型[J].教育研究,2010,31(11):79.

首先是被试因素,被试群体样本同质是最基本的前提,包括起始的知识基础是否基本相当,学习能力是否等同,样本是否正态且齐性分布等,这些都决定了实验的可比性,从而影响实验结果的可靠性。再者是教师因素,教师业务水平、对项目教学的态度、对项目教学的理解与实施的能力都是影响实验结果的重要变量。然后是项目学习投入的时间与精力,即被试是否被给予合理的学习时间,时间既要充分又不宜过多。实验教师和被试是否投入适当的精力,投入过少或过多也会影响实验效果。最后是实验教师和被试对实验的情感问题,是否过于积极或过于怠慢,是否急于与对照组或实验组比较等也都会影响实验结果的观测。

(四) 因变量

作为本研究因变量的项目教学效果也包含了很多方面,通常对学习效果的界定会包括学生知识、技能、素养等方面的变化。但本研究根据柯氏评估模型和克努兹的学习维度理论将学习效果分为反应层、学习层、行为层和结果层进行评估,从而更全面地评价项目教学效果。反应层指学生对项目学习的主观感受、动机和态度方面的改变。学习层指狭义的学习效果,即学习成绩。行为层指向学习行为和学习能力的改变。结果层指项目教学对学习同伴组织的学习行为产生的影响。

表 3-2　实验变量列表

变量类别	变 量 内 容
自变量	学生的元认知水平、信息技术应用、教学策略应用、教师的能力素养
调节变量	项目的关联性、项目的真实性、项目的意义、项目的难易程度、项目的类型、项目教学的频率
干扰变量	被试因素、教师因素、时间和精力因素、情感因素
因变量	项目学习效果(反应层、学习层、行为层、结果层)

资料来源:作者根据文献梳理和问卷调查结果整理。

第二节 操作定义构造

操作定义是实验变量可控制的操作规范和可以观测的特征标识，是对实验行为进行概括的重要程序，即以准确的操作规范显示实验变量的作用，把实验目标转化为完备的、具体的乃至系统化的操作语言。[①]构造操作定义可以提高研究的客观性、成果的可比性、研究的可重复性。为提高本研究的信度和效度，拟从内容要求、方法要求、资源要求、时间要求、测试要求、实验变量处理 6 个方面构造本实验的操作定义。本研究中一共围绕 4 个变量进行 4 个实验，每个实验控制一个变量，实验的流程如图 3-1 所示。

一、内容要求

本研究中 8 个自然班的被试一共进行"洗胃""吸痰""鼻饲""冷热疗""生命体征的测量"5 个项目的 9 组实验，学习内容来源完全基于课程标准，根据课程标准结合临床护理实际设计相应的项目，确立项目学习目标和重点难点，设计项目驱动问题和项目任务书。在每一个项目实验中，实验组和对照组学习完全相同的项目，项目名称完全一致，学习目标完全一致，教师给予的驱动问题完全一致，各组被试在学习结束后除了要接受笔试后测，还要以小组为单位进行操作展示、项目汇报和健康宣传画报的展示。

二、方法要求

本实验中以学生自主学习和合作学习为主，教师引导为辅，教师对

---

① 杨宏章.教育实验研究[M].杭州:浙江教育出版社,1998:72—73.

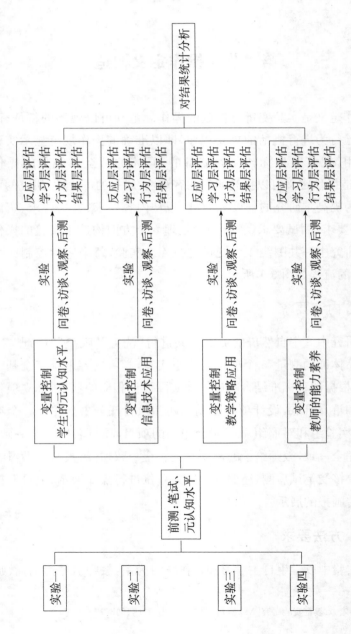

图 3-1 实验流程图

难点和共性问题可以结合讲授法、演示法进行教授。实验班和对照班统一采用项目教学,由实验教师集体备课,确保各组的教学步骤流程一致。教学按项目引入—项目计划—项目实施—项目评价展开。在项目引入阶段,教师对项目的意义进行介绍,展示项目目标,抛出项目驱动问题,引导分组讨论,对项目问题进行细化。进入第二阶段,在小组对项目驱动问题进行深入讨论的基础上拟订项目计划,组内根据项目计划进行角色和任务分工,然后根据分工独立或合作完成相关任务,进行探究性学习,练习操作,完成项目任务书和项目过程文件的记录。第三阶段通过角色扮演的形式模拟对患者进行护理操作,制作健康宣传画报,对项目展示进行反复演练,组员互相提出问题并给出反馈意见。最后在全班进行项目的展示与评价。

三、资源要求

为避免项目学习资源的差异影响实验结果,给实验班和对照班配备完全一致的学习资源,这包括课本一致,项目计划书、项目过程文件、实验场地设备、校外专家资源均一样等。但在信息技术应用实验中实验组被给予更丰富的信息资源和信息手段,对照组则隔离信息技术手段。其他三组实验中,实验组和对照组的资源完全一样。

四、时间要求

时间跨度方面,每个项目的实验时间除去前测和后测,实际的项目教学的课堂教学时间严格按课程标准规定的时间进行,除生命体征项目为 8 课时,其余项目均为 6 课时。实验组和对照组教学时数上保持一致。但是实验处理的先后方面考虑到组间可能出现的干扰,将实验组的教学时间安排在对照组之后进行。不得人为压缩或延长项目学习时间。每个项目加上前测和后测时间的总体跨度为两周。

时间间隔方面,前期的研究发现大多数被调研对象认为一学期进行 2 次左右的项目学习较为合适。在本研究中,每个组的被试先后至少要进行 3 个项目的实验,在每两个项目之间必须要安排至少一周左右的间隔时间,不能把两个项目紧接着进行。具体间隔时间还要根据实际教学计划,合理安排间隔时间。

五、测试要求

测试内容方面,本实验中的测试主要指笔试前测和后测,内容严格按课程标准和项目学习目标来确定,根据课标中对内容掌握的要求确定试题题型和题量。对照组和实验组采用同样的前测和后测试卷。前测内容与后测内容完全一致,但为了避免练习效应,题目顺序和选项顺序打乱。除了笔试外,测试内容还包括操作考核、小组汇报展示、健康宣传画报制作等,但由于这些内容是以小组形式合作完成,而且以定性评价为主,难以量化打分,所以在问卷访谈中由实验教师进行反馈,不进行前后测的定量比较。

测试方法要求方面,统一采取笔试的形式进行闭卷测试,试卷以百分制计分。

测试时间要求方面,前测安排在每个项目实验处理之前,给定学生预习时间,然后统一组织每个实验组和对照组同时进行测试;后测在每个项目实验后隔 2 天进行,主要考虑到实验组和对照组的教学时间有先后,并非完全同时进行。根据测试题量确定每个项目的测试时间,除生命体征测量项目内容较多,测试时间为 1 小时外,其余的项目前后测都在 45 分钟内完成。

六、实验变量处理

本研究一共对 4 个变量进行处理,如图 3-1 所示,每一个实验控制一个变量,在实验前对被试进行笔试前测和元认知水平前测,然后分组各控制一个变量进行实验处理,通过笔试、问卷、访谈和观察收集实验数据，最后进行统计分析。

实验一中，学生元认知水平实验组和对照组由前测元认知水平得分高的和低的分别组成，仍在自然班学习，两个班采取同样的项目、同样的时间，各班由实验教师执教，除被试本身的元认知水平不同，其他变量均完全一致，实验结束时对两个组的后测笔试和问卷访谈结果进行比较分析。

实验二中，给予信息技术应用实验组信息技术手段和资源，教师在项目的呈现阶段、计划与实施阶段、评价阶段充分给予信息化平台和信息资源辅助学生学习。对照组在教学过程中隔离信息技术手段，不让学生采用信息技术辅助项目的完成，教师采用传统的方法进行项目教学，实验后比较两组间的效果差异。

实验三即教学策略实验中，教师在实验组综合运用项目设计策略、项目指导策略和项目评价策略，而在对照组不采用项目教学策略，实验后比较两组间的效果差异。

实验四中，教师的能力素养组选取两个相对典型的教师进行实验，主要区别是两位教师在项目教学态度和能力方面有明显的个体差异，其他因素保持一致，进行项目实验后，比较两组间是否存在显著差异。

第三节　干扰变量控制

第二节的操作定义主要解释本实验要怎么做，本节则着重探讨不能怎么做，也就是要注意规避什么以及怎么规避，即对干扰变量进行控制。教育实验的设计中，变量控制相当关键，直接影响实验研究的成败。教育实验的精髓在于控制，没有控制就谈不上实验。教育实验因为受"因变量的多义性，自变量的交织，设置控制组的困难，能力倾向处理的交互作用,伦理性、社会因素的制约"以及来自实验时间推移的"履历效应",来自实验对象的疲劳与生理变化的"生成效应",来自重复测量次数的"测量效应",来自测量者和测量工具本身变化的"工具效应",以及具有最高、最低测量值的统计上的"回归效应",来自实验组、控制组挑选的"归组效应"及其他种种效应的制约,而难以达到自然科学实验所要求的精确严格的"操纵"与控制。①教育实验为了确保所观测结果的真实性,必须对变量进行有效控制,但同时又不能像自然科学实验那样进行完全的控制,因为实验结论的推广应用过程也不可能经过严格控制,因此教育实验是在相对自然的环境下进行的准实验或类实验。必须根据具体的实验目标和实验内容进行有效的控制,最大程度避免干扰变量对实验结果的影响,同时又要最大程度上保证在自然的教学环境中进行实验,在这两点之间要找到一个平衡点。为此,本实验着重对最关键的 4 个干扰变量进行了如下控制。

一、被试的控制

对实验被试的控制的理想方法无疑是随机抽样、均等分配,但教育实验要打乱正常教学秩序随机选择样本组成实验组与控制组,显然不具有可行性。因此本实验采用平衡法来选择实验被试,从高职护理的平等班级中选择原有知识基础水平相当的同类群体,从中随机指定实验组和对照组,这样可以使诸多无关变量同时作用于两组,互相抵消,减少其对实验结果的干扰。

本实验分别从 2014 级和 2015 级的高职护理班级中选择了 2 个班和 5 个班,共 7 个班级作为本实验的被试。被试的入学学业水平相当,入学后学校遵循平衡分班的原则,班与班之间差异基本可以忽略不计,经过 1—2 学年的学习,已有专业课程的知识基础基本相当,课程教学

---

① 杨宏章.教育实验研究[M].杭州:浙江教育出版社,1998:66.

进度一致，确保了被试的已有知识水平基本一致。

在元认知水平因素的实验中，在实验前对被试的元认知水平进行测试，筛选出得分最高和最低的各一组被试。两组元认知水平呈现显著差异。然后对学习成绩进行前测，两组结果呈正态分布，方差齐性，显示两组成绩无显著差异，确保了后测结果的可比性。在元认知的第一轮实验中，被试全都来自同一个自然班，从中遴选了元认知水平得分前 10 名和后 10 名进行实验。由于样本量较小，缺乏代表性，后扩大至 5 个平行班，各选择元认知水平得分前 8 名和后 8 名各组成 40 人一组进行对比，从更大的范围选取样本并扩大样本量，从而确保了被试的代表性。

二、实验教师的控制

本研究除了教师的能力素养实验外，其他三个因素的实验均由同一教师采取轮组实验的方法对实验班和对照班进行实验处理，从而消除教师的业务水平、个性因素、主观能动性差异对实验结果的干扰。由同一位教师对实验班与对照班实施不同的实验处理，可以将教师自身差异的因素同时作用于两个组，从而相互抵消，有效控制来自教师的各无关变量的干扰。

但在前实验中也发现了该种控制方法的弊端，教师本人会不自觉地把对实验班的处理带到对照班，从而干扰实验结果。所以在本研究中，要求实验教师在教学时间安排上进行特别处理，将对照班的教学安排在实验班之前，有效避免问题发生，同时避免两组被试之间的沟通与信息资源共享带来的干扰。

为确保教师之间对项目教学的实施步调统一，对实验教师进行了项目教学实施方法的辅导，展示了项目教学案例，发放美国巴克教育研究所的《项目学习教师指南》一书供其学习参考，印发"项目计划书"和"项目学习过程文件"供其了解项目教学的过程和要领。在前实验中，研究者给实验教师进行项目计划书的设计示范,引导其进行项目计划书的设计并由三位实验教师集体备课,共同设计正式实验用的项目计划书。通过项目计划书的设计为实验教师搭建了项目教学的脚手架,使从未尝试过项目教学的教师也能顺利进行项目实验,而且有效控制了班级之间的项目实施步骤差异。

在关于教师能力素养的实验中,为了凸显教师能力素养的差异,特别选择两位极具代表性的教师。其中一位是资深的护理专业课教师,有 10 年的临床工作经验和 20 多年的基础护理课程教学经验,目前是副教授,正努力晋升教授。其本人已经参与了多项课程改革项目并主持了相关课题研究。最重要的是该教师近两年一直在做一项以"翻转课堂"为主题的教学改革研究课题,在此过程中已多次尝试项目教学,积累了一定经验。另外,该教师在第一学期先行进行了一个班的学生元认知水平实验,为本项目研究先行积累了经验,利于与对照组教师进行对比。对于本实验来说,有这样的教师参与实验,相当有意义。该教师专业发展意向明确、动机充足、对项目教学充分认可、已有一定的项目教学经验。与之进行对比的是一位教龄刚满 3 年的初级职称教师,因为从医院调入学校工作,对职业生涯的发展还比较茫然,刚刚站稳讲台,尚无能力主持任何教学改革研究项目,对项目教学完全不了解,处于零起点。通过这样两位教师同时进行项目教学,可以充分观测教师的能力素养对项目教学效果的影响。

三、师生实验情感因素的控制

教育实验中不可避免的是师生情感倾向对实验产生的干扰,其代表为"霍桑效应"和"约翰亨利效应"。前者表现为师生意识到正在进行实验,产生好奇感、优越感而以积极态度大力投入,表现超乎平常。后者则表现为对照组得知将与实验组做比较,因不甘落后而欲与实验组一比高低。[①]为了避免这两种效应的干扰,本实验采取了"单盲法",即只告知实验教师实验的目的和方法、级别的划分等,而被试则不知道实验的目的、分组情况等信息,只知道在接受一个项目教学的实验,主要想看这个方法是否有效。这样便有效控制了上述两种效应的干扰。

元认知组的实验中,对平行的 5 个班组均进行了元认知水平的前测并按结果进行了分组。但是为了保护被试的自尊心,避免实验对被试带来伤害,同样采取了单盲法,仅研究者和实验教师了解分组情况,被试则全然不知。为了不引起被试的疑惑,对每个班级被试以外的学生同样采取实验处理,并收集数据,但在统计分析时仅取被试两组的数据。

四、实验时间和精力的控制

本研究的时间跨度为一个学年,其中第一个学期的前半进行了前实验。为了确保实验结果的可靠性,验证实验的可重复性,对每个因素进行了 2 到 3 个项目的实验。针对学生的元认知水平因素共进行了 3 个项目的实验,其他 3 个因素均进行了 2 个项目的实验。之所以选择 2 到 3 个项目,是因为考虑到师生的负担和项目学习频次的问题。在美国的师生访谈中发现,大多数被访者认同一学期内进行 2 次项目学习最合适。出于频次不宜过密的考虑,将元认知组的 3 个实验 1 个在第一学期进行,2 个在第二学期进行。实验中重点考虑了不能给实验师生过多压力导致影响实验结果。另一方面的控制是严格按既定的授课计划进度安排教学,不得额外投入教学时间,以便在规定的教学时间内完成项目教学,观测其效果。因为教学时间也是影响教学效果的重要变量之一,如果人为增加或缩短教学时间,势必会影响到对教学效果的观测。同一项目的教学时间跨度过大,过程中受无关变量

[①]　杨宏章.教育实验研究[M].杭州:浙江教育出版社,1998:77.

干扰的概率也会增加。而如果时间过于压缩,也会影响实验效果的真实性。

第四节　实验类型设计

教育实验可分为单组设计和多组设计,与时间序列的前后测设计及其组合构成多种实验设计类型。通常采用组间设计的方式,对两组或多组实验进行不同的实验处理,通过比较组间的差异来检验实验处理的结果。按控制程度和随机化程度,可分为以下 4 种类型:对比组后测设计、对比组前后测设计、控制组前后测设计、控制组后测设计。

本研究采取单因素准实验的研究方法,实验模式是随机组实验设计的前后测模式,通过对"实验组—对照组"前后测结果的比较,来反映实验处理是否对实验结果产生了明显的影响效应。本研究中的学生的元认知水平实验和教师的能力素养实验采取的实验模式如表 3-3 和表 3-4,两组被试的自变量分别是元认知水平和教师的能力素养,H 和 L 分别代表元认知水平高的组和低的组,O 和 Y 分别代表实验组和对照组。H_1、L_1、O_1、Y_1 分别代表各组的前测成绩,H_2、L_2、O_2、Y_2 分别代表各组经过实验处理的后测成绩。X 代表实验处理。两组均接受同样的实验处理,同样接受项目教学的教学,然后比较其前后测的成绩。

表 3-3　学生的元认知水平实验设计模式

	前测	实验处理	后测
元认知高组	H_1	X	H_2
元认知低组	Y_1	X	Y_2

表 3-4　教师的能力素养实验设计模式

	前测	实验处理	后测
实验组	O_1	X	O_2
对照组	Y_1	X	Y_2

信息技术应用和教学策略应用实验采取的实验模式如表 3-5 和表 3-6,两组被试的自变量分别是信息技术和教学策略,O 和 Y 分别代表实验组和对照组。O_1、Y_1 分别代表各组的前测成绩,O_2、Y_2 分别代表各组经过实验处理的后测成绩。X 代表实验处理。在这两个因素的实验中两组均采用项目教学进行教学,但两个实验组分别接受融入了信息技术应用和教学策略应用的项目教学处理,对照组只接受常规的项目教学,然后比较其前后测的成绩。

表 3-5　信息技术应用实验设计模式

	前测	实验处理	后测
实验组	O_1	X	O_2
对照组	Y_1		Y_2

表 3-6　教学策略应用实验设计模式

	前测	实验处理	后测
实验组	O_1	X	O_2
对照组	Y_1		Y_2

由于同一批被试重复接受两种以上或多种实验处理时,前面所做处理的影响通常不易完全消失,会导致几个实验处理之间出现干扰作用,从而影响实验的外部效度。[1]所以在本研究中,对学生的元认知水平、信息技术应用、教学策略应用、教师的能力素养 4 个变量分别

---

① 　秦初生,吕志革.小学教育研究方法[M].桂林:广西师范大学出版社,2014:185.

进行控制,每个实验只检测其中一个变量,如图 3-2 所示。其中,学生的元认知水平、信息技术应用和教学策略应用各由两个组进行实验,一个为实验组,另一个为对照组。而教师的能力素养实验则由教师能力素养实验组教师执教的组别与信息技术应用实验中的对照组进行比较,其两位教师也正是本实验选取的教师能力素养差异显著的两位教师。

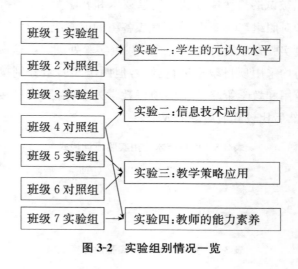

图 3-2 实验组别情况一览

第五节 实验计划安排

本节将按时间顺序对实验的计划安排进行说明。首先是实验教师的准备,包括心理准备、业务培训、实验要求明确等方面。然后是对实验被试进行分组,确定作为实验组和对照组的班级,以及分别进行哪些项目的实验。实验处理部分在第四到七章进行详细论述,最后明确实验数据收集的时间。

一、实验教师准备

在开始实验前对参加实验的 3 位教师进行项目教学实验的培训。首先告知教师实验的目的，拟订实验流程让其熟悉。对存在的问题或疑惑进行反复沟通，让教师有足够的心理准备。

为了让实验教师顺利开展项目教学，给每位实验教师发放巴克教育研究所的《项目学习教师指南：21 世纪的中学教学法（第 2 版）》并印发项目计划书和项目学习过程性文件，让实验教师熟悉项目教学的工具性文件。解释什么叫驱动问题，指导教师进行驱动问题的设计。研究者从实验教师处索取原有教案，进行仔细研读，从中提取出重点内容，结合教学案例进行项目教学模拟设计，撰写项目计划书，然后发给各位实验教师请其进行完善，以此教会实验教师如何进行项目计划书的设计。对各实验项目的驱动问题，由其中一位资深实验教师组织进行讨论。通过集体备课形式，完成项目教学设计。

根据实验内容对实验教师进行分工，学生的元认知水平实验由一位教师负责，在同一个班内按元认知水平高低分组进行项目教学实验。信息技术应用和教学策略应用分别由一位实验教师进行轮组实验。教师的能力素养实验由一位资深教师执教实验班，与信息技术应用对照组进行比较。将实验的单盲要求及学生的分组、前后测要求等一一与实验教师交代清楚。

二、实验被试分组

本次共研究 4 个自变量对因变量的影响关系，为了确保实验结果的可解释性和实验的可重复性，对每个因素重复进行 2 到 3 个不同项目的实验，反复验证实验的结果，详见表 3-7。各班均以自然班的形式参与实验，所以被试人数是自然班的人数，但由于个别被试某个项目的后测数据缺失，或同一个班的被试参加不同项目实验收集到的后测数据缺失，故未纳入实验统计。实验一中，项目一的被试为 50 人，分为元认知水平高低各一组，每组 25 人；项目二和项目三中，5 个被试班级分别选取了元认知水平最高和最低的各 8 名组成各 40 人一组的样本进行比较分析。其他 3 个因素的实验都以自然班为被试进行比较。

表 3-7　实验项目与被试分组

影响因素	实验项目	实验被试班级（人数）
实验一：学生的元认知水平	1. 洗胃	1410 班（50）
	2. 鼻饲	1502、1503、1507、1508、1512 每班 16 人（80）
	3. 生命体征测量	1502、1503、1508、1512 每班 16 人（80）
实验二：信息技术应用	1. 吸痰	1404 班（51）、1405 班（51）
	2. 鼻饲	1502 班（56）、1512 班（57）
实验三：教学策略应用	1. 冷热疗	1507 班（56）、1508 班（52）
	2. 鼻饲	1507 班（56）、1508 班（55）
实验四：教师的能力素养	1. 生命体征测量	1503 班（58）、1507 班（55）
	2. 鼻饲	1503 班（58）、1507 班（55）

注：由于各自然班内总有被试因故未能参加前测或后测，同一个班级人数本是恒定的，但参加不同项目的被试人数略有不同，所以表中部分同一班级在不同项目中的人数不完全一样。

实验的时间跨度为 2016—2017 学年的两个学期，在正式实验前选取了 2014 级的 4 个高职护理班级进行前实验，1401 班和 1410 班一组，1404 班和 1405 班一组，学习项目分别为"医嘱单处理"和"体温单绘制及病案整理"。前实验旨在发现实验设计和实验数据收集中存在的问题，进一步完善实验方案，因此实验数据没有纳入最后的统计分析。

前实验过程中发现的主要问题有以下几个。（1）变量控制欠佳。对照班的被试因为好奇而与实验班被试沟通，导致变量控制不佳，例如不同班级的被试之间会共享信息化资源，网站、视频等资料的传播相当普遍。（2）实验处理时间不当。时间先后安排有误，由于自然班的平行班级之间教学顺序有先后，出现了实验班先上，对照班后上的情况，包括任课教师本身也很难保证教学手段方法的完全隔离，会不自觉地应用到对照班，导致观测结果出现偏差。（3）教师过于积极。在研究教师的能力素养的实验比较中，一方面教师对前测的理解有偏差，另一方面教师对实验结果有期待心理，以致花费格外多的精力在实验上，班与班之间前测成绩出现显著差异，平均分相差 20 分之多，导致后测数据失去可比性。（4）实验数据收集形式单一。在前实验中仅收集了前测和后测的成绩，只能进行定量比较，没有质性资料支撑，导致对结果的解读出现困难。

在前实验的基础上，总结了存在的问题，对各干扰变量进行更为严格的控制，并就学生的元认知水平和信息技术应用分别进行了正式的实验，1410 班全班作为被试进行了学生的元认知水平的实验，1404、1405 两个班的被试进行了信息技术应用的实验。详见第五章和第六章。

三、实验处理

略，详见第四章至第七章。

四、数据收集

本研究的数据收集分为 4 个阶段。第一阶段是元认知水平前测数据的收集。在所有项目实验开始前首先对所有被试进行元认知水平问卷，获取元认知水平数据，以便进行被试的分组。第二阶段是在每一个项目实验处理前进行前测笔试成绩数据的收集。第三阶段是在每个项目实验处理后及时进行后测笔试并收集成绩数据。第四阶段是在所有实验项目全部完成以后对反应层、行为层、结果层的数据进行收集，主要形式为问卷和访谈，详细方法在本章第六节进行阐述。

第六节　变量数据采集方法

变量数据的采集是实验中极为重要的一环，关系到实验的成败。因此在实验开始前明确所有变量数据的采集方式尤为重要。本研究引入了柯氏四级评估模型①，其由美国威斯康星大学的唐纳德·L.柯克帕特里克博士开发，广泛应用于各类培训效果的评估。本研究中借鉴了该评估模型的 4 个评估维度，建构了项目教学效果的评估模型，数据采集主要根据评估模型的 4 个层级进行设计。

一、项目教学效果评估模型

对因变量数据的采集根据柯氏评估模型进行设计，见表 3-8。根据项目教学效果评估的需要，对柯氏评估模型进行了改良，在原有的反应层、学习层、行为层、结果层 4 个层级评估保持不变的基础上，对应项目学习的具体指标，将因变量进一步细化，建构了项目教学效果评估模型，见表 3-9。依据此模型对各变量再进行细化，作为编制项目学习效果问卷的依据。根据各变量细化后的具体类型选择合适的方式进行数据采集。

---

① ［美］柯克帕特里克.如何做好培训评估——柯氏四级评估法(第 3 版)［M］.林祝君，译.北京：电子工业出版社，2015：22—29.

表 3-8　柯氏四级评估模型

评估级别	主要内容	可询问的问题	评估方法
一级：反应层	观察学员反应	受训者喜欢培训课程吗 课程对受训者有益否 对培训讲师和设施有何意见 课堂反映是否积极主动	问卷、调查表、访谈
二级：学习层	检查学习结果	受训者在培训中学习到了什么 受训前后知识技能有多大程度的提高	评估调查表、笔试、案例
三级：行为层	衡量培训前后的行为表现	受训者在学习的基础上有没有行为改变 受训者工作中是否用到培训所学的知识	观察、绩效考核、测试
四级：结果层	衡量公司经营业绩的变化	行为的改变对组织的影响是不是积极的 组织是否因为培训而经营得更好	考察事故率、生产率、流动率、士气

表 3-9　项目教学效果评估模型

评估级别	主要内容	可询问的问题	评估方法
一级：反应层	观察、调查学生反应	是否喜欢项目教学 是否有助于掌握所学知识 是否有助于掌握学习方法 是否有利于发展职业能力 学生是否全程积极主动参与 学生建议的项目学习频次是多少	问卷、访谈
二级：学习层	检查学习结果	学生通过项目学习学到了什么	笔试、访谈
三级：行为层	调查学习前后的学习行为表现	学生有没有学习行为改变 自主学习能力得到提升吗 信息管理能力得到提升吗 自我管理能力得到提升吗 解决问题能力得到提升吗 沟通协调能力得到提升吗 学习评价能力得到提升吗	问卷、访谈 行为观测单

（续表）

评估级别	主要内容	可询问的问题	评估方法
四级：结果层	观察班级学习氛围变化	学生行为的改变对班级的影响是否积极 同学间合作学习频率更高吗 同学间合作学习的效率提高了吗 同学间沟通更加顺畅吗 团队的凝聚力得到增强吗 班级学习氛围更好吗	问卷、访谈

二、数据采集的方法

本研究的数据采集方式有实地观察、问卷、访谈、前测、后测等。为了更加清晰定义各变量数据的采集，将采集方式进行了列表，见表 3-10。

表 3-10　实验数据采集方式列表

变量类型	变量名称	变量内涵	采集方式
自变量	学生的元认知水平	元认知计划、元认知监督、元认知调节、元认知评价	问卷、访谈
因变量	学习效果	反应层(学生对项目学习的态度与受益情况)	问卷、访谈 笔试前后测
		学习层(学生的学习成绩)	
		行为层(学生的学习行为改变)	问卷、访谈
		结果层(项目教学对学习同伴团体产生的影响)	问卷、访谈

在实验开始前对所有被试进行元认知水平的问卷调查，在每个项目开始前在给定时间内让被试在自行预习的基础上进行前测笔试。实验后对后测数据，即反应层、学习层、行为层和结果层 4 个层面的因变量数据用不同方法分别采集。其中，学习层数据通过后测笔试获取；反应层、行为层和结果层的数据则通过问卷和访谈采集。统计分析问卷结果并比较笔试的前后测成绩，选择部分被试进行针对性访谈。在所

有项目实验结束后,对3位实验教师进行访谈,以更全面把握学生在反应层、行为层和结果层的效果。

1. 反应层评估:此项评估主要分析后测数据。在实验结束后向学生发放问卷,寻问其对项目教学的反应和感受。通过全面的问卷调查和个别访谈收集数据。

2. 学习层评估:通过前测和后测笔试采集数据,通过前后测成绩差异性分析检测学习的效果。

3. 行为层评估:通过问卷调查、日常观察、小组行为记录单统计和访谈收集学生行为改变的数据。在问卷的基础上结合访谈收集数据。

4. 结果层评估:通过问卷和访谈评估项目教学对学习同伴组织合作学习的频次、效率、氛围等方面的影响。

三、数据采集工具

本研究采用的问卷有元认知水平问卷、项目教学效果影响因素问卷、高职护生项目学习效果评估问卷。其中后两个问卷为自行编制,并进行了反复的信度与效度检验修正后正式发放。项目教学效果影响因素问卷有中英文两个版本,内容完全一致,分别在中国和美国针对职业院校教师进行发放。对师生的访谈提纲由研究者根据需要观察的内容设计,中英文两个版本内容基本一致,分别用于访谈本研究的被试与实验教师,以及美国俄亥俄州几所职业生源园和其他职业教育机构的师生。

(一)元认知水平问卷

在实验开始前笔者阅读了元认知研究的国内外文献,根据实验内容和对象选择贴近被试的问卷,采用山西大学康中和编制的《大学生元认知水平量表》对被试进行了元认知水平的问卷调查。该量表由24个题项组成,采用李克特五级记分制,即按"从不""很少""有时""经常""总是"依次记1到5分。总量表由元认知计划、元认知监控、元认知调节、元认知评价 4 个分量表构成，①具体检测值如下。该问卷的信度、效度均有较高的可靠性。问卷的 Cronbach's α 系数如表 3-11 所示，表明量表有较高的内部一致性信度。量表的内容效度检测值如表 3-12 所示，各因子之间的相关性均在 0.7 以上，表明量表有较高的结构效度。

表 3-11　元认知水平问卷信度检测

维度	元认知计划	元认知监控	元认知调节	元认知评价	总量表
α 系数	0.87	0.83	0.85	0.79	0.93

表 3-12　元认知水平问卷效度检测

因子	元认知计划	元认知监控	元认知调节	元认知评价
总分	0.86	0.84	0.85	0.79

（二）项目教学效果问卷

研究者编制了项目学习效果问卷，以便对被试的项目学习效果进行问卷调查。问卷共 19 个题项。其中，15 题为李克特五级量表题，按"非常不同意""不同意""一般""同意""非常同意"依次记 1 到 5 分。4 题为主观题，调查被试在实验过程中的收获与困难、需要寻求的帮助，以及希望采用本学习方法的频次。根据柯氏评估法，对培训或教学的效果按 4 个层面（反应层、学习层、行为层和结果层）进行评估。其中，学习层不宜采用问卷进行评估，因此采用前测和后测的形式进行评估。另外 3 个层面则采用问卷形式，构成 3 个维度，即被试对项目学习的反应（1—4 题）、项目学习后的行为改变（5—10 题），以及项目学习对组织产生的影响与效果（11—15 题）。

最初编制的试测问卷为 24 个题项，将问卷发放到非被试班级进行了试测。试测的班级在上一学期进行过项目教学的前实验，现选取一

---

① 康中和.大学生元认知水平量表初建[D].太原：山西大学，2005：14.

个自然班 55 人进行试测。应用 SPSS 23.0 对试测结果进行分析，剔除 Cronbach's α 系数值低于 0.6 的题项 3 项（"您对项目学习的总体感觉是喜欢的""您认为所学习的项目难度适中""您认为所学习的项目时间安排合理"），余 21 项有效项。在另一个班对 55 人进行试测，再次剔除 KMO 值小于 0.5 的题项 1 项（"您在本次项目学习过程中得到了来自同伴或校外专家的帮助"），载荷系数低于 0.4 的题项 1 项（"通过项目学习您对学习的信心更足了"）。同时对余下题项的文字表述进行了调整和完善，最后形成正式问卷共 19 个题项。选取另两个班级的 120 位学生扩大范围进行发放，回收有效问卷 119 份，分别对其进行信度和效度检测。

回收问卷后，首先对其内部一致性信度进行分析，通过 Cronbach's α 系数衡量研究变量在各个测量项上的一致性情况。最终测量结果如表 3-13 所示。问卷的总体信度系数值为 0.968，3 个变量的信度系数值均高于 0.7，最低的 0.887，最高的 0.952，见表 3-13，说明本次研究涉及变量信度水平良好，可靠性高。

表 3-13　问卷信度分析

变量名称	题项个数	Cronbach's α 值
反应层	4	0.887
行为层	6	0.952
结果层	5	0.915
总　体	15	0.968

为了检测问卷的内容和结构效度，首先进行探索性因子分析得到 KMO 值。一般来讲，KMO 值大于 0.8，说明结构效度良好；KMO 值介于 0.6 至 0.8，说明结构效度较好；KMO 值小于 0.5，说明结构效度较差。Bartlett 检验也可以说明结构效度。除此之外，本研究还结合方差

解释率、因子载荷系数等指标进行分析。方差解释率代表公因子(研究变量)对于测量概念(量表)的解释程度;因子载荷系数代表题项与公因子(研究变量)之间的相关关系情况,分析结果如表 3-14。本问卷涉及题项 15 个,变量共 3 个,分别是项目学习后学生在反应层、行为层和结果层的变化。变量在使用因子分析进行效度检验时,如表 3-14 所示,KMO 值均高于 0.6,并且全部通过巴特球形检验(P 值=0.000)。

表 3-14　问卷内容效度分析

变　量	题项个数	KMO 值	卡方值	自由度 df	Sig
反应层	4	0.815	291.645	6	0.000
行为层	6	0.908	712.487	15	0.000
结果层	5	0.868	460.709	10	0.000
总问卷	15	0.923	1 962.544	105	0.000

如表 3-15 所示,各个题项对应的因子载荷系数值均高于 0.6,最小为 0.700,最大为 0.879,说明题项可以有效表达研究变量概念信息,而且方差解释率值均接近或者高于 50%,综合说明本次研究涉及变量效度水平良好,各个题项可以有效表达对应变量概念信息,数据有效,可用于后续分析使用。在客观五级量表的基础上,本研究还增加了项目学习中的收获与困难的定类选择题 1 题和主观答题 2 题,详见附录。

表 3-15　因子载荷系数

题　　　项	公因子方差	
	初始	提取
通过项目学习,小组间合作学习频率和次数更多了	1.000	0.740
通过项目学习,小组间合作学习效率更高了	1.000	0.700
通过项目学习,小组成员间的沟通更顺畅了	1.000	0.837
通过项目学习,小组的团队凝聚力更强了	1.000	0.831

（续表）

题　　　项	公因子方差	
	初始	提取
项目学习过程中班级的学习气氛更浓了	1.000	0.797
您认为项目学习对您更好地掌握所学知识很有帮助	1.000	0.866
您认为项目学习法对您掌握正确的学习方法很有帮助	1.000	0.879
通过本次项目学习,您能够更好地完成本项目所对应的护理工作	1.000	0.873
您在本次项目学习过程中全程积极主动参与各项任务的完成	1.000	0.728
通过项目学习,您的自主学习能力得到了有效提升	1.000	0.735
通过项目学习,您的信息管理能力得到了有效提升	1.000	0.838
通过项目学习,您的自我管理能力得到了提升	1.000	0.862
通过项目学习,您的分析问题和解决问题能力得到了提升	1.000	0.740
通过项目学习,您能更有效地与教师、同伴、校外专家等进行沟通	1.000	0.806
通过项目学习,您能更加客观地对同伴的学习进行评价	1.000	0.844

（三）项目教学效果影响因素问卷(略,详见第二章)

（四）访谈提纲

本研究中编制了面向师生的半结构化访谈提纲各一份,尽量采取开放式的问答以启发被访谈者做出全面细致的回答,问题的设计考虑到易于发散和追问,以便于发现有价值的信息。教师访谈提纲主要涉及项目教学的经历、体验、收获、问题、建议等。针对学生的访谈提纲则主要关注学生对项目学习的态度、兴趣、收获、困难等。在正式访谈前对相关师生进行了预访谈并据此对提纲进行了修正和完善,然后再进行正式访谈。详见附录4和附录6。

（五）前后测试卷

本研究中5个实验项目的前测、后测试卷均由实验教师集体备课讨论,由长期从事基础护理教学的副教授领衔命题。根据具体内容选择题型和题量并决定各部分的权重比例,分值均为满分 100。前测与后测内容完全一致;为了避免练习效应,将试题的顺序和选项序号打乱。5 个项目的前后测试卷题型、题量、分值详见表 3-16。主观题的分值,题与题之间不是均等分配的,括号内为整项的分值,而非每小题。后面进行的项目在实验数据采集时,为了更细致地进行比较,既采集了总分,也分别采集了主观题和客观题的得分,按百分制折算后,主客观题各按总分的 50% 进行比较。前后测的试卷内容详见附录 11。

表 3-16 前后测试卷题型、题量、分值一览表

项 目	单选题题数(分值)	名词解释题题数(分值)	简答题题数(分值)	总分
吸 痰	20(50)	/	4(50)	100
洗 胃	33(99+1)	/	/	100
鼻 饲	27(62)	3(6)	4(32)	100
生命体征测量	50(50)	7(22)	5(28)	100
冷热疗	60(60)	/	10(40)	100

(六)项目过程文件

本研究采用了美国巴克教育研究所研发的两份项目学习过程性材料[①]以引导项目实验中教与学的过程。一份是教师使用的项目计划书,用该计划书替代教师教案并发给学生充当脚手架的功能,辅助学生项目的完成。计划书中需要教师明确描述项目的意图,即通过本项目,学生能够学习和掌握哪些符合课程标准的内容,学习哪些技能,以驱动问题的形式陈述项目的核心问题。描述每个项目作品的评价指标,提供范例。规划项目过程,确定学生已经学过哪些知识技能和需新学习的内容及教授时机并画出项目故事板,以图表形式明确项目教学过程。

---

① [美]巴克教育研究所.项目学习教师指南:21 世纪的中学教学法(第 2 版)[M].任伟,译.北京:教育科学出版社,2008:220—229.

详见每个实验后附的项目计划书。

另一份是学生使用的项目过程性文件,包括项目资源表格、学生计划简报、学生学习日志、学生合作学习简报、学生作品简报、项目进度报告、小组行为观察清单、小组贡献(自我评价)表、小组学习日志、鱼缸式讨论法说明、项目完成后的自我评价表。本研究过程中,被试填写的项目学习过程表格见附录10。

第七节　实验结果分析

本研究根据所采集到数据的性质和类型,选择了两款分析工具对数据进行分析。对定量数据,如前后测的成绩、问卷中的量化题,运用SPSS 23.0 进行统计分析。对质性资料,如问卷中的主观题项、访谈记录等则采用 Nvivo 11 质性资料分析软件进行分析。

一、定量数据分析

(一)前后测成绩分析

本研究对每组实验的前测与后测成绩数据进行收集,采用 SPSS 23.0 进行分析,得出实验结果。前测和后测为笔试,实验前对样本前测成绩进行独立样本 T 检验分析,确保两组被试处于同质水平,具有可比性。实验后对实验组和对照组的前后测成绩分别进行配对样本 T 检验,以分析实验前后各组被试的前后测差异。再对两组的后测成绩进行独立样本 T 检验,以分析两个组间是否存在显著差异。

(二)问卷数据分析

本研究中的项目教学效果影响因素问卷和高职护生项目学习效果的评估问卷主体部分均由李克特五级量表构成。问卷研制过程中应用SPSS 23.0 分析软件对问卷的信度和效度进行检验,问卷回收后对问卷中的定类数据和定量数据进行统计分析。主要采用独立样本 T 检验分析实验组与对照组之间的差异。对定类的题项采用交叉卡方检验法。对各变量之间的影响关系分别采用了相关性分析和回归分析。对多个组别之间对项目学习频次的态度、项目学习中的困难等的比较,采用了方差分析和交叉卡方检验。对各组被试之间的比较,在卡方检验基础上进行事后检验。

二、质性资料分析

为了更深入采集数据,两份问卷均设计了部分主观题,并在前后测和问卷数据分析的基础上,对师生进行全面问卷和深度访谈,获得质性的分析资料。采用 Nvivo 11 质性分析软件对问卷的主观题答卷及访谈资料进行节点编码、词频查询和可视化图谱绘制等文本分析,探究各变量产生影响的机制和条件。

本 章 小 结

实验设计是决定实验成败最关键的因素,教育准实验研究由于是在自然的教学环境中进行,受到干扰的概率要远远大于在严格的实验环境中进行的实验,变量的分析和控制显得格外重要。本研究在对项目教学实验的自变量、调节变量、干扰变量和因变量之间的相互作用关系进行深入分析的基础上,根据文献研究提出的理论假设,对自变量进行筛选,确定要操作的实验变量:学生的元认知水平、信息技术应用、教学策略应用、教师的能力素养。为确保变量之间不会相互交叉重叠,对各变量进行详细严格的内涵界定,并从实验的内容、方法、资源、时间、测试以及变量处理 6 个方面构造了本实验的操作定义,以确保研究结果的客观性、成果的可比性、研究的可重复性。

　　教育实验的精髓在于控制，没有控制就谈不上实验。本次实验中对教育实验最常见的 4 个干扰变量进行了严格控制。用平衡法进行被试的控制，确保实验组和对照组处于相当的起始水平。通过轮组实验法对实验教师进行控制，由同一教师对实验组和对照组轮流教学，从而抵消由教师因素带来的干扰。通过单盲法控制被试的实验情感因素，避免"霍桑效应"和"约翰亨利效应"。严格按课程标准要求的学时数安排教学，控制时间跨度、频率、间隔，防止师生负担过重产生疲倦感而影响实验结果。

　　根据研究目的和研究假设选择实验类型，采取单因素准实验的研究方法，设计了随机组前后测模式，通过对"实验组—对照组"前后测结果的比较，评估实验处理是否对实验结果产生了明显的效应。对实验教师进行实验前的培训和指导，对被试进行合理分组，即 8 个自然班组成 8 个实验组，每个实验被试仅接受一个自变量的实验处理。

　　对实验数据的收集的方式、工具、时间进行了系统设计。借助柯氏评估模型和克努兹的学习维度理论建构项目教学效果评估模型，主要收集的数据有学生的元认知水平问卷结果、项目学习前后测笔试成绩及项目教学反应层、行为层和结果层的问卷与访谈结果。对收集到的定量数据通过 SPSS 23.0 进行分析，质性资料则借助 Nvivo 11 进行节点编码、词频查询和节点编码图绘制等分析。

第四章　学生元认知水平对项目教学效果的影响

已有研究表明元认知水平高的学生由于元认知计划、元认知监控、元认知调节、元认知评价的能力偏高，对认知过程的自我觉察意识强，对认知的监控和调节更好，学习效果优于元认知水平偏低的学生。项目教学的显著特征是以学生的自主学习和合作学习为主，项目学习过程中学习活动的多样性、问题的不确定性和不可预测性导致认知活动的复杂程度和不可控程度增加。本章试图探究学生的元认知水平在项目学习过程中对认知活动起到的作用及对项目学习效果产生的影响，目的是确定学生元认知水平与项目学习效果之间的关系。

第一节　实　验　设　计

本研究主要目的是确定自变量"学生的元认知水平"与因变量"项目学习效果"之间有无相关性。针对元认知水平因素共设计 3 个项目的实验，面向 2 个年级和 6 个班级的被试进行反复实验，以验证实验假设，检验实验结果。3 个实验项目的实验假设、变量控制方法、教学实施过程、数据采集工具、分析工具等均一致，但是为了扩大样本量，增强样本代表性，后 2 个项目的实验被试数量和覆盖面比第一个大。

一、实验假设、对象及变量

（一）实验假设

（1）H_0：学生的元认知水平与项目学习效果之间呈正相关的关系，元认知水平越高项目学习效果越好。

（2）H_a：学生的元认知水平与项目学习效果之间不具相关性。

（二）实验对象

NTWS 职业学校高职护理 2014 级 1410 班和 2015 级 1502、1503、1507、1508、1512 班的学生为本实验的被试，根据元认知水平的高低进行分组，分为元认知高组和元认知低组。

（三）变量

（1）自变量：学生的元认知水平。

（2）因变量：学生的项目学习效果在反应层、学习层、行为层、结果层的体现。

二、实验时间

本组实验始于 2016 年 10 月，止于 2017 年 6 月，先后进行了洗胃、鼻饲和生命体征测量 3 个项目的教学实验，其中，生命体征的测量又包含了 3 个子项目，即体温的测量、脉搏与呼吸的测量、血压的测量，为了便于操作，减轻师生负担，只进行一次前测和后测。对 3 个项目的总体成绩进行统计分析和比较。

每个项目实验的教学时间跨度为两周，其中洗胃、鼻饲项目课堂教学时间各 6 课时，生命体征测量 8 课时。除课堂学习时间外，学生利用课余时间进行资料搜索和合作探究学习。加上实验前的问卷、前测以及实验后的后测等，每个项目从设计到完成约一个月的时间。

三、控制手段

为了确保实验的信度与效度,特别对实验的方法选择、被试分组、变量控制等进行了严密设计。

(一)被试选取与分组

NTWS 职业学校 2014 级和 2015 级高职护理专业学生作为本实验的被试。1410 班 50 人,1502 班 56 人,1503 班 59 人,1507 班 56 人,1508 班 56 人,1512 班 57 人,合计 284 人参与本实验,但实验数据统计仅限于根据元认知水平筛选出的被试,2014 级仅一个班(10 班)50 人,2015 级 5 个班 80 人。被试处于二年级和三年级,已经进入专业课程学习阶段,之前主要学习了文化课程和专业基础课程,经与班主任和任课教师沟通,得知被试尚未尝试过项目学习。被试的年龄为 17—19 岁,以女生为主,仅个别班级有 1—2 位男生,入学成绩基本处于同一水平,入校后平时、期中、期末平均成绩也基本持平,没有显著性差异,因此可视为同质的被试群体。

针对学生的元认知水平进行问卷调查,根据得分高低进行分组。洗胃实验中,将 1410 班的 50 名学生按元认知水平得分划分为前 25 名和后 25 名各一组。鼻饲和生命体征两个实验中,对 2015 级的 5 个自然班级学生的元认知水平得分进行排名,选取每班的前 8 名和后 8 名分别组成 40 人一组。所有被试均接受同样内容和方法的教学。实验结束后分别对这两组的项目学习效果进行比较。采取单盲法,以免被试在态度上过于消极或积极,影响最终的测量结果。班上其他学生也不了解分组的情况,与被试一起接受同样的项目教学实验,但测试结果不纳入最后的统计与分析。

(二)变量控制

本实验是单因素实验,研究的是一个自变量与一个因变量之间的关系。因变量是项目学习效果,包括笔试的成绩、操作的成绩和被试在反应层、行为层和结果层的评估结果。自变量是被试的元认知水平,通过问卷分析筛选元认知水平得分最高和最低的被试,比较其实验结果的差异性。为了确保所观测到的实验结果的准确性,对干扰变量进行了有效的控制,除了第四章实验总体设计中的 4 个主要干扰变量的控制外,还针对本实验可能的干扰变量进行了控制。在鼻饲和生命体征测量的实验里,通过 5 个自然班各选 8 名元认知水平高的和低的被试,有效控制了每个自然班内的 16 名被试的干扰变量,因为在同一个班内学习,教师、学习时间和资源相同,涉及的无关变量均可相互抵消。5 个自然班学习内容、项目任务书也相同。换言之,在本实验中除了两组被试的元认知水平不同,每个自然班内其他条件全部保持一致,即无关因子保持恒定不变。

第二节 实 验 过 程

一、实验项目简介

(一) 洗胃项目

1. 项目选取

洗胃法是临床护理常用的护理方法之一,教学内容选自高职护理专业三年级的"基础护理技术"课程。该方法常用于食物中毒患者的抢救过程中,尽早针对清醒病人实施口服催吐法,能有效挽救病人生命,且该项操作简单易行,可以随时随地实施急救处理。实验教师将项目名称设计为"给食物中毒患者洗胃"。

此项目按操作过程的完整性划分,属于单一项目,相对应的综合项目为食物中毒患者的急救;按目标的确定性程度划分,属于封闭项目,有特定的解决方案和操作规程;按项目的真实性划分,属于模拟项目,被试通过仿真模拟和同伴角色扮演来完成项目。

2. 项目目标

学生能运用口服催吐法和漏斗洗胃法给食物中毒患者洗胃,不仅要掌握操作方法和注意事项,还要能与患者进行有效沟通,操作中能够充分关爱患者。

3. 预期的项目成果

学生能够展示为食物中毒患者洗胃的护理操作,制作并展示健康宣传画报,通过后测笔试。

(二)鼻饲项目

1. 项目选取

鼻饲是临床消化内科、神经内科、神经外科、消化外科、普外科、ICU 等科室日常护理的常规操作,用于营养不良或术后患者的营养支持,是所有护理人员必须掌握的最基本的护理技能之一。教学内容选自高职护理专业三年级的《基础护理技术》课程,实验教师根据临床实际选择护理岗位典型工作任务,项目名称设计为"给不能经口进食的患者进行鼻饲"。与洗胃项目一样,鼻饲同样是单一项目,是模拟的封闭项目。

2. 项目目标

使学生能够阐述鼻饲的概念、适应症、禁忌症,鼻饲操作时采取的体位,鼻饲插入的深度、测量方法,昏迷病人如何提高插管成功率;能正确处理插管过程中常出现的 3 种情况;能够采用 3 种不同的方法检测胃管是否插入胃内;掌握鼻饲的量、温度、间隔时间、拔管方法和拔管时间;能够与同学合作,安全正确地为不能经口进食的患者进行鼻饲。

3. 预期的项目成果

学生能够展示为不能经口进食的患者进行鼻饲的护理操作,制作并展示健康宣教小抄报,通过后测笔试。

(三)生命体征测量项目

1. 项目选取

生命体征(T、P、R、BP)是机体内在活动的客观反映,是衡量机体身心状况的可靠指标,在一定范围内相对稳定,而在病理情况下会发生变化。护士通过对生命体征的测量,可以掌握机体生理状态的基本情况,了解重要脏器的功能,并可预测疾病的发生、发展及转归,为预防、诊断、治疗和护理提供依据。生命体征的测量及护理是临床护理工作的重要内容。生命体征的测量包含 4 个内容,即体温、脉搏、呼吸、血压。之所以在前 2 个项目教学之后选取该项目,是因为相对前面的单一项目,其是一个综合性项目,容量更大,内容多,知识和技能要点相对复杂。实验教师根据临床工作实际将 4 个内容整合为 3 个项目,由易到难,由简到繁依次是"用水银体温计给高热病人测量体温""为新入院病人测量脉搏、呼吸""用汞柱式血压计为高血压病人测量血压(BP)"。

2. 项目目标

(1)体温测量:能准确测量体温,观察体温曲线的变化,判断病情变化发展规律。

(2)脉搏与呼吸测量:能够与同学合作为新入院病人正确测量脉搏、呼吸;能简述影响正常脉搏、呼吸的生理性因素并判断异常变化,采取正确的护理措施。

(3)血压测量:能与同学合作为高血压病人正确测量血压;能简述血压产生的原理,判断异常血压并采取正确护理措施。

3. 预期的项目成果

使学生能够展示为病人测量体温、脉搏、呼吸和血压的护理操作,制作并展示健康宣教小抄报,通过后测笔试。

二、元认知水平问卷

为了对被试进行元认知水平分组,在实验处理前一周,利用"问卷星"面向实验班 1410 全体学生发放元认知水平问卷,由实验教师利用课堂时间集体完成,以确保问卷的回收率和有效率。共发放问卷 50 份,回收有效问卷 50 份。根据元认知水平得分从高到低排名,前 25 名和后 25 名各组成一组。同样在第二个项目实验处理之前一周,对

2015 级的 5 个护理班发放元认知水平问卷，由一位实验教师利用自习课时间到 5 个班级现场进行问卷填写的说明，并组织所有被试统一在指定时间现场完成。共发放问卷 284 份，回收 284 份，剔除无效问卷 6 份，获得有效问卷 278 份。根据元认知水平得分从高到低排名，各班选择前 8 名和后 8 名分别组成 40 人的大组各一个。实验数据的比较分析以两个 40 人的大组为单位进行，因为两组被试均接受实验处理，所以不存在对照组，均为实验组。将元认知水平得分高的组定义为元认知高组，低的一组定义为元认知低组。5 个自然班级除元认知高组和低组，余下的随机划分 6—7 人一组，与被试一起参与项目教学实验。

三、实验前测

在每个项目的实验处理之前首先对两组样本进行元认知水平的独立样本 T 检验，结果显示两组被试的元认知水平有显著差异。然后，提前通知其预习所要学习的项目内容，在预习的基础上进行前测，前测结果显示两组被试的前测成绩无显著差异，故两组的后测可以进行比较分析。

四、实验处理

教师简要介绍项目学习方法，然后给被试展示项目目标，给出驱动问题，发放项目计划书和任务书，引导被试分组讨论以细化驱动问题，在小组讨论的过程中给予指导。被试以小组为单位合作学习，查找资料，在小组长的带领下，观看视频，提出问题，组内讨论并填写项目过程性文件。最后完成项目作品的展示，包括操作的展示、健康宣教小抄报的制作展示和后测笔试。

项目一的被试在同一自然班内由同一位教师执教。项目二和项目三的 5 个自然班分别由 3 位实验教师执教。3 位教师集体备课，5 个班级采用同样的学习内容、教学方法、项目设计书，给予同样的学习时间、学习资源，后者主要是学校护理实训中心的设备、仪器和耗材。两个被试组在各自然班内接受实验处理，同时接受同样内容的前测和后测笔试。

表 4-1 项目学习过程(以项目一洗胃为例)

教学过程	活动安排	教学资源
项目引入 (0.5 学时)	1. 以班级教学方式组织观看临床护理的洗胃视频,使学生了解本项目的项目目标和预期项目成果 2. 教师以讲述方式引入项目驱动问题,为学生拟订项目计划奠定基础	视频资料、图片
项目计划 (0.5 学时)	1. 学生围绕项目驱动问题展开讨论,教师加以引导点拨 2. 学生拟订项目计划 3. 教师发放任务书 4. 学生完成分组和组内分工,明确各自的角色和任务	项目计划书、任务书
项目实施 (3 学时)	1. 学生查找资料,相互合作,小组讨论,解决项目驱动问题并细化问题,完成任务书上的任务,掌握洗胃护理的操作流程和注意事项 2. 教师演示操作,学生观看并提出问题 3. 教师讲解关键知识点与技能中的易错点,以及护患沟通的注意事项 4. 学生分组在模拟人上练习,并分角色轮换练习 5. 学生总结相关知识与技能要点,制作 PPT 和健康宣教小抄报,以巩固所学知识,选出本组代表展示演练,其他组员提出完善意见	项目过程文件、洗胃护理用物、模拟人
展示评价 (2 学时)	1. 小组代表展示项目学习成果,结合 PPT 讲解或解说小抄报 2. 小组代表展示洗胃护理操作,回答其他组的质疑 3. 教师引导学生对提出的问题进行讨论,并给出最终总结和点评意见	PPT、健康宣教小抄报、洗胃护理操作用物

五、实验后测与问卷访谈

为了避免练习效应,控制测验迁移的无关变量干扰,后测时打乱前测试题顺序和选项顺序。项目一的后测除了笔试成绩外,还获取了过程性成绩、后测操作和后测展示 3 个项目的成绩,为的是从知识、技能、素养多个维度对后测成绩进行综合比较,更加全面地检验元认知水平不同的被试采用项目教学后的效果是否有差异。其中,过程性成绩是在项目学习过程中实验教师根据被试的表现所给的成绩;后测操作成绩是被试进行洗胃护理操作的成绩;后测展示成绩是被试进行项目展示汇报的成绩。项目二和项目三的后测将主观题和客观题成绩分别进行了统计。在所有项目实验结束后对师生进行问卷,采集更多数据以便进行深入分析。对实验班和对照班的被试分别进行访谈,探究学生的元认知水平在项目学习过程中所起的作用,从而得出更可靠的结论。

第三节　结　果　分　析

本次共进行 3 个项目的实验,经过分析,发现结果存在较高的一致性,为了方便比对,避免重复,故将同一类数据分析结果组合在一起进行解读。在对比实验前后测成绩的基础上对问卷结果进行分析,最后得出本实验的小结。

一、T 检验

本部分对实验前后测、项目学习效果问卷和小组行为观察单的数据进行配对样本 T 检验和独立样本 T 检验,以比较实验前后测时元认知高组与元认知低组之间的均值差异。

(一) 被试元认知水平独立样本 T 检验

对项目一中的被试进行元认知水平均值比较分析,结果如表 4-2 所示。元认知高组和元认知低组(各 25 人)在元认知水平得分上有显著差异($t=8.68$, $p<0.01$),元认知高组的元认知水平得分均明显高于元认知低组,说明两组可以进行实验比较分析。

表 4-2　项目一洗胃被试的元认知水平独立样本 T 检验

项目	N	组别	平均值±标准差	t	p
项目一	25	元认知高组	88.40±7.57	8.68	0.00
		元认知低组	71.32±6.23		

资料来源:笔者根据测试成绩统计分析。

对项目二、项目三的被试进行元认知水平均值比较分析,结果如表 4-3 所示。每个项目中,元认知高组和元认知低组(各 40 人)在元认知水平得分上有显著差异,分别为 $t=23.03$, $p<0.01$; $t=21.66$, $p<0.01$,两个项目实验的元认知高组得分均明显高于元认知低组。综合结果表明针对元认知水平,以上 3 个项目内的两组被试间均具有可比性。

表 4-3　项目二鼻饲、项目三生命体征测量被试的元认知水平独立样本 T 检验

项目	N	组别	平均值±标准差	t	p
项目二	40	元认知高组	91.10±6.66	23.03	0.00
		元认知低组	56.55±6.75		
项目三		元认知高组	90.75±6.96	21.66	0.00
		元认知低组	57.85±6.71		

资料来源:笔者根据测试成绩统计分析。

（二）前后测笔试成绩配对样本 T 检验

在项目一的基础上,扩大被试范围和样本量,又进行了项目二和项目三两个项目实验。利用配对 T 检验对元认知高组和元认知低组的前后测成绩进行对比分析,结果如表 4-4 所示。项目一、项目二、项目三元认知高组的前后测成绩之间均有显著差异,所测得的值分别是 $t=20.36$, $p<0.01$; $t=9.63$, $p<0.01$; $t=12.21$, $p<0.01$,前后测差值分别为 41.20、23.30、20.55,元认知高组的后测平均得分明显高于前测平均得分。同样,对元认知低组的前后测成绩进行对比分析,发现其也都

呈现出显著差异,分别为 $t = 18.80$,$p < 0.01$;$t = 11.33$,$p < 0.01$;$t = 9.35$,$p < 0.01$,前后测差值分别是 37.44、24.22、17.28,可见元认知低组的后测平均得分也明显高于前测平均得分。

表 4-4　项目一、项目二、项目三前后测笔试成绩配对样本 T 检验

项目	组别	配对情况	平均值±标准差	差值	t	p
项目一	元认知高组	后测	76.14±11.69	41.20	20.36	0.00
		前测	35.13±3.73			
	元认知低组	后测	73.52±11.57	37.44	18.80	0.00
		前测	36.20±2.51			
项目二	元认知高组	后测	80.57±9.10	23.30	9.63	0.00
		前测	57.27±12.83			
	元认知低组	后测	77.20±12.11	24.22	11.33	0.00
		前测	52.98±12.16			
项目三	元认知高组	后测	75.71±13.92	20.55	12.21	0.00
		前测	55.16±12.49			
	元认知低组	后测	69.13±16.62	17.28	9.35	0.00
		前测	51.85±13.34			

资料来源:笔者根据测试成绩统计分析。

从以上分析可见,在针对学生的元认知水平所进行的 3 个项目实验中,各组被试的后测平均得分均明显高于前测平均得分。从前后测差值来看,项目一和项目三中元认知高组略高于元认知低组,项目二中元认知低组的前后测差值略高于元认知高组。元认知高组与元认知低组组间是否存在显著差异还有待进一步分析。

(三) 前后测笔试成绩独立样本 T 检验

针对项目一中元认知高组与元认知低组的前后测成绩,使用独立

样本 T 检验分析差异性,结果如表 4-5 所示。$p > 0.05$,表明元认知水平不同的被试在项目一中的前测笔试、后测笔试、后测过程、后测操作、后测展示之间均没有差异性。

表 4-5 项目一洗胃前后测笔试成绩独立样本 T 检验

项目	测试	N	组别	平均值±标准差	t	p
项目一	前测	25	元认知高组	35.13±3.73	−1.20	0.24
			元认知低组	36.20±2.51		
	后测笔试		元认知高组	76.14±11.69	0.80	0.43
			元认知低组	73.52±11.57		
	后测操作		元认知高组	75.86±9.40	0.10	0.92
			元认知低组	75.64±5.83		
	后测过程		元认知高组	83.56±6.77	−0.35	0.73
			元认知低组	84.14±4.83		
	后测展示		元认知高组	75.04±8.86	−0.17	0.86
			元认知低组	75.44±7.29		

资料来源:笔者根据测试成绩统计分析。

为了进一步验证项目一实验的结果,针对学生的元认知水平又进行项目二和项目三两个项目实验,使用独立样本 T 检验分析元认知高组与元认知低组前后测差异性。如表 4-6 所示。两项目中,各项 p 值仍大于 0.05,意味着元认知水平不同的被试,不仅前测总成绩、后测总成绩、后测主观题、后测客观题之间没有差异性,其前后测差值以及后测增长幅度亦没有差异性。

从以上分析可见,元认知高组与元认知低组在同样采用项目教学后,其测试成绩没有显著性差异。为了进一步深入对比,将项目二和项目三的成绩进行平均后,再一次进行比较分析,以确定两组间确实不存

表 4-6　项目二鼻饲、项目三生命体征测量前后测笔试成绩独立样本 T 检验

项目	测试	N	组别	平均值±标准差	t	p
项目二	前测	40	元认知高组	57.27±12.83	1.54	0.13
			元认知低组	52.98±12.16		
	后测		元认知高组	80.57±9.11	1.41	0.16
			元认知低组	77.20±12.11		
	后测主观题		元认知高组	39.57±6.01	0.89	0.38
			元认知低组	38.29±6.85		
	后测客观题		元认知高组	41.00±4.72	1.56	0.12
			元认知低组	38.91±7.00		
	前后测差值		元认知高组	23.30±15.30	−0.28	0.78
			元认知低组	24.22±13.52		
	后测增长幅度		元认知高组	1.49±0.43	−0.30	0.76
			元认知低组	1.52±0.36		
项目三	前测	40	元认知高组	55.16±12.49	1.15	0.26
			元认知低组	51.85±13.34		
	后测		元认知高组	75.71±13.92	1.92	0.06
			元认知低组	69.13±16.62		
	后测主观题		元认知高组	56.65±25.19	1.44	0.15
			元认知低组	48.79±23.68		
	后测客观题		元认知高组	65.40±22.90	0.83	0.41
			元认知低组	61.23±22.34		
	前后测差值		元认知高组	20.55±10.64	1.31	0.19
			元认知低组	17.27±11.68		
	后测增长幅度		元认知高组	1.40±0.25	0.71	0.48
			元认知低组	1.36±0.28		

资料来源:笔者根据测试成绩统计分析。

在显著性差异。既参与项目二又参与项目三的被试,元认知高组为37人,元认知低组为34人,被试基本相同,所以可采取此种方法。而项目一的被试为上一年级的,所以成绩无法参与平均分的计算。检验结果见表4-7。

表4-7 项目二鼻饲、项目三生命体征测量前后测笔试平均成绩独立样本 T 检验

项目	测试	N	组别	平均值±标准差	t	p
项目二、三	前测平均	37	元认知高组	56.89±11.32	1.35	0.18
		34	元认知低组	53.38±10.60		
	后测平均	37	元认知高组	78.62±9.49	2.02	0.049
		34	元认知低组	73.47±11.98		
	后测主观题平均	37	元认知高组	52.82±11.73	1.39	0.17
		34	元认知低组	48.99±11.42		
	后测客观题平均	37	元认知高组	53.48±11.90	1.41	0.16
		34	元认知低组	49.58±11.37		
	前后测差值平均	37	元认知高组	21.73±10.51	0.65	0.51
		34	元认知低组	20.09±10.59		
	后测增长幅度平均	37	元认知高组	1.42±0.27	0.32	0.75
		34	元认知低组	1.40±0.24		

资料来源:笔者根据测试成绩统计分析。

如表4-7所示,元认知水平不同的组别,在两个项目中的后测成绩平均值呈现显著性差异($t=2.02$,$p<0.05$),元认知高组后测平均得分明显高于元认知低组,但主观题和客观题的均值没有显著性差异,并且前后测差值和后测增长幅度也没有显著性差异。

(四)项目学习效果独立样本 T 检验

如表4-8所示,元认知水平不同的两组被试,在结果层和行为层上

都呈现显著差异,元认知水平高的被试,其结果层和行为层的学习效果明显更好。

表 4-8　元认知水平高、低组项目学习效果独立样本 T 检验

效果项	N	组别	平均值±标准差	t	p
反应层		元认知高组	3.81±0.60	1.8	0.07
		元认知低组	3.69±0.49		
行为层	139	元认知高组	3.87±0.61	3.54	0.00
		元认知低组	3.64±0.47		
结果层		元认知高组	3.92±0.60	2.67	0.01
		元认知低组	3.74±0.52		

资料来源:笔者根据问卷调查结果统计分析。

(五) 项目学习过程小组行为观察独立样本 T 检验

将后两个项目中元认知高组与元认知低组的项目学习过程小组行为观察单进行比较分析,剔除缺项记录单,两组各获得有效记录单39 份,分析结果见表4-9,可见在启动一个新任务、做项目研究及讨论项目工作时,小组成员的学习行为表现均未呈现显著性差异,所有 p 值均大于 0.05。

表 4-9　项目学习过程小组行为观察独立样本 T 检验(N=39)

行为观察项	组别	平均值±标准差	t	p
就计划(或日程表)达成一致	元认知高组	4.72±0.56	1.62	0.11
	元认知低组	4.51±0.56		
立即开始工作	元认知高组	4.64±0.54	0.40	0.69
	元认知低组	4.59±0.59		
获得项目所需材料	元认知高组	4.49±0.72	1.46	0.15
	元认知低组	4.26±0.68		

（续表）

行为观察项	组别	平均值±标准差	t	p
无教师帮助能解决问题	元认知高组	4.33±0.58	0.79	0.43
	元认知低组	4.21±0.83		
分担责任	元认知高组	4.15±0.71	−1.07	0.29
	元认知低组	4.33±0.77		
能从主要资源中学习	元认知高组	4.62±0.49	1.24	0.22
	元认知低组	4.46±0.60		
做笔记	元认知高组	4.46±0.60	−0.95	0.35
	元认知低组	4.59±0.59		
做与主题相关谈话交流	元认知高组	4.28±0.86	−0.15	0.88
	元认知低组	4.31±0.69		
对重要信息进行评价	元认知高组	4.36±0.87	−0.27	0.79
	元认知低组	4.41±0.79		
专注于完成任务,没有离题或分心	元认知高组	4.36±0.71	−0.50	0.62
	元认知低组	4.44±0.64		
按时完成任务	元认知高组	4.46±0.68	0.44	0.66
	元认知低组	4.38±0.85		
通过提问题,进一步澄清对方要表达的内容	元认知高组	4.59±0.59	0.19	0.85
	元认知低组	4.56±0.60		
给每个人发言机会	元认知高组	4.31±0.57	−1.21	0.23
	元认知低组	4.46±0.55		
有效做出决策	元认知高组	4.62±0.71	0.33	0.75
	元认知低组	4.56±0.68		
对决策和计划做记录	元认知高组	4.46±0.55	−0.34	0.73
	元认知低组	4.51±0.76		

（续表）

行为观察项	组别	平均值±标准差	t	p
分享关键信息	元认知高组	4.49±0.56	1.01	0.32
	元认知低组	4.33±0.77		
专注于完成任务，没有离题或分心	元认知高组	4.69±0.61	0.90	0.37
	元认知低组	4.56±0.64		
始终专注于任务的完成中	元认知高组	4.44±0.68	0.00	1.00
	元认知低组	4.44±0.75		

资料来源：笔者根据问卷调查结果统计分析。

二、回归分析

本部分主要分析学生的元认知水平与项目学习的反应层、行为层和结果层之间的相关性以及影响关系。在变量相关性分析的基础上，再分别对反应层、行为层、结果层进行单元线性回归分析，以深入探究元认知水平对项目学习效果的影响。

表 4-10　元认知水平与项目学习效果的相关性分析

	平均值	标准差	元认知水平	结果层	行为层	反应层
元认知水平	73.23	12.4	1			
结果层	3.83	0.57	0.141	1		
行为层	3.76	0.55	0.236	0.812	1	
反应层	3.75	0.55	0.143	0.664	0.743	1

资料来源：笔者根据问卷调查结果统计分析。

通常相关关系系数值的范围为－1 至 1,其强弱的标准为：相关系数大于 0,表示正相关；反之为负相关。值越大,相关性越强。一般大于0.4 就表示较强正相关,大于 0.6 表示强正相关。如表 4-10 所示,元认知水平与反应层和结果层之间的相关系数值分别为 0.143 和 0.141,说明两者之间有着微弱的正相关关系。元认知水平与行为层之间的相关系数值为 0.236,说明两者相关关系相对较为微弱。

表 4-11　元认知水平与项目学习效果的单元线性回归分析

因变量	自变量	非标准化系数		标准化系数	t	p	VIF	R^2	调整 R^2	F
		B	标准误	Beta						
反应层	元认知水平	0.006	0.003	0.143	2.387	0.018	1	0.021	0.017	5.697
行为层	元认知水平	0.011	0.003	0.236	4.003	0.000	1	0.056	0.052	16.026
结果层	元认知水平	0.006	0.003	0.141	2.345	0.020	1	0.02	0.016	5.501

资料来源:笔者根据问卷调查结果统计分析。

将反应层、行为层、结果层作为因变量,将元认知水平作为自变量进行单元线性回归,结果如表 4-11 所示。模型均通过 F 检验,R 平方值依次为 0.021、0.056、0.02,意味着元认知水平可以分别解释反应层、行为层、结果层 2.1%、5.6% 和 2.0% 的变化原因。行为层的回归系数值为 0.011,大于 0,说明元认知水平对行为层产生正向影响关系。反应层和结果层的回归系数均为 0.006,大于 0,说明元认知水平对反应层和结果层同样产生正向影响关系。

三、卡方分析

(一) 元认知水平与项目学习困难的差异性分析

利用卡方分析研究元认知水平高低组在项目计划拟订、资料获取、表格填写、无法判断、沟通合作、失去信心、成果展示、项目评价方面所遇困难的差异关系。结果如表 4-12 所示,p 值全都高于 0.05,说明元认

表 4-12　元认知水平与项目学习困难的差异的卡方分析

| 题目 | 选项 | 组别 | | 合计 | X^2 | p |
		元认知水平高组	元认知水平低组			
项目计划拟订	是	80	77	157		
	否	59	62	121	0.132	0.717
合计		139	139	278		
资料获取	是	80	91	171		
	否	59	48	107	1.838	0.175
合计		139	139	278		
表格填写	是	70	73	143		
	否	69	66	135	0.130	0.719
合计		139	139	278		
无法判断	是	90	94	184		
	否	49	45	94	0.257	0.612
合计		139	139	278		
沟通合作	是	68	66	134		
	否	71	73	144	0.058	0.810
合计		139	139	278		
失去信心	是	39	29	68		
	否	100	110	210	1.947	0.163
合计		139	139	278		
成果展示	是	53	50	103		
	否	86	89	175	0.139	0.709
合计		139	139	278		
项目评价	是	37	43	80		
	否	102	96	198	0.632	0.427
合计		139	139	278		

资料来源:笔者根据问卷调查结果统计分析。

知水平高低两组在这些方面均没有差异性。从均值来看,两组均表现为在失去信心、项目评价两项上占比较低,在无法判断这项上占比最高,其次是项目计划拟订和资料获取。

（二）元认知水平与每学期项目学习次数期望的差异性分析

利用卡方分析研究元认知水平高低组对每学期项目学习次数期望的差异关系,结果如表 4-13 所示,p 值全都高于 0.05,说明元认知水平高低两组没有差异性。从百分比看,两组被试均对每学期进行 2—3 次项目学习的认同率最高。

表 4-13　元认知高、低组对项目学习次数期望差异的卡方分析

题目	名称	组　　别		合计	X^2	p
		元认知高组	元认知低组			
每学期项目学习的次数期望	0 次	5	1	6		
	1 次	12	22	34		
	2 次	59	68	127	8.276	0.082
	3 次	43	33	76		
	≥4 次	20	15	35		
	合计	139	139	278		

资料来源:笔者根据问卷调查结果统计分析。

四、节点编码分析

借助 Nvivo 11 质性分析软件对问卷的主观题答卷内容进行节点编码和词查询并绘制节点编码图,从被试在项目学习过程中遇到的困难和获得的收获角度对项目学习效果进行比较,从而得出更具体详细的结论。

虽然卡方分析显示元认知高组与元认知低组在项目学习过程中所遇困难方面没有显著性差异,但由于该结论来源于对问卷客观题答案的分析,而客观题的选项是研究者预设的,存在一定局限性,对主观开

放题进行分析会更具有针对性,更能反映出影响项目学习效果的因素,所以此处对被试的主观题答案进行分析,发现在困难类别上还是存在一定的差异。

如图 4-1 和图 4-2 所示,元认知高组所述遇到困难的频次从高到低依次是实践操作、缺乏指导、基础欠佳、分歧矛盾和时间利用;元认知低组则是知识掌握、实践操作、分歧矛盾、沟通障碍、解决问题。元认知高组所述遇到困难的比例数值明显高于元认知低组,实践操作、缺乏指导、基础欠佳、分歧矛盾几项的覆盖率均在 10% 以上,而元认知低组仅有知识掌握一项在 10% 以上,其余均低于 10%。两组被试均认为意见分歧、学习时间和沟通障碍是项目学习中的主要困难。总体来看,元认知低组的被试所感受到的困难程度低于元认知高组。

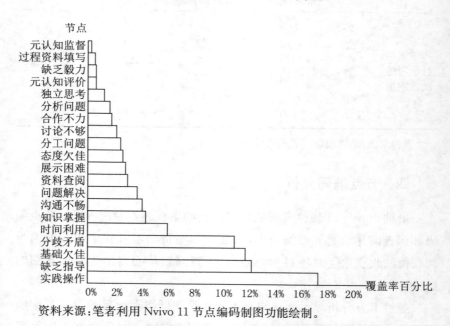

资料来源:笔者利用 Nvivo 11 节点编码制图功能绘制。

图 4-1 元认知高组在项目学习中遇到的困难节点编码图

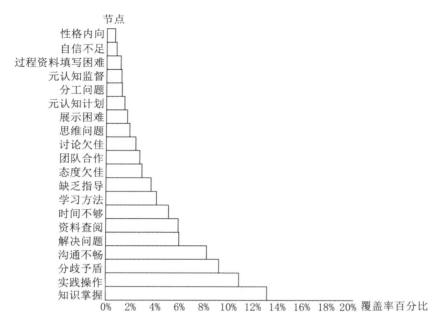

资料来源:笔者利用 Nvivo 11 节点编码制图功能绘制。

图 4-2　元认知低组在项目学习中遇到的困难节点编码图

对元认知高组的被试问卷进行节点编码查询发现,其在实践操作上的困难主要有"操作的一些细节有些模糊""自己独立完成一个大操作存在一定困难""实践操作起来没有书本上那么简单""有些操作的步骤不能完全理解和掌握""操作过程中某些注意事项不易掌握""有些问题难以理解,操作困难""操作时胃管不容易插进去"。"实践操作"与第二个节点"缺乏指导"都指向同一个因素,即教师的指导,说明被试进行项目学习过程中教师的及时指导反馈可以提升学习的效果。

对元认知高组的"缺乏指导"节点词频查询结果验证了上述分析,出现频次高的有"未得到教师的更多帮助""有些比较难的问题无法得到准确答案""在学习过程中会遇到一些搞不明白的问题和困难,需要教师帮助""疑难问题大家也不知道答案""不能很好了解重点""学习方法不能正确掌握""细节处理不够,没有教师直接讲的清楚,有时问题不能及时得到回答""无法知道病人的反应"。从上述反馈可以看出,项目教学过程中教师的指导相当重要,反映在一是强调教师指导的及时性;二是学生自主和合作学习中对重点难点的把握还有困难,需要教师引导;三是学生因为缺乏临床经验,对自己护理操作的效果没有评价能力,无法知道病人的反应,需要教师进行指导和评估反馈。

"分歧矛盾"是两组被试共同反映的主要困难之一,显然也是影响项目教学效果的因素之一。跟踪查询发现高频词汇有"最大的困难是小组容易产生矛盾,意见不统一""觉得和大家一起会有分歧""意见较多很难统一观点""同学间意见不合,不统一""小组讨论遇到分歧不能明确做出判断""意见不合发生分歧时无法快速调节矛盾""小组的一些成员不团结""意见不统一的时候大家都固执己见"。可见主要问题是意见难以统一,究其原因,不外乎以下几点:一是学生之间讨论,水平相当,没有权威人士可以拍板,所以一直争论不休;二是一个小组如果人员过多,出现分歧的可能性就会增加,学生往往会在一些次要问题上纠缠太多时间,影响项目学习的效果。因此,教师对学生的合作学习要加以适时引导,及时发现矛盾和问题并加以解决;小组的规模一定要有所控制,才能达到最佳的效果。

对元认知低组的被试问卷进行节点编码查询发现,最大困难在于"知识掌握",其中频次高的叙述有"学习有一些困难,知识掌握不全""记忆力不行,东西记不住""有的方法跟临床上不太一样""不能掌握理论知识""记不住重点知识点,记忆困难""知识点不易掌握全,易遗漏""理论知识掌握不扎实""有些问题不太能彻底了解""有些不太理解的问题""临床工作与理论不结合""有些专业知识不能很好掌握"。主要反映的问题有以下几个方面:一是知识的系统性欠缺,学生对知识结构把握不够;二是未理解而记不住,说明学生的认知能力不够,需要教师更多地指导其学习;三是理论与实践、课堂与临床的联系缺乏。

在"实践操作"节点中出现频次最高的是"步骤"和"细节",如"进行操作中,容易遗忘一些步骤""操作过程中的细节""有不能完成的操作和不懂的问题""操作时有些地方易错",这一方面反映了实践的理论知识,就是通常所说的程序性知识难掌握;另一方面也说明细节掌握有困难,访谈中教师反映"学生只是把胃管插入病人的食道,忘记要控制插入的深度,不清楚有没有到达胃;要么知道要控制长度,但忘记已经插入多少了,于是不知道什么时候可以停止插入"。诸如此类,往往是学生在项目学习中的痛点。

　　元认知低组在实践操作中感受到的困难不及元认知高组,这与美国的访谈结果一致,可能其对动手操作更感兴趣,因此也就觉得相对容易些,但由于知识基础略薄弱,学习效果并不理想。

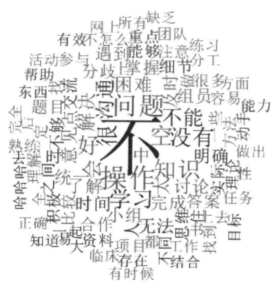

资料来源:笔者利用 Nvivo 11 节点编码词语云查询功能绘制。

图 4-3　元认知低组在项目学习中遇到的困难词语云

　　图 4-3 呈现了元认知低组在项目学习中遇到困难的词语云,字号越大,代表词语出现频率越高,知识、操作、分歧、沟通、问题等出现的频率都比较高。

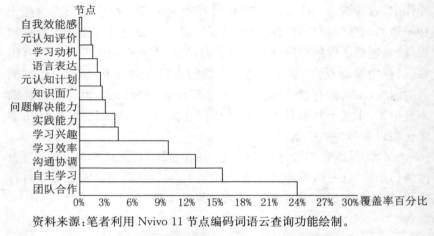

资料来源:笔者利用 Nvivo 11 节点编码词语云查询功能绘制。

图 4-4　元认知高组在项目学习中的收获节点编码图

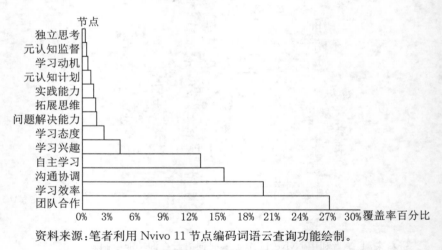

资料来源:笔者利用 Nvivo 11 节点编码词语云查询功能绘制。

图 4-5　元认知低组项目学习收获节点编码图

从元认知高组与元认知低组项目教学中的收获来看,两组之间相似度很高。如图 4-4 和图 4-5 所示,排在前五位的是团队合作、自主学习、沟通协调、学习效率和学习兴趣。从这个分析结果来看,元认知水平并没有影响被试在项目学习中获得受益的主观感受,被试感觉受益最多的既不是理论知识也不是实践技能,而是学习态度、学习能力、沟通合作方面。针对访谈问题"您在项目学习中的收获是什么?"的分析也印证了上述结论。以下是访谈摘录。

学生 A:比听老师讲授懂得多,记得更牢。同学间讨论不容易开小差,注意力比较集中。听老师讲时容易开小差。听老师讲时我没有遇到什么问题,但自己学习会遇到问题。

学生 B:和小伙伴一起完成项目的能力得到了提升,大家都会有不同的分工,知道自己要做些什么,也更加有干劲。

学生 C:团队合作能力得到提高。

学生 D:我觉得自主学习能力提高了,以前都是老师讲,直接告诉我们问题的答案和解决方法。我通过自主学习,与同学们一起讨论,觉得收获很大。

学生 E:同学间的友谊加深了,因为合作的时间多了。

学生 F:大家一起讨论比自己学、老师教掌握更多的知识。一个小组一起讨论,感觉解决问题比较快一点。

学生 G:我觉得这个方法最大的优点是先自己独立思考,然后小组内讨论,最后老师再讲解,效果就很好。

学生 H:有利于促进思考,比较容易找到自己的优点和缺点,然后改善,学习效率就比较高。

学生 I:通过项目我能提前了解要学习的内容,这样更有效果。

学生 J:我觉得比较好的是从项目任务书能讨论出很多任务,然后每个小组内分工时成员会得到不同的任务,每个人都会从不同的角度去思考,小组成员的学习能力和总结能力还是得到很大的提高的。

学生 K:讨论学习效果更好,记得更牢。

学生 L:我们每个小组会有个组长,然后组长会根据每个人的优势进行任务分配,让学习能力强的同学组织讨论,回答大家的疑问,让动手能力强的完成手抄报的制作,这样每个人的特长都能得到更好发挥。

学生 M:就是自己去学习的,去找这个东西到底是怎么做的,必须不断地学习,在做的时候遇到问题要自己去解决。有时候没有办法去问老师,就自己去找资料、看视频,反复看,反复找。然后在做的时候就会发现懂了更多,不经意间还会得到没有想到的东西。比如说老师教的话,老师说的一些东西,其实你没有遇到过,因为没有去做过,是别人做到的或遇到的困难。自己做的时候会遇到自己的问题,然后就会发现别人可能也会遇到相同的问题,自己去解决后,就能更好地理解它。

学生 N:自主学习能力。举个例子吧,遇到不会的,我会自己想去学习,主动地查找资料。

学生 O:和小组成员的配合比较默契,发现问题的时候会一起去寻找答案,会相互讨论。在讨论之后每个人对问题的理解就会比较深刻,知道有这样的问题下次该怎么解决,会特别有干劲。

仔细比较百分比可以看出,元认知低组的覆盖率总体明显高于元认知高组,团队合作、学习效率、沟通协调、自主学习、学习兴趣词频覆盖率分别为 27%、20%、16%、13%、4%,而元认知高组分别是 24%、10%、13%、15%、4%。其中相差最大的是学习效率,元认知低组明显高于元认知高组。

从笔试前后测的结果分析,元认知水平高的被试成绩略优于元认知水平低的被试,但是从问卷访谈的结果分析看,核心能力发展方面元认知低组受益更显著,元认知低组在学习效率、学习能力和学习兴趣上的改善会作用于学习行为,最终对学习结果产生积极的影响,由此可以推测长期采取项目教学法可以使元认知水平低的被试得到更好的效果,从而缩小与元认知高组之间的差距。

第四节　实 验 结 论

本章围绕学生的元认知水平对项目教学效果的影响,在 2 个年级针对不同的班级开展了先后 3 个项目的实验。通过前后测成绩的比较和对问卷访谈结果的分析,发现 3 项实验的结果验证了研究假设 H_0,即学生的元认知水平与项目学习效果之间呈现微弱的正相关关系,学生的元认知水平对项目学习效果产生正向的影响,元认知水平越高的学生采用项目学习效果越好;拒绝虚无假设 H_a,即学生的元认知水平与项目学习效果之间没有相关性。

一、元认知水平高的被试项目学习成绩优于元认知水平低的被试

元认知高组与低组在单独一次项目学习后均产生一定的学习效果,各组组内前后测之间差异显著,但组间差异不显著。在各项成绩的均值上元认知高组大多略高于低组,未呈现统计学意义上的差异性。但将两次实验后测成绩平均计算后再次进行比较分析,发现元认知高组的后测成绩与元认知低组之间呈现显著差异,可见元认知水平对项目教学效果的影响在单独一次项目中不一定能体现出来,是在长期学习过程中慢慢体现的,是从量变到质变的过程。元认知高组的被试前测和后测成绩均略高于元认知低组,说明起点高终点也高,两组的受益程度是相当的,前后测之间的差值与后测的增长幅度并无显著差异,两次成绩叠加后仍然没有出现显著性差异,并没有像影响因素调查问卷中显示的那样,呈现两极分化的现象。在前后测差值和增长幅度上,项目二中元认知低组略高,未呈现统计学意义上的差异性,提示项目教学

可能使元认知水平低的学生受益更多,但由于时间跨度短,项目间的多次叠加效应尚未体现出来。当前的研究结果表明,元认知水平高低组在项目学习中的受益程度没有差异。实验教师则认为,"有些元认知低学生的表现明显比平时要好。项目教学对元认知高的学生可能影响不大,对元认知低的学生影响大"。

二、元认知水平高的被试在行为层和结果层的效果优于元认知水平低的被试

元认知水平对项目教学效果的反应层、行为层、结果层影响的比较分析结果显示,元认知高组对行为层和结果层效果的认可度显著高于元认知低组,但在反应层上两组间未呈现显著差异。说明两组被试对项目学习主观态度感受是一致的,都认为项目学习对自己的学习效果和学习方法有促进作用,都能全程参与项目,对每学期项目学习次数的期待也基本一致,但在个体学习行为和组织行为结果上有差异,因为个体学习行为和组织行为结果的改变与主观态度感受相比需要更长的时间才能体现。

三、元认知水平高的被试和元认知水平低的被试在参与项目完成过程中的行为表现没有差异

对两个组别项目学习过程小组行为观察结果进行比较分析,发现其在项目学习过程中的 3 个阶段表现基本一致。当启动一个新任务时,小组成员能专注于完成任务,没有离题或分心,能就计划(或日程表)达成一致,立即开始工作,获得项目所需材料,在无教师帮助下解决问题,分担责任,完成工作的质量高。在做研究的时候,小组成员能够从主要的资源中学习,做笔记,做与主题相关的谈话交流,对重要信息进行评价,按时完成任务。在讨论项目工作时,小组成员能通过提问

题,进一步弄清对方要表达的内容,给每个人发言机会,有效做出决策,并对决策和计划做好记录,分享关键信息,没有离题或分心,始终专注于任务的完成。

四、元认知水平越高,在反应层、行为层、结果层的效果越好

对元认知水平在反应层、行为层和结果层的影响分别进行相关性和单元线性回归分析,结果显示元认知水平与这 3 个变量之间呈现微弱的正相关关系,元认知水平越高,3 个层面的学习效果越好,但具体影响程度较小。

五、元认知水平高低不影响被试项目学习困难程度

两组被试在项目学习中体验到的困难无显著差异。从百分比看,两组均有约 60% 的被试感到最大的困难是遇到无法判断的问题,两组均有 50% 左右的被试在项目计划拟订、资料的获取、表格的填写、沟通合作 4 个方面感到困难。绝大多数被试不认为会在信心、项目展示和项目评价几项上受挫。

六、元认知水平高低不影响被试对项目学习频次的态度

两组被试对每学期项目学习次数的期望没有显著差异。具体比较百分比可见,两组均有近半数的被试认可每学期进行两次项目学习,其支持比例最高。由此可见,元认知高组与元认知低组在参与项目学习过程中的态度和积极性并无差异。

七、元认知水平高低组的被试对不同类型的困难感受不同

两组被试在不同类型困难的感受程度上略有差异,元认知高组认

为实践操作最困难,元认知低组则感到知识的掌握最困难,这可能与被试的认知风格和已有的知识基础有一定联系。主要困难集中在实践操作中的步骤和细节,以及理论知识结构和重点难点的把握,实际还是由于缺乏指导。简言之,缺乏指导、意见分歧、沟通障碍、学习时间不够是影响项目教学效果的主要因素。从总体上看,元认知低组感受到的主要困难的覆盖率低于元认知高组,从某种程度上说项目教学对元认知低的被试来说可能会受益更大。

八、元认知低组被试在项目学习中核心能力方面获益更多

在项目教学的收获方面,排在前 5 位的都是团队合作、自主学习、沟通协调、学习效率和学习兴趣。但从词频覆盖率上看,元认知低组前 5 个节点的覆盖率均高于元认知高组。持续地进行项目教学可能会使元认知水平低的学生得到更多受益,并可以逐渐弥补元认知水平的不足,缩小与元认知水平高的学生之间的差距。

本 章 小 结

本章围绕被试的元认知水平进行洗胃、鼻饲和生命体征测量 3 个项目的实验。洗胃实验在一个班内选取元认知水平高低两组各 25 名被试进行实验处理。为了增强样本的代表性,研究者扩大了取样的范围,在 5 个自然班选取元认知水平最高和最低的各 40 名被试进行鼻饲和生命体征测量两个项目的实验。

实验共采集学生的元认知水平、笔试前后测、项目学习效果问卷和访谈等数据,运用 SPSS 23.0 进行了配对样本 T 检验、独立样本 T 检

验、相关性分析、回归分析、卡方检验。采用 Nvivo 11 质性资料分析软件对收集的文本资料进行了节点编码、词频查询、词语云绘制、节点编码制图等分析。

3 次实验的前后测成绩分析结果均显示元认知水平高低对被试学习成绩的影响在组间没有差异性，这与前人的研究结果有矛盾之处，已有研究表明元认知水平与认知水平虽然有相对的独立性，但如果两组被试具有同等的认知水平，总是元认知高组的被试学习效果更好。本研究中为了验证实验结果的准确性反复进行了 3 个项目的实验，获得了同样的结果。但对鼻饲和生命体征的测量两个项目的成绩进行平均后再次比较时发现，元认知高组的成绩显著高于元认知低组。由此推论，学生的元认知水平会影响项目学习的效果，但这种影响是长期作用，从量变到质变的结果，而不是单次项目学习或短时间内能够体现出来的。

从问卷的定量题项分析结果来看，元认知水平高低组的被试在对项目学习的反应、项目学习过程中的行为表现、项目学习过程中感受到的困难程度和对项目学习频次的期望上均没有显著差异。但元认知水平与行为层和结果层效果呈现微弱的正相关关系，元认知水平越高的被试，行为层和结果层的效果越好。对项目学习的最佳频次，两组都较多地认同每学期 2—3 次。主要的学习困难均来自遇到无法判断的问题、项目计划拟订、资料的获取、表格的填写、沟通合作。较少有被试在项目过程中会失去信心或在项目展示和项目评价中感到困难。

从问卷主观题的分析结果来看，影响项目教学效果的因素主要有实践操作中步骤细节和重点难把握、缺乏指导、基础欠佳、分歧矛盾、时间利用等。对两组所遇到困难的节点覆盖率进行对比分析，发现元认知低组的被试困难程度低于元认知高组。对两组的学习收获节点比较分析,发现两组项目学习收获最高的节点有着高度的相似性,既不是理论知识也不是实践操作,而是团队合作、自主学习、沟通协调、学习效率和学习兴趣等核心能力。元认知低组的收获节点覆盖率高于元认知高组。元认知低组的困难感受低于元认知高组,收获又高于元认知高组,从正反两个方面验证了元认知水平低的被试在项目教学过程中的收益高于元认知高组,如果接受长期的项目教学,或许可以实现量变到质变的飞跃,从而弥补元认知水平的不足,缩小与元认知高组被试之间的差距。

第五章　信息技术应用对项目教学效果的影响

基于分布式认知理论的学习观强调媒介、其他个体和社会文化在个体知识建构过程中的作用。[①]项目教学过程中,学生以自主学习、探究学习、合作学习为主要方式学习进行同伴间的社会性互动,对认知过程起着重要作用。信息技术作为媒介,在其中扮演重要的角色。无论是教师课堂教学中项目的呈现、内容的陈述,还是学生自主学习时资源的查找、筛选、处理,以及项目展示与评价都可以借助信息技术实现。本章针对信息技术应用对项目教学效果的影响进行实验研究,目的是确定信息技术应用与项目教学效果是否相关;如果相关,是怎样的影响关系。

第一节　实　验　设　计

本研究主要目的是确定自变量"信息技术应用"与因变量"项目教学效果"之间有无相关性及具体的影响关系。针对信息技术应用共设计两个项目的实验,面向高职护理三年级的被试进行反复实验,以验证

---

① 张伟,陈琳,丁彦.移动学习时代的学习观:基于分布式认知论的视点[J].中国电化教育,2010, 4:27—31.

实验假设,检验实验结果。两个实验项目的实验假设、变量控制方法、教学实施过程、数据采集工具、分析工具等均一致。

一、实验假设、对象及变量

（一）实验假设

1. H_0：信息技术应用与项目教学效果之间呈现正相关的关系,信息技术应用能够提升项目教学效果。

2. H_a：信息技术应用与项目教学效果之间不具相关性。

（二）实验对象

NTWS 职业学校高职护理 2014 级 1404 班、1405 班,2015 级 1502 班、1512 班的学生作为本实验的被试。吸痰项目中,1404 班为实验组,1405 班为对照组。鼻饲项目中,1512 班为实验组,1502 班为对照组。

（三）变量

1. 自变量：项目教学中的信息技术应用。

2. 因变量：被试的项目学习效果在反应层、学习层、行为层、结果层的体现。

二、实验的时间

本组实验始于 2016 年 10 月,止于 2017 年 5 月,先后进行了吸痰和鼻饲两个项目的教学实验。每个项目实验的教学时间跨度为两周,其中课堂教学时间为每个项目 6 课时。除课堂学习外,学生还利用课余时间进行资料搜索和合作探究学习。加上实验前的问卷、前测以及实验后的后测等,每个项目从设计到完成约一个月的时间。

三、控制手段

为了确保实验的信度与效度,特别对实验的方法选择、被试分组、变量控制等进行了严密设计。

（一）被试选取与分组

NTWS 职业学校 2014 级和 2015 级高职护理专业学生作为本实验的被试,分别处于二年级和三年级。吸痰项目 1404 班为实验班(51人),1405 班为对照班(51 人)。鼻饲项目 1512 班为实验班(57 人),1502 班为对照班(56 人)。被试已有知识水平和认知能力处于同一水平,没有显著差异,因此可视为同质的被试群体。被试以自然班参加实验,由实验教师随机指定其中一个班为实验组,另一班为对照组。

（二）变量控制

本实验是单因素实验,研究的是一个自变量与一个因变量之间的关系。因变量是项目教学效果,包括被试的笔试成绩和反应层、行为层、结果层的评估结果。自变量是信息技术应用。为了确保所观测到的实验结果的准确性,对干扰变量进行了有效控制,除了第四章实验总体设计中的 4 个主要干扰变量的控制外,本实验着重对信息技术应用进行控制,两组被试均接受项目教学,实验组接受信息技术手段辅助教学,对照组不接受且尽可能隔离信息技术手段,两组其他条件全部保持一致,即无关因子保持恒定不变。

实验组教师在项目呈现阶段使用 PPT、视频、图片等信息化资源促进被试对项目的理解。在项目实施过程中,给予相关网站资源、师生互动社交平台,如微信、QQ 等。在项目展示评价阶段,被试被鼓励运用信息化手段进行项目呈现,教师通过平台进行反馈。总之,在实验过程中,师生尽可能用到一切有利于项目完成的信息化手段辅助学习。而对照组被试在课堂上被隔离信息技术,教师采用传统的讲课加板书形式进行项目介绍,并告知被试课外不得使用信息技术手段辅助完成项目,被试在项目完成过程中尽可能不使用信息化手段。

第二节　实　验　过　程

一、实验项目简介

(一) 吸痰项目

1. 项目选取

吸痰是临床护理工作常用的护理方法之一,教学内容选自高职护理专业三年级的"基础护理技术"课程。该方法多用于呼吸道疾病患者的护理、危重病人抢救、新生儿护理等。本项目教师根据临床实际设计了 3 个项目供被试选择,分别是给慢性肺气肿患者吸痰、给气管插管患者吸痰、给新生儿吸痰,被试可以以小组为单位任选其中一个项目,通过仿真模拟和同伴角色扮演来完成项目。

2. 项目目标

学生能正确操作电动吸引器、中心吸引装置、注射器等给慢性肺气肿患者、危重病人、新生儿吸痰。学生不仅要掌握操作方法,还需要培养对病人和新生儿的关爱和高度负责的精神。

3. 项目成果预期

学生能够展示为患者吸痰的护理操作,制作并展示健康宣教简报,通过后测笔试。

(二) 鼻饲项目(同第四章)

二、实验前测

在每个项目的实验处理之前,提前通知被试预习所要学习的项目内容,然后进行前测。前测以笔试形式,两组同时进行,测试题的题型、题量及具体内容详见附录 11。确认两组被试的前测成绩无显著差异,才可对两组的后测成绩进行比较分析。但实际前测结果显示吸痰两组前测有显著差异,鼻饲两组前测无显著差异。

三、实验处理

(一) 实验组

教师采用 PPT 直观呈现项目,给学生观看吸痰的临床护理操作视频,展示项目的目标、步骤、成果;然后给出驱动问题,发放项目计划书和任务书,提供相关资源网站,在平台上推送微课和操作视频,引导被试分组讨论以细化驱动问题,在小组讨论过程中给予指导。被试以小组为单位合作学习,上网查找资料,在小组长带领下观看视频,提出问题,组内讨论,确定吸痰的护理流程,得出相关技能要点;组内轮流扮演角色进行操作练习并填写项目过程性文件。教师将临床护理专家邀请到班级学习群,供被试在群里与专家互动以解决相关问题。最后,被试完成项目作品的展示,包括操作的展示、健康宣教的展示并进行后测笔试。

(二) 对照组

教师告知被试项目名称和要求,发放项目计划书和任务书,引导被试分组讨论细化驱动问题,过程中给予指导。被试以实验组一样的项目步骤完成项目,但不采用信息技术手段。

表 5-1　实验组项目教学过程(以项目一吸痰为例)

教学过程	活动安排	教学资源
项目引入 (0.5 学时)	1. 以班级教学方式组织观看临床护理中三种常用吸痰护理方法(给慢性肺气肿患者吸痰、给气管插管患者吸痰、给新生儿吸痰)的视频,使学生了解本项目的项目目标和预期项目成果 2. 教师以讲述方式引入项目驱动问题,为学生拟订项目计划奠定基础	视频资料、图片

（续表）

教学过程	活动安排	教学资源
项目计划 （0.5 学时）	1. 学生围绕项目驱动问题展开讨论，教师加以引导点拨 2. 学生选择项目，进行分组，讨论并拟订项目计划 3. 教师发放任务书 4. 学生完成组内分工，明确各自的角色和任务	项目计划书、任务书
项目实施 （3 学时）	1. 学生查找资料，相互合作，小组讨论，解决项目驱动问题并细化问题，完成任务书上的任务，掌握吸痰护理的操作流程和注意事项 2. 教师演示操作，学生观看并提出问题 3. 教师讲解关键知识点与技能中的易错点，以及护患沟通的注意事项 4. 学生分组在模拟人上练习，并分角色轮换练习 5. 学生总结相关知识与技能要点，制作 PPT 和健康宣教简报，以巩固所学知识，选出本组代表展示演练，其他组员提出完善意见	项目过程文件、吸痰护理用物、模拟人
展示评价 （2 学时）	1. 小组代表展示项目学习成果，结合 PPT 讲解或解说简报 2. 小组代表展示吸痰护理操作，回答其他组的质疑 3. 学生讨论并比较针对三种不同病人进行吸痰的异同点 4. 教师引导学生对提出的问题进行讨论，并给出最终总结和点评意见	PPT、健康宣教简报、吸痰护理操作用物

四、实验后测与问卷访谈

为了避免练习效应，控制测验迁移的无关变量干扰，后测时打乱前测试题顺序和选项的顺序。对后测中的主观题和客观题成绩分别进行统计，以便更好地进行比较分析。在所有项目实验结束后对师生进行问卷，采集更多数据以便进行深入分析。对实验班和对照班的被试分别进行访谈,探究信息技术在项目学习过程中所起的作用。

第三节　结　果　分　析

由于本次两个项目的实验结果经过分析,发现存在较高的一致性,为了方便比对,避免重复,故将同一类数据组合在一起进行分析解读。在对比实验成绩前后测成绩的基础上对问卷结果进行分析,最后得出本实验的小结。

一、T 检验

本部分对实验前后测、项目教学效果问卷的数据进行配对样本 T 检验和独立样本 T 检验,以比较实验前后以及实验组与对照组之间的均值差异。

(一) 前后测笔试成绩配对样本 T 检验

利用配对 T 检验对实验组和对照组的吸痰和鼻饲两个项目的前后测成绩进行对比分析,结果如表 5-2 所示,实验组两个项目的前后测成绩之间都呈现显著差异,项目一为 $t = 28.14$,$p < 0.01$;项目二为 $t = 13.32$,$p < 0.01$。前后测差值分别是 46.28、28.32,实验组的后测平均得分明显高于前测平均得分。同样,对照组的前后测成绩之间也都有显著差异,项目一为 $t = 29.74$,$p < 0.01$;项目二为 $t = 12.34$,$p < 0.01$。前后测差值分别为 38.83、21.23,对照组的后测平均得分明显高于前测平均得分。

从以上分析可见,在这两个项目的实验中,各组被试的后测平均得分均明显高于前测平均得分,说明通过项目教学,两组都取得了一定的学习效果,但组间是否存在显著差异还有待独立样本 T 检验的进一步分析。

表 5-2　项目一吸痰、项目二鼻饲前后测笔试成绩配对样本 T 检验

项目	组别	配对情况	平均值±标准差	差值	t	p
项目一	实验组	后测	82.50±9.76	46.28	28.14	0.00
		前测	36.22±9.43			
	对照组	后测	69.51±7.53	38.83	29.74	0.00
		前测	30.68±10.46			
项目二	实验组	后测	77.09±10.52	28.32	13.32	0.00
		前测	48.76±11.90			
	对照组	后测	70.54±10.38	21.23	12.34	0.00
		前测	49.31±9.51			

资料来源：笔者根据测试成绩统计分析。

（二）前后测笔试成绩独立样本 T 检验

对项目一的前后测成绩进行独立样本 T 检验分析，结果如表 5-3 所示，前测为 $t = -2.79$，$p < 0.05$；后测为 $t = -7.48$，$p < 0.01$。这表明两组的前测和后测成绩均呈现显著差异。由于前测两组间有显著差异，导致后测缺乏可比性。于是进一步对前后测的差值和后测的增长幅度进行对比，发现实验组的后测差值明显高于对照组。由于对照组前测成绩偏低，导致后测增长幅度相对较高，两组间未呈现后测增长幅度方面的差异。

对项目二的前后测成绩进行独立样本 T 检验分析，结果如表 5-4 所示，前测为 $t = 0.27$，$p > 0.05$，两组间未呈现显著差异，说明后测具有可比性。后测为 $t = -3.30$，$p < 0.01$；后测主观题为 $t = -3.60$，$p < 0.01$。这表明两组的后测成绩和后测主观成绩均呈现显著差异，实验组的平均得分均明显高于对照组。进一步对比前后测差值和后测增长幅度，发现两组之间均呈现显著差异，分别是 $t = -2.20$，$p < 0.05$；$t = -2.54$，$p < 0.05$。实验组此两项均值明显高于对照组。

表 5-3　项目一吸痰前后测成绩独立样本 T 检验

项目	测试	N	组别	平均值±标准差	t	p
项目一	前测	51	实验组	36.22±9.43	−2.79	0.01
			对照组	30.68±10.46		
	后测		实验组	82.50±9.76	−7.48	0.00
			对照组	69.51±7.53		
	前后测差值		实验组	46.28±11.63	−3.55	0.00
			对照组	38.83±9.32		
	后测增长幅度		实验组	2.45±0.78	0.67	0.51
			对照组	2.59±1.26		

资料来源:笔者根据测试成绩统计分析。

表 5-4　项目二鼻饲前后测成绩独立样本 T 检验

项目	测试	N	组别	平均值±标准差	t	p
项目二	前测	57	实验组	48.76±11.90	0.27	0.79
		56	对照组	49.31±9.51		
	后测	57	实验组	77.09±10.52	−3.30	0.00
		56	对照组	70.54±10.38		
	后测主观题	57	实验组	37.64±6.21	−3.60	0.00
		56	对照组	32.91±7.53		
	后测客观题	57	实验组	39.45±6.64	−1.64	0.1
		56	对照组	37.63±4.96		
	前后测差值	57	实验组	27.33±16.33	−2.20	0.03
		56	对照组	21.23±12.87		
	后测增长幅度	57	实验组	1.69±0.51	−2.54	0.01
		56	对照组	1.48±0.33		

资料来源:笔者根据测试成绩统计分析。

（三）项目教学效果独立样本 T 检验

对实验组与对照组的项目教学效果进行独立样本 T 检验分析，结果如表 5-5 所示，项目学习后，实验组与对照组被试在反应层、行为层和结果层上均未呈现显著差异，p 值均大于 0.05。

综上所述，独立样本 T 检验的结果显示实验组与对照组之间在学习层上有显著差异，实验组优于对照组，但在反应层、行为层和结果层上未呈现显著差异，也就是说横向比较，组间没有显著差异。

表 5-5 实验组与对照组项目教学效果独立样本 T 检验

效果项	N	组别	平均值±标准差	t	p
反应层		实验组	3.63±0.55	0.67	0.5
		对照组	3.70±0.58		
行为层	56	实验组	3.56±0.52	1.39	0.17
		对照组	3.70±0.59		
结果层		实验组	3.65±0.64	1.74	0.08
		对照组	3.84±0.55		

资料来源：笔者根据问卷调查结果统计分析。

二、回归分析

本部分针对两组被试的全部样本数据进行分析，以探索信息技术应用在全组层面与项目学习的反应层、行为层和结果层 3 个变量之间的相关性以及影响关系，并对信息技术变量下的各题项与反应层、行为层、结果层的关系进行多元线性回归分析，以深入探究信息技术应用对项目教学效果的影响。

（一）信息技术应用与项目教学效果相关性分析

对两组被试问卷的结果进行信息技术与项目教学效果相关性分析，结果如表 5-6 所示，信息技术与项目教学效果的反应层、行为层和结果层之间均呈现显著相关,相关系数值分别为 0.670、0.824、0.786,均大于 0.6,说明二者之间有着强正相关关系。为了进一步探究信息技术如何影响项目教学效果,针对反应层、行为层、结果层分别进行多元线性回归分析。

表 5-6　信息技术应用与项目教学效果相关性分析

	平均值	标准差	信息技术	结果层	行为层	反应层
信息技术	3.8	0.55	1			
结果层	3.83	0.57	0.786	1		
行为层	3.76	0.55	0.824	0.812	1	
反应层	3.75	0.55	0.670	0.664	0.743	1

资料来源:笔者根据问卷调查结果统计分析。

（二）信息技术应用对反应层影响关系分析

将反应层作为因变量,将项目呈现、资料查找、课堂教学、师生沟通、成果展示评价 5 项作为自变量进行多元线性回归分析,结果如表 5-7 所示。模型通过 F 检验,且 R 平方值为 0.532,意味着这 5 项自变

表 5-7　信息技术应用对反应层影响关系的多元线性回归分析

	非标准化系数		标准化系数	t	p	VIF	R^2	调整 R^2	F
	B	标准误	Beta						
常数	1.221	0.252		4.836	0.000				
项目呈现	0.078	0.068	0.103	1.152	0.252	1.817			
资料查找	0.097	0.087	0.120	1.110	0.269	2.660	0.532	0.510	24.111
课堂教学	0.069	0.084	0.078	0.824	0.412	2.011			
师生沟通	0.347	0.071	0.470	4.891	0.000	2.088			
成果展示评价	0.067	0.081	0.082	0.822	0.413	2.253			

因变量:反应层

资料来源:笔者根据问卷调查结果统计分析。

量可以解释反应层 53.2% 的变化原因。其中,师生沟通的回归系数值为 0.347,大于 0,意味着其对反应层产生正向影响,说明在项目学习过程中,信息技术在师生沟通过程中使用越多,对被试的项目学习反应层产生的效果越好。

(三)信息技术应用对行为层影响关系分析

将行为层作为因变量,将项目呈现、资料查找、课堂教学、师生沟通、成果展示评价 5 项作为自变量进行多元线性回归分析,结果如表 5-8 所示。模型通过 F 检验,且 R 平方值为 0.743,意味着这 5 项自变量可以解释行为层 74.3% 的变化原因。其中,项目呈现、师生沟通、成果展示评价的回归系数值分别为 0.146、0.260、0.215,均大于 0,意味着这 3 项会对行为层产生正向影响,说明在项目学习过程中,信息技术在项目呈现、师生沟通和成果评价中使用越多,对被试的项目学习行为层产生的效果越好。

表 5-8　信息技术应用对行为层影响关系的多元线性回归分析

	非标准化系数		标准化系数	t	p	VIF	R^2	调整 R^2	F
	B	标准误	Beta						
常数	0.610	0.185		3.302	0.001				
项目呈现	0.146	0.050	0.194	2.927	0.004	1.817			
资料查找	0.089	0.064	0.111	1.384	0.169	2.660			
课堂教学	0.102	0.061	0.116	1.665	0.099	2.011	0.743	0.731	61.296
师生沟通	0.260	0.052	0.356	5.005	0.000	2.088			
成果展示评价	0.215	0.060	0.267	3.611	0.000	2.253			

因变量:行为层

资料来源:笔者根据问卷调查结果统计分析。

(四)信息技术应用对结果层影响关系分析

将结果层作为因变量,将项目呈现、资料查找、课堂教学、师生沟通、成果展示评价 5 项作为自变量进行多元线性回归分析，结果如表 5-9 所示。模型通过 F 检验，且 R 平方值为 0.677，意味着这 5 项自变量可以解释结果层 67.7% 的变化原因。其中，项目呈现、师生沟通、资料查找的回归系数值分别为 0.193、0.334、0.182，均大于 0，意味着这 3 项会对结果层产生正向影响关系，说明在项目学习过程中，信息技术在项目呈现、师生沟通、资料查找过程中使用越多，对被试项目学习的结果层产生的效果越好。

表 5-9　信息技术应用对结果层影响关系的多元线性回归分析

	非标准化系数		标准化系数	t	p	VIF	R^2	调整 R^2	F
	B	标准误	Beta						
常数	0.724	0.224		3.226	0.002				
项目呈现	0.193	0.061	0.237	3.183	0.002	1.817			
资料查找	0.182	0.078	0.211	2.342	0.021	2.660			
课堂教学	0.038	0.075	0.040	0.515	0.607	2.011	0.677	0.662	44.456
师生沟通	0.334	0.063	0.422	5.296	0.000	2.088			
成果展示评价	0.065	0.072	0.074	0.892	0.374	2.253			

因变量:结果层

资料来源:笔者根据问卷调查结果统计分析。

三、文本摘要分析

独立样本 T 检验分析发现实验组与对照组之间在学习层上的效果差异显著，但在反应层、行为层和结果层上未呈现显著差异。回归分析的结果显示信息技术对在全组层面反应层、行为层和结果层都有强相关关系，且产生正向影响。为了更深入地解读以上结果，对问卷的主观题答案和访谈记录文本进行摘要分析，通过对对照组主观题"您在项目学习中遇到了什么困难"的答案进行追踪，探究在没有信息技术应用的情况下,对照组遇到了哪些主要困难,分析信息技术应用起到怎样的作用,结果如表 5-10 所示。

表 5-10 信息技术应用中对照组学习困难摘要汇总表

主要困难	具体内容	备 注
资料查找	查资料太困难 很多资料缺少,无法独立完成所有操作 没有足够的资料来学习 问题太多找不到答案 资料查找困难,同学交流困难 无法全面整理资料,零碎 有些问题需要查询资料 有些问题不能彻底了解 不能坚持继续学习	无法通过信息技术手段获取资料
实践操作	操作方面还是不能独立 有时操作细节不是很熟练 动手操作有问题,不正确 操作时有些地方易错 操作不是很熟练 操作部分,有时候不会做 操作不太了解,不能很好学习细节 操作细节不能很好了解 不能准确明白自己的错误	缺少视频、微课等信息资源,只凭书本对操作的指导作用有限
项目成果展示	在大家面前展示,有些紧张 不怎么讲话,不上去展示 不会主动上去演讲 有时要上讲台汇报小组讨论结果,放不开 上台讲解的时候很紧张	可能因学习效果欠佳导致自信不足
其他	没有得到教师更多帮助 没有及时寻找教师帮助 不能及时与小组人员沟通 不能够非常好地完成小组任务 联系实际解决问题比较难 组员对知识没有全方位了解 临床工作与理论未结合	没有信息手段和平台与教师和校外专家保持随时联系和沟通

对照组遇到的困难主要体现在资料查找、实践操作、项目成果展示等4个方面。被试因无法通过信息技术手段获取所需的项目资料，导致不能独立完成所有操作、问题太多找不到答案、不能彻底理解，甚至感到无法坚持学习。在实践操作方面则表现为不独立、不熟练、不正确、不了解、不能自我评价、易出错。如果有相关操作视频、微课可以反复观看，这些问题可得到较好的解决。正因为学习中困难较多，所以在项目成果展示中的表现也较为消极，实验组则仅有一位被试表示紧张，比例明显低于对照组。被试反映没有得到教师的帮助，组员间沟通也困难等，则是因为课后无法借助信息技术手段，难以联系其他组员、教师和校外专家。

对实验组和对照组被试的访谈记录进行整理发现，丰富的信息资源对项目教学效果影响较大，在诸多资源中，视频资源的作用最为显著。此外，信息技术手段还可以突破时空限制，让被试及时获得教师的帮助，也对项目教学效果产生积极影响。从以下访谈资料中可以看出信息技术手段的作用。

1. 实验组被试访谈摘录

学生A：我们组主要用到操作视频、PPT讲解、微课、网站链接等信息技术手段。我觉得视频的帮助最大，可以照着做。

学生B：看视频仍然做不了的可以去问老师。

学生C：假如没有这些资源，我们几乎无法做项目。

学生D：信息化手段在项目实施过程中帮助最大。一开始可以看视频了解主要内容，知道要做什么，怎么做；过程中不会，可以再看；做完后可以与视频对比以发现问题。

学生E：书本和视频上内容有出入的时候，可以问老师和同学。

学生F：网上查看视频帮助较大，但有些视频比较理想化，就跟我们临床操作一样，很多东西其实可以变通。等看完视频，我会查些资料,看看到底有没有别的可能性,可不可以换一种方式,或者看哪一种方式更好一些,我觉得这也是可以思考的。

学生G:在书本上查找资料,还有视频、网上的资料。

学生H:主要是自己找网上的资料。还有老师推荐的资料。网站链接有的是我们自己找的。

学生I:我是学校技能团的,我们群里有现成的资料可以下载。

学生J:我们老师特别负责,她什么都发,有视频和微课,也有网站。老师发的更准确,比自己找的方便。

学生K:至于网上资料的价值或准确性,我觉得会有区别,我们学校里学的更简洁,网上的更复杂,自己可以总结提炼一些。

学生L:根据老师给的任务书上网查找资料,结合书本,获得所需的资料。

学生M:我主要在网上查了些文字资料,结合老师的操作视频,不清楚的可以问老师来判断对错。

2. 对照组被试访谈摘录

学生A:书本文字死板枯燥,特别是一些比较抽象的东西,比如手法之类的,看书根本不能明白,希望能看视频比较清楚,再加上老师给我们讲就更好。

学生B:因为没有通讯工具,没法上网,老师晚上不在学校,大家也都在学习,遇到的问题没法及时解决,一定要等到课后或老师在班上的时候才能再去找解决方法,去掌握细节。

学生C:发现问题的时候,自己尝试去解决,因为缺少资料,没法上网,或得不到老师及时的帮助,就没有办法解决。等到第二天老师来了,想寻求帮助时,可能就会忘记自己的问题出在哪里了,就没有能针对性地及时解决问题。

学生D:经验性的东西,看书做题根本不能获得,希望老师指导。

3. 实验教师访谈摘录

我给实验组视频、微课和拓展链接，他们还不会查文献。另外，我们班建了 QQ 群，可以跟校外专家联系，不过学生并没有主动联系，课后查资料不多，大多是课上查，可能还没习惯。课堂上，我会给时间让他们去查。我也给他们看临床见习和实习的视频资料，让他们知道以后到临床上实习时要做什么，观看下来感觉效果还是有的，学生的参与度明显高了。

生命体征测量题目中的体温测量，有两个学生，做得很好，会自己画图、总结。有的我没有指导，以小组讲课的形式进行，学生会自己画图。还有的会主动提出问题。有的学生会问我："老师我们可不可以用 PPT 的方式讲？"这个我一开始并没有要求，不过后来有好几个组都做了 PPT 上来展示，其中有一个做得很不错，组长作代表展示的，知识点讲得比较详细，还补充了各种体温表的展示，是我们教材上没有的。我提供了部分网址，他们自己上网查了以后整理的，展示的时候其他组也挺惊讶的。学生参与度高了，主动性增加了，组与组之间也有比较和竞争。期末考试有学生来跟我交流，他说："老师，我们对体温等生命体征部分的内容都不用复习，更不用背了，其他的我也都会了。"

采用信息化手段学生的参与度高，兴趣浓，学习效果也更好。尤其是理论知识，比较枯燥抽象，可能还要更多一些信息技术的手段方法，可以用微课方式，效果还是不错的。

通过对问卷主观题答案和访谈记录的汇集摘要分析，可以清楚地看出信息技术在项目教学过程中起到的作用，主要是在资料的获取、师生沟通、成果展示等阶段发挥着比较重要的作用。从资料形式上看，视频资料因为对被试产生视觉、听觉的双重刺激，而且可以反复观看，所以作用更显著。问卷访谈资料的分析结果进一步验证了实验定量数据的分析结果。

第四节　实　验　结　论

本章围绕信息技术应用对项目教学效果的影响,在两个年级针对不同班级开展了先后两个项目的实验。通过前后测成绩的比较和对问卷访谈结果的分析,发现两项实验的结果验证了研究假设 H_0,即信息技术应用与项目教学效果之间呈现正相关,信息技术应用能够提升项目教学效果。信息技术的应用对被试的笔试成绩以及反应层、行为层和结果层均产生积极的影响;拒绝虚假设 H_a,即信息技术应用与项目教学效果之间不具相关性。

一、信息技术应用对项目教学效果学习层产生显著的积极影响

从前后测成绩比较的结果来看,同样采用项目教学,有信息技术干预的实验组笔试成绩显著高于未采用信息技术的对照组。从分项比较结果看,客观题两组得分均值无显著差异,但主观题呈现显著差异。这可能与对照组也可以反复练习教师给予的任务单和测试题有一定关系。但总体成绩实验组显著高于对照组,因为实验组拥有微课、视频、网站等资源,对促进理解、强化记忆、增进学习效果起到较好的作用。

二、信息技术应用对被试组间的项目教学效果的反应层、行为层、结果层态度不产生差异性影响

两组被试在反应层、行为层和结果层方面的态度没有显著差异。这可能正是组间实验与单组实验的区别所在。如果是同一组被试,先后进行不同的实验处理,在是否采用信息技术手段方面会有明显的主观感受差异。但在不同的组别间进行实验时,因为缺乏参照,所以差异

性难以体现出来。

三、信息技术应用于师生沟通中会对被试的反应层产生积极影响

信息技术对被试全体来说,与反应层、行为层、结果层 3 个变量之间有强正相关关系,说明采用信息技术手段辅助项目学习会产生相当显著的促进效果。具体多元回归分析的结果显示,信息技术在师生沟通中的应用对被试反应层产生显著的积极影响。一方面,借助信息技术沟通的即时效应,能解决被试面临的问题,反之则不能,正如访谈中一位被试所述"因为放学后没法联系教师,等到第二天教师来了,我已经忘记我的问题是什么了"。另一方面,借助信息技术与教师沟通可以缓解面对面沟通给被试带来的焦虑和压力。基于信息技术的沟通既有实时性的优势,又有延时性的好处,被试对教师的提问或反馈,可以不立即做出反应,在思考后再回复,从某种程度上减轻了被试的焦虑感。实验教师在访谈中提到"以往从不问问题的学生,现在也开始问我问题",可见信息技术手段增加了师生沟通的频率,提高了沟通的效果。在项目学习过程中,信息技术手段在师生沟通中,使用程度越高,被试对项目学习反应层的认可度也会越高。

四、信息技术应用于项目呈现、师生沟通和成果展示评价中会对被试的行为层产生积极影响

信息技术在项目呈现、师生沟通和成果展示中的应用对行为层产生积极影响,具体表现为被试在自主学习、信息管理、自我管理、解决问题、沟通协调、学习评价等方面的能力得到有效提升。实验教师反映在成果展示前有被试主动要求通过 PPT 进行展示,以小组为单位制作了PPT,不仅条理清晰地呈现了本项目所涉及的知识技能内容,还进行了拓展,关注到护理行业发展的前沿技术、新的仪器设备及其功能,呈现

了课程目标未曾要求的内容。教师表示:"这个组的小组长上台展示时,其他组的组员都挺惊讶。"在小组合作进行成果展示的准备过程中,被试查找资料,组内讨论协商,对所找到的资料进行选择,并按一定的逻辑顺序组合,这一系列的活动无疑对被试行为层的各个方面都起到促进作用。

五、信息技术应用于项目呈现、资料查找和师生沟通中会对被试的结果层产生积极影响

项目学习过程中,在项目呈现、资料查找和师生沟通中采用信息技术手段会对被试的结果层产生积极影响。结果层是项目学习对组织产生的效应,这样的效应会反作用于被试个体,从而影响到项目学习的效果。访谈中发现沟通障碍是影响项目教学效果的重要因素之一,其与学生间的合作频次、合作效率、凝聚力和学习气氛是密切相关的。信息技术用于项目呈现,会促进被试对项目的理解,也使得沟通更加顺畅。运用信息技术进行资料查找也是促进合作频率和合作效率增加的重要因素。其彼此之间有着相辅相成的递增效应。

本 章 小 结

本章围绕信息技术应用对项目教学效果的影响进行了吸痰和鼻饲两个项目的实验,被试分别为 2014 级的两个自然班和 2015 级的两个自然班,由同一位实验教师采取轮组实验的方法进行实验,对实验组加以信息技术应用以促进项目教学过程,对照组隔离信息技术应用,其他变量保持恒定不变,尽量将干扰变量的因素控制在最小程度。本实验收集了前后测笔试成绩、项目学习效果问卷和师生访谈等数据,并应用 SPSS 23.0 进行配对样本 T 检验、独立样本 T 检验、相关性分析、回归

分析。对问卷主观题答卷和师生访谈资料进行了汇集摘要分析。

实验结果显示信息技术应用对实验组和对照组被试的笔试后测成绩产生差异性影响，实验组显著优于对照组。但是对被试的项目学习效果的反应层、行为层和结果层的影响，组间未呈现差异性。可能是由于轮组实验的原因，被试在完成问卷的过程中缺乏参照，所以差异性不能凸显出来。

经过对全样本的信息技术应用与项目教学效果的相关性进行分析，发现信息技术应用与项目教学效果的反应层、行为层和结果层均有强正相关关系。说明信息技术应用影响被试对项目学习的态度和感受，同时对被试的自主学习能力、自我管理能力、信息处理能力、分析和解决问题的能力、沟通协调能力、学习评价的能力等均产生影响，包括对学习同伴组织的学习效率和学习氛围等产生影响。进一步进行多元线性回归分析，发现信息技术在项目呈现、资料查找、师生沟通和项目成果展示中产生正向影响作用。访谈分析的结果显示，实验组的被试感到更容易理解项目目标，知道要怎么做。借助信息技术手段更容易获得资料和与教师、同学沟通。在项目成果展示阶段，实验组比对照组展示的成果质量更高，其成员也表现得更自信。

第六章 教学策略应用对项目教学效果的影响

　　项目教学过程是学生自主学习为主,教师引导为辅,让学生在特定情境中通过社会性互动自主建构意义的过程。针对这样的教与学,教师采取怎样的策略方能取得理想的效果;这些策略又会以何种方式对项目教学效果产生哪些具体的影响? 针对这些问题,本章进行了如下实验。实验目的是确定教学策略应用与项目教学效果是否相关、怎样相关,以及哪些教学策略有利于项目教学效果的提升。

第一节 实 验 设 计

　　本研究主要目的是确定自变量"教学策略"与因变量"项目教学效果"之间有无相关性及具体的影响关系。针对教学策略应用共设计两个项目的实验,面向高职护理三年级的被试进行反复实验,以验证实验假设,检验实验结果。两个实验项目的实验假设、变量控制方法、教学实施过程、数据采集工具、分析工具等均一致。

一、实验假设、对象及变量

(一)实验假设

1. H_0:教学策略应用与项目教学效果之间呈现正相关的关系,采用恰当的教学策略能提升项目教学效果。

2. H_a:教学策略应用与项目教学效果之间不具相关性。

（二）实验对象

NTWS 职业学校高职护理 2015 级 1507 班和 1508 班的学生作为本实验的被试。在两个项目中,1508 班为实验组,1507 班为对照组。

（三）变量

1. 自变量:项目教学中使用的教学策略。

2. 因变量:被试项目学习效果在反应层、学习层、行为层、结果层的体现。

二、实验的时间

本组实验始于 2017 年 2 月,止于 2017 年 5 月,先后进行了冷热疗和鼻饲两个项目的教学实验。每个项目实验的教学时间跨度为两周,其中课堂教学时间为每个项目 6 课时。除课堂学习外,学生利用课余时间进行资料搜索和合作探究学习。加上实验前的问卷、前测以及实验后的后测等,每个项目从设计到完成约一个月的时间。

三、控制手段

为了确保实验的信度与效度,特别对实验的方法选择、被试分组、变量控制等进行了严密设计。

（一）被试选取与分组

NTWS 职业学校高职护理专业 2015 级 1507 班和 1508 班学生为本实验的被试。由于 1508 班有 3 位被试后测和问卷数据缺,所以最后数据统计中,两次项目参与人数略有差异,冷热疗项目 1507 班为 56 人,1508 班为 52 人;鼻饲项目 1507 班为 56 人,1508 班为 55 人。被试处于三年级,已有知识水平和认知能力处于同一水平,没有显著性差异,可视为同质的被试群体。被试以自然班参加实验,由实验教师随机指定其中一个班为实验组，另一班为对照组。

（二）变量控制

本实验是单因素实验，研究的是一个自变量与一个因变量之间的关系。因变量是项目教学效果，包括笔试的成绩，操作的成绩，被试在反应层、行为层和结果层的评估结果。自变量是教学策略应用。为了确保所观测到的实验结果的准确性，除了第四章实验总体设计中的4个主要干扰变量的控制外，还对其他干扰变量进行了有效控制，即无关因子保持恒定不变。由同一实验教师采用轮组实验的方法进行实验，以抵消教师个人因素带来的实验组和对照组之间的差异。教师在实验组综合运用多种教学策略，在对照组仍按平时的日常教学，除此以外，两组其他条件全部保持一致。

第二节 实 验 过 程

一、实验项目简介

（一）冷热疗项目

1. 项目选取

冷热疗是临床护理工作常用的护理方法之一，教学内容选自高职护理专业三年级的"基础护理技术"课程。实验教师选择冷热疗中的冷疗部分，设计项目题为"冷疗—酒精擦浴"。冷热疗是通过用冷或热作用于人体的局部或全身，以达到止血、镇痛、消炎、降温和增进舒适的作用，是临床上常用的物理治疗方法。

2. 项目目标

学生能够了解冷、热疗法的效应，正确进行酒精擦浴，密切观察患者反应，并对治疗效果进行及时评价，以达到促进疗效、减少损伤发生的目的。

3. 预期的项目成果

学生能够展示为患者进行酒精擦浴的护理操作、通过后测笔试、进行 PPT 展示。

（二）鼻饲项目（同第五章）

二、实验前测

在每个项目的实验处理之前，首先对两组被试进行前测。前测以笔试形式，两组同时进行，测试题的题型、题量和具体内容详见附录 11。对前测成绩进行独立样本 T 检验，确保两组被试的元认知水平有显著差异。然后提前通知被试预习所要学习的项目内容，再进行第二次前测。前测结果显示两组被试的前测成绩无显著差异，两组的后测成绩可以进行比较分析。

三、实验处理

实验组与对照组按同样的流程完成酒精擦浴、鼻饲两个项目的学习，但实验组教师在各个环节使用更多的项目教学策略以促进项目的完成，改善学习效果。在引入阶段，教师采用目标期望策略，通过展示护理视频，激发被试对项目成果的期望，使其产生更强烈的参与项目实施的动机。学生对项目目标期望和整体项目目标的取向是项目与学习之间的黏合剂。①在项目计划阶段，利用分布式专长发展策略以发挥每个学生的作用，②即进行异质分组以发挥不同被试的专长，为了提高组内沟通与合作的效率，教师对组内分工采取零干预策略。在项目实施阶段，教师采用监督补偿策略，安排同组学生对组内基础偏弱和学习能力

---

① Andreas Hartmann, André Dorée. Learning between Projects More than Sending Messages in Bottles[J]. *International Journal of Project Management*, 2015(2):341—351.

② Anthony J. Petrosino. Integrating Curriculum, Instruction, and Assessment in Project-based Instruction: A Case Study of an Experienced Teacher[J]. *Journal of Science Education and technology*, 2004, 23(4):447—460.

欠缺的被试进行指导和督促，使其顺利达成项目学习目标。在总结评价阶段，教师采用思维导图、回顾反思等策略帮助被试共同建构新知。

表 6-1　项目教学过程（以酒精擦浴为例）

教学过程	活动安排	教学资源
项目引入（0.5 学时）	1. 以班级教学方式组织观看临床护理的酒精擦浴视频，使学生了解本项目的项目目标和预期项目成果 2. 教师以讲述方式引入项目驱动问题，为学生拟订项目计划奠定基础	视频资料、图片
项目计划（0.5 学时）	1. 学生围绕项目驱动问题展开讨论，教师加以引导点拨 2. 学生拟订项目计划 3. 教师发放任务书 4. 学生完成分组和组内分工，明确各自的角色和任务	项目计划书、任务书
项目实施（3 学时）	1. 学生查找资料，相互合作，小组讨论，解决项目驱动问题并细化问题，完成任务书上的任务，掌握酒精擦浴的操作流程和注意事项 2. 教师演示操作，学生观看并提出问题 3. 教师讲解关键知识点与技能中的易错点，以及护患沟通的注意事项 4. 学生分组在模拟人上练习，并分角色轮换练习 5. 学生总结相关知识与技能要点，制作 PPT 和健康宣教小抄报，以巩固所学知识，选出本组代表展示演练，其他组员提出完善意见	项目过程文件、酒精擦浴用物、模拟人
展示评价（2 学时）	1. 小组代表展示项目学习成果，结合 PPT 讲解或解说小抄报 2. 小组代表展示酒精擦浴操作，回答其他组的质疑 3. 教师引导学生对提出的问题进行讨论，并给出最终总结和点评意见	PPT、健康宣教小抄报、酒精擦浴操作用物

四、实验后测与问卷访谈

为了避免练习效应,控制测验迁移的无关变量干扰,后测时打乱前测试题顺序和选项。将后测成绩中的主观题和客观题成绩分别统计,以便更好地进行比较分析。在所有项目实验结束后对师生进行问卷,采集更多数据以便进行深入分析。对实验班和对照班的被试分别进行访谈,探究教学策略在项目学习过程中所起的作用。

第三节 结 果 分 析

本实验的分析思路是按分析方法进行分类,将同类分析放在一起,最后综合所有分析结果进行小结和讨论。

一、T检验

本部分对实验前后测及项目教学效果问卷的数据进行配对样本 T 检验和独立样本 T 检验,以比较实验前后变化情况以及实验组与对照组之间的均值差异。

（一）前后测笔试成绩配对样本 T 检验

在教学策略应用实验中,利用配对 T 检验对实验组和对照组在项目一、项目二中的前后测成绩进行对比分析,结果如表 6-2 所示。实验组两个项目的前后测之间都呈现显著差异,项目一为 $t = 25.51$, $p < 0.01$;项目二为 $t = 12.1$, $p < 0.01$。前后测差值分别为 39.77、22.35,实验组的后测平均得分明显高于前测平均得分。同样,对照组的前后测之间也有显著差异,项目一为 $t = 20.48$, $p < 0.01$;项目二为 $t = 8.84$, $p < 0.01$。前后测差值分别为 32.54、13.77,对照组的后测平均得分明显高于前测平均得分。

表 6-2 项目一冷热疗、项目二鼻饲前后测笔试成绩配对样本 T 检验

项目	组别	配对情况	平均值±标准差	差值	t	p
项目一	实验组	后测	72.18±10.86	39.77	25.51	0.00
		前测	32.41±3.45			
	对照组	后测	65.92±10.38	32.54	20.48	0.00
		前测	33.38±7.12			
项目二	实验组	后测	80.55±5.97	22.35	12.1	0.00
		前测	58.20±13.15			
	对照组	后测	76.31±8.07	13.77	8.84	0.00
		前测	62.54±12.44			

资料来源：笔者根据测试成绩统计分析。

从以上分析可见，在这两个项目的实验中，两组被试的后测平均得分均明显高于前测平均得分。从前后测差值来看，实验组均高于对照组，但两组间是否存在显著差异还有待进一步分析。

（二）前后测笔试成绩独立样本 T 检验

对项目一的前后测成绩进行独立样本 T 检验分析，结果如表 6-3 所示，实验组与对照组前测为 $t=0.87$，$p>0.05$，未呈现显著差异。后测成绩和前后测的差值呈现显著差异，分别为 $t=-2.93$，$p<0.01$；$t=-3.25$，$p<0.01$。后测的增长幅度也呈现显著差异（$t=-2.25$，$p<0.05$）。实验组此三项均值均明显高于对照组。

对项目二的前后测成绩进行独立样本 T 检验分析，结果如表 6-4 所示。实验组与对照组前测为 $t=1.76$，$p>0.05$，未呈现显著差异。后测和后测主观题成绩均呈现显著差异，分别为 $t=-3.09$，$p<0.01$；$t=-4.66$，$p<0.01$。实验组的后测和后测主观题平均得分均明显高于对照组。进一步对比前后测的差值和后测的增长幅度，发现均呈现显著差异，分别为 $t=-3.57$，$p<0.01$；$t=-3.2$，$p<0.01$。实验组此两项均值明显高于对照组。后测除客观题外，其他 4 项均值均呈现显著差异。

表 6-3 项目一冷热疗前后测笔试成绩独立样本 T 检验

项目	测试	N	组别	平均值±标准差	t	p
项目一	前测	49	实验组	32.41±3.45	0.87	0.39
		50	对照组	33.38±7.12		
	后测	49	实验组	72.18±10.86	−2.93	0.00
		50	对照组	65.92±10.38		
	前后测差值	49	实验组	39.77±10.91	−3.25	0.00
		50	对照组	32.54±11.23		
	后测增长幅度	49	实验组	2.25±0.39	−2.25	0.03
		50	对照组	2.05±0.49		

资料来源:笔者根据测试成绩统计分析。

表 6-4 项目二鼻饲前后测笔试成绩独立样本 T 检验

项目	测试	N	组别	平均值±标准差	t	p
项目二	前测	55	实验组	58.20±13.15	1.76	0.08
		56	对照组	62.54±12.44		
	后测	55	实验组	80.55±5.97	−3.09	0.00
		56	对照组	76.31±8.07		
	后测主观题	55	实验组	41.84±3.45	−4.66	0.00
		56	对照组	38.16±4.62		
	后测客观题	55	实验组	38.71±3.59	−0.71	0.48
		56	对照组	38.15±4.62		
	前后测差值	55	实验组	22.36±13.32	−3.57	0.00
		56	对照组	13.77±11.65		
	后测增长幅度	55	实验组	1.46±0.38	−3.20	0.00
		56	对照组	1.26±0.25		

资料来源:笔者根据测试成绩统计分析。

（三）项目教学效果独立样本 T 检验

对教学策略实验组与对照组项目教学效果进行独立样本 T 检验，结果如表 6-5 所示。实验组与对照组进行项目学习后，在反应层、行为层和结果层上均呈现显著差异，结果层为 $t=-5.92$，$p<0.01$；行为层为 $t=-4.95$，$p<0.01$；反应层为 $t=4.32$，$p<0.01$。实验班 3 项均值均显著高于对照班。

表 6-5　实验组与对照组项目教学效果独立样本 T 检验

效果项	N	组别	平均值±标准差	t	p
反应层	54	实验组	4.11 ± 0.49	-4.32	0.00
		对照组	3.66 ± 0.59		
行为层		实验组	4.18 ± 0.49	-4.95	0.00
		对照组	3.71 ± 0.51		
结果层		实验组	4.20 ± 0.51	-5.29	0.00
		对照组	3.69 ± 0.50		

资料来源：笔者根据问卷调查结果统计分析。

二、回归分析

本部分首先对教学策略应用与项目学习的反应层、行为层和结果层之间的关系进行相关性分析，在此基础上，再针对教学策略的各题项与反应层、行为层、结果层的关系进行多元线性回归分析，以深入探究哪些策略对项目教学效果产生影响关系及其方向和程度。此外，本部分还对教学策略与项目学习的困难、学生期望每学期项目学习次数之间的关系进行相关性分析和多元线性回归分析，以深入探究教学策略与这两个变量的相关性以及影响关系。

（一）教学策略与项目教学效果相关性分析

对两组被试问卷的结果进行教学策略与项目教学效果相关性分析，

结果见表 6-6。教学策略与项目教学效果在反应层、行为层和结果层的相关系数值分别为 0.660、0.785、0.821，均大于 0.6，可见两者之间有着强正相关关系。为了进一步探究教学策略如何影响项目教学效果，针对反应层、行为层、结果层分别进行单元线性回归和多元线性回归分析。

表 6-6　教学策略与项目教学效果相关性分析

	平均值	标准差	教学策略	结果层	行为层	反应层
教学策略	3.97	0.54	1			
结果层	3.95	0.56	0.821	1		
行为层	3.94	0.55	0.785	0.817	1	
反应层	3.88	0.59	0.660	0.681	0.795	1

资料来源：笔者根据问卷调查结果统计分析。

（二）教学策略对项目教学效果的影响关系分析

将反应层、行为层、结果层作为因变量，教学策略作为自变量进行单元线性回归分析，结果如表 6-7 所示。模型均通过 F 检验，且 R 平方值依次为 0.436、0.633 和 0.568，意味着教学策略可以分别解释反应层、行为层、结果层 43.6%、63.3% 和 56.8% 的变化原因。其中，反应层、行为层、结果层的回归系数值依次为 0.719、0.783、0.803，意味着教学策略对这 3 个层面均产生正向影响。具体教学策略的哪些方面对反应层、行为层和结果层产生影响，见进一步的多元线性回归分析。

表 6-7　教学策略对项目教学效果的单元线性回归分析

因变量	自变量	非标准化系数		标准化系数	t	p	VIF	R^2	调整 R^2	F
		B	标准误	Beta						
反应层	教学策略	0.719	0.080	0.660	9.046	0.000	1	0.436	0.430	81.835
行为层	教学策略	0.783	0.057	0.796	13.789	0.000	1	0.633	0.630	190.131
结果层	教学策略	0.803	0.067	0.754	12.027	0.000	1	0.568	0.564	144.659

资料来源：笔者根据问卷调查结果统计分析。

将反应层作为因变量,将及时的指导、解决问题的指导、项目方法指导、理论知识指导、实践操作指导、查找资料方法指导 6 项作为自变量进行多元线性回归分析,结果如表 6-8 所示。模型通过 F 检验,R 平方值为 0.505,意味着这 6 项自变量可以解释反应层 50.5% 的变化原因。其中,及时指导的回归系数值为 0.250,大于 0,意味着其对反应层产生正向影响关系。解决问题的指导的回归系数值为 0.408,大于 0,说明其对反应层也呈正向影响关系。

表 6-8　教学策略对反应层影响关系的多元线性回归分析

	非标准化系数		标准化系数	t	p	VIF	R^2	调整 R^2	F
	B	标准误	Beta						
常数	0.850	0.315		2.700	0.008				
及时的指导	0.250	0.125	0.239	1.994	0.049	2.929			
解决问题的指导	0.408	0.122	0.414	3.349	0.001	3.117			
项目方法指导	0.123	0.127	0.133	0.967	0.336	3.858	0.505	0.475	17.165
理论知识指导	0.016	0.118	0.019	0.138	0.891	3.722			
实践操作指导	−0.053	0.107	−0.058	−0.500	0.618	2.715			
查找资料方法指导	0.020	0.102	0.022	0.200	0.842	2.529			

因变量:反应层

资料来源:笔者根据问卷调查结果统计分析。

将行为层作为因变量,将及时的指导、解决问题的指导、项目方法指导、理论知识指导、实践操作指导、查找资料方法指导 6 项作为自变量进行多元线性回归分析,结果如表 6-9 所示。模型通过 F 检验,R 平方值为 0.632,意味着这 6 项自变量可以解释行为层 63.2% 的变化原因。其中,及时指导和解决问题的指导的回归系数分别为 0.207 和

0.251，均大于 0，意味着其对行为层产生正向影响。

表 6-9　教学策略对行为层影响关系的多元线性回归分析

	非标准化系数		标准化系数	t	p	VIF	R^2	调整 R^2	F
	B	标准误	Beta						
常数	0.673	0.255		2.641	0.010				
及时的指导	0.207	0.101	0.211	2.045	0.043	2.929			
解决问题的指导	0.251	0.098	0.271	2.547	0.012	3.117			
项目方法指导	0.063	0.103	0.073	0.615	0.540	3.858	0.632	0.610	28.936
理论知识指导	0.099	0.096	0.121	1.038	0.302	3.722			
实践操作指导	0.049	0.086	0.057	0.569	0.570	2.715			
查找资料方法指导	0.155	0.082	0.181	1.890	0.062	2.529			

因变量：行为层

　　资料来源：笔者根据问卷调查结果统计分析。

　　将结果层作为因变量，将及时的指导、解决问题的指导、项目方法指导、理论知识指导、实践操作指导、查找资料方法指导 6 项作为自变量进行多元线性回归分析，结果如表 6-10 所示。模型通过 F 检验，且 R 平方值为 0.699，意味着这 6 项自变量可以解释结果层 69.9％ 的变化原因。其中，及时的指导和查找资料方法指导的回归系数值分别为 0.333 和 0.231，均大于 0，意味着其对结果层产生正向影响。

（三）教学策略与项目学习困难的关系性分析

　　为探究教学策略的使用能否减少被试项目学习的困难，对两组被试的教学策略与项目学习困难进行相关性分析，结果如表 6-11 所示。教学策略与项目计划拟订之间的相关系数值为 −0.253，可见两者之间有着较弱的负相关关系。具体影响关系见进一步的回归分析。

表 6-10　教学策略对结果层影响关系的多元线性回归分析

	非标准化系数		标准化系数	t	p	VIF	R^2	调整R^2	F
	B	标准误	Beta						
常数	0.442	0.235		1.880	0.063				
及时的指导	0.333	0.094	0.332	3.556	0.001	2.929			
解决问题的指导	0.091	0.091	0.097	1.001	0.319	3.117			
项目方法指导	0.123	0.095	0.138	1.290	0.200	3.858	0.699	0.681	39.030
理论知识指导	0.063	0.088	0.076	0.717	0.475	3.722			
实践操作指导	0.046	0.08	0.052	0.575	0.567	2.715			
查找资料方法指导	0.231	0.076	0.264	3.039	0.003	2.529			

因变量:结果层

资料来源:笔者根据问卷调查结果统计分析。

表 6-11　教学策略与项目学习困难的相关性分析

	平均值	标准差	教学策略	项目计划拟订	资料获取	表格填写	无法判断	沟通合作	失去信心	成果展示	项目评价
教学策略	3.97	0.54	1								
项目计划拟订	1.48	0.50	−0.253	1							
资料获取	1.45	0.50	0.125	0.052	1						
表格填写	1.55	0.50	−0.085	0.245	0.158	1					
无法判断	1.34	0.48	0.082	−0.227	−0.148	−0.204	1				
沟通合作	1.59	0.49	−0.163	0.045	0.074	0.039	0.003	1			
失去信心	1.76	0.43	−0.044	0.153	0.209	0.139	0.041	0.238	1		
成果展示	1.62	0.49	0.046	0.060	0.100	−0.061	−0.079	0.244	0.140	1	
项目评价	1.72	0.45	0.069	0.060	0.233	0.099	0.012	0.033	0.134	0.324	1

资料来源:笔者根据问卷调查结果统计分析。

（四）教学策略对项目计划拟订的影响关系分析

将项目计划拟订作为因变量，将教学策略作为自变量进行单元线性回归分析，结果如表 6-12 所示。模型通过 F 检验，R 平方值为 0.064，意味着教学策略可以解释项目计划拟订情况中 6.4％ 的变化原因。回归系数值为 -0.236，大于 0，意味着教学策略对项目计划拟订产生负向影响，即教学策略使用越得当，被试在项目计划拟订中感受到的困难程度越低。

表 6-12　教学策略对项目计划拟订的影响关系单元线性回归分析

| | 非标准化系数 | | 标准化系数 | t | p | VIF | R^2 | 调整 R^2 | F |
	B	标准误	Beta						
常数	2.418	0.351		6.885	0.000		0.064	0.055	7.239
教学策略	-0.236	0.088	-0.253	-2.691	0.008	1			

因变量：项目计划拟订

资料来源：笔者根据问卷调查结果统计分析。

（五）教学策略与每学期项目学习次数期望的相关性分析

为探究教学策略应用是否影响被试对每学期项目学习次数的期望，对两组被试的教学策略与每学期项目学习次数期望进行相关性分析，结果如表 6-13 所示。教学策略与每学期项目学习次数期望之间的相关系数值为 0.305，可见两者之间有着较强的正相关关系。具体影响关系见进一步的回归分析。

表 6-13　教学策略与每学期项目学习次数期望的相关性分析

	平均值	标准差	教学策略	每学期项目学习的次数
教学策略	3.97	0.54	1	
每学期项目学习次数期望	3.48	0.91	0.305	1

资料来源：笔者根据问卷调查结果统计分析。

（六）教学策略对每学期项目学习次数的影响关系分析

将每学期项目学习次数作为因变量，将教学策略作为自变量进行单元线性回归分析，结果如表 6.14 所示。模型通过 F 检验，R 平方值为 0.093，意味着教学策略可以解释每学期项目学习次数 9.3% 的变化原因。回归系数值为 0.517，大于 0，意味着教学策略对每学期项目学习次数产生正向影响。

表 6-14　教学策略对每学期项目学习次数的影响关系单元线性回归分析

	非标准化系数		标准化系数	t	p	VIF	R^2	调整 R^2	F
	B	标准误	Beta						
常数	1.428	0.628		2.275	0.025		0.093	0.085	10.887
教学策略	0.517	0.157	0.305	3.300	0.001	1			

因变量：每学期项目学习的次数

资料来源：笔者根据问卷调查结果统计分析。

三、卡方分析

借助卡方分析法比较教学策略实验组被试与其他 4 个组别被试在学习效果上的差异，分析结果如表 6-15 所示。

利用卡方分析研究教学策略实验组与其他 4 个组别在反应层、行为层和效果层上的差异关系，结果如表 6-15 所示。3 项均呈现显著差异，$p < 0.01$，说明在项目教学效果上这 5 个组别间有显著差异，教学策略实验组的 3 项均值都明显高于其他组。

表 6-15　平行班级项目教学效果的差异性分析

效果项	N	组别	平均值±标准差	t	p
反应层	56	信息技术实验组	3.63±0.55	8.11	0.00
	56	信息技术对照组	3.70±0.58		
	54	教学策略实验组	4.11±0.49		
	54	教学策略对照组	3.66±0.59		
	58	教师的能力素养实验组	3.66±0.38		
行为层	56	信息技术实验组	3.56±0.52	12.23	0.00
	56	信息技术对照组	3.70±0.59		
	54	教学策略实验组	4.18±0.49		
	54	教学策略对照组	3.71±0.51		
	58	教师的能力素养实验组	3.66±0.46		
结果层	56	信息技术实验组	3.65±0.64	9.22	0.00
	56	信息技术对照组	3.84±0.55		
	54	教学策略实验组	4.20±0.51		
	54	教学策略对照组	3.69±0.50		
	58	教师的能力素养实验组	3.77±0.48		

资料来源：笔者根据问卷调查结果统计分析。

四、事后检验

在卡方分析的基础上进行事后检验，对各组被试项目教学效果进行两两比较分析，以便更加清晰地把握差异所在，分析结果见表 6-16。在反应层、行为层和结果层上，教学策略实验组被试的项目教学效果均明显高于其余 4 个组的被试。

表 6-16　各组别项目教学效果的事后检验分析

效果项	N	组别	平均值±标准差	F	t	p
反应层	56	信息技术实验组	3.63±0.55	8.11	0.00	教学策略实验组＞信息技术对照组；教学策略实验组＞教师的能力素养实验组；教学策略实验组＞教学策略对照组；教学策略实验组＞信息技术实验组
	56	信息技术对照组	3.70±0.58			
	54	教学策略实验组	4.11±0.49			
	54	教学策略对照组	3.66±0.59			
	58	教师的能力素养实验组	3.66±0.38			
行为层	56	信息技术实验组	3.56±0.52	12.23	0.00	教学策略实验组＞信息技术对照组；教学策略实验组＞教师的能力素养实验组；教学策略实验组＞教学策略对照组；教学策略实验组＞信息技术实验组
	56	信息技术对照组	3.70±0.59			
	54	教学策略实验组	4.18±0.49			
	54	教学策略对照组	3.71±0.51			
	58	教师的能力素养实验组	3.66±0.46			
结果层	56	信息技术实验组	3.65±0.64	9.22	0.00	教学策略实验组＞信息技术对照组；教学策略实验组＞教师的能力素养实验组；教学策略实验组＞教学策略对照组；教学策略实验组＞信息技术实验组
	56	信息技术对照组	3.84±0.55			
	54	教学策略实验组	4.20±0.51			
	54	教学策略对照组	3.69±0.50			
	58	教师的能力素养实验组	3.77±0.48			

资料来源：笔者根据问卷调查结果统计分析。

五、节点编码分析

在定量数据分析的基础上，借助 Nvivo 11 质性分析软件对问卷的主观题答卷内容进行节点编码和词频查询，并绘制节点编码图。"您在项目学习中的收获"一题的节点编码的结果如图 6-1 和图 6-2。对实验

组和对照组的项目学习收获的节点编码结果进行比较分析，以探究教
学策略应用对被试项目学习效果的作用。两组被试均在自主学习能
力、团队合作能力、知识掌握、实践能力、学习效率、学习兴趣、沟通交
流、合作学习方面获得了一定的收获，但实验组比对照组多出一个节点
为解决问题的能力。排在前3位的均是自主学习能力、团队合作能力
和知识掌握，但两组在这3个节点上的频次略有不同。

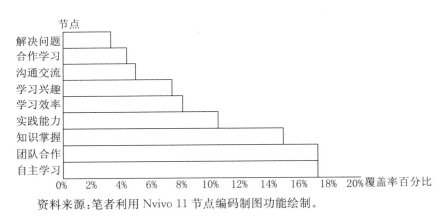

资料来源：笔者利用 Nvivo 11 节点编码制图功能绘制。

图 6-1　教学策略应用实验组项目学习收获节点编码图

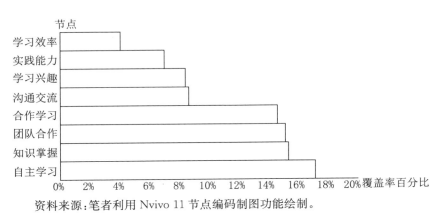

资料来源：笔者利用 Nvivo 11 节点编码制图功能绘制。

图 6-2　教学策略应用对照组项目学习收获节点编码图

对各节点的覆盖率进行深入比较后发现,两组间在项目学习收获上存在一定差异。如图 6-3 所示,在实践能力、团队合作、学习效率和解决问题能力上实验组优于对照组,尤其是解决问题能力上对照组没有此节点。在沟通交流和合作学习上对照组明显高于实验组。在知识掌握和学习兴趣上对照组略高于实验组。这说明教学策略的应用有助于提高被试的实践能力。教师适时的引导能缓解组内的矛盾分歧,有利于团队合作。教学策略应用对提高教学效率的作用显著,对解决问题能力的培养明显比对照组好,这与回归分析的结果是一致的。对照组因为教师未应用适当教学策略,导致被试自主学习的难度相对增加,被试之间相互依赖性增强,所以沟通交流和合作学习更多。另外,学习难度增加则挑战性增强,学习兴趣也略有提高,被试对知识掌握的自我感受略强。

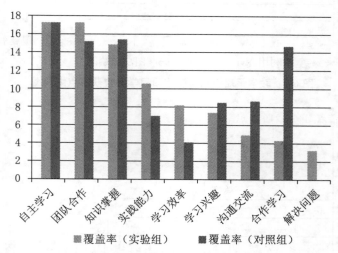

资料来源:笔者利用 Nvivo 11 节点编码制图功能绘制。

图6-3　教学策略应用实验组与对照组项目学习收获节点覆盖率比较

六、文本摘要分析

从节点编码分析可见,教学策略应用对被试的实践能力、团队合作、学习效率和解决问题能力均有显著影响。为进一步深入分析其具体情况,对访谈的文本进行摘要分析。

(一) 教学指导策略使用的时机和方法

针对访谈问题"教师什么时候给予什么样的指导您感觉最有效?"进行摘录整理后发现,在项目启动环节,教师的指导有利于学生对项目意义和项目目标的理解,驱动问题的设计和教师引导被试进行驱动问题的讨论对被试的帮助较大。在项目实施过程中,教师及时发现问题并加以指导也对项目学习有较好的促进作用。项目成果的展示环节,教师的点评有画龙点睛的作用,能使被试在项目学习过程中一些不确定的知识点或技能点的细节更清晰明确,取得更好的效果。此外,对于不同认知风格的被试,要因材施教,总有一些被试欠缺把握重点难点的能力,需要来自教师的指导,因此对这部分被试来说,教师指导策略显得格外重要。

1. 实验组被试访谈摘录

学生 A:一开始给的驱动问题,引导我们讨论得出结论,比自己看书效果好,能学到更多。

学生 B:项目一开始和快结束的时候。就是一开始老师为我们展示目标,告诉我们这个项目要解决什么问题,让我们有了初步的方向。在快结束的时候,老师会告诉我们哪些地方做得不够好,如何还可以更好,进行点评,出现的问题我们也能及时改正。

学生 C:一开始老师会给我指导项目应该怎么做。过程中出现了问题,自己没有发现,同学也没有发现,这时候老师发现了,给我提示,我觉得很有帮助。还有老师会发现大家共性的问题,集中指导,也很有帮助。

学生 D：我觉得是最后的环节，评价的环节最有效。

学生 E：最后展示的时候老师点评，让我们知道对错和好坏。

学生 F：自己做完项目后，会有些问题和困惑，实在无法完全搞明白的时候，去问老师，老师一点马上就感觉通了。

2. 实验教师访谈摘录

访谈者：您感觉在什么时候给予什么样的指导最有效?"

被访者：我感觉学生做操作的时候需要指导，自主学习理论的时候不需要，因为理论他们能懂；而操作的时候有些是判断性的东西，就会有各种问题。在项目启动、任务布置、搜索资料以及总结评价这几个环节指导发挥的作用比较大。

访谈者：通常您怎么进行指导?

被访者：上课的时候理论指导比较少，但有时学生们不太会拓展，动手操作不太会，有时视频看完了，虽然理论知识他们懂，但操作起来就会有问题，这时需要老师给予指导。对项目进行点评的作用比较大。有一次是在教学过程中点评的，点评后我观察他们有没有出现之前的问题，实验组完全改掉了，对照组没能都改掉。学生也跟我反映说点评环节对他们作用最大。

访谈者：在过程中有没有发生让你留下最深刻印象的事情?

被访者：有，我的课代表。她平时成绩很好，但在交代项目的过程中，她说不知道怎么写，我就告诉她怎么做就怎么写，如实记录。她前测结果比较差，主要是不善于自己学。学完这个项目后，她要求老师再给她讲一下。大部分学生通过项目学习能掌握得很好，有的还需要老师对重难点进行提炼，她才知道要学什么。对这种学生，个别指导就很有必要。

（二）项目教学策略应用分析

以上分析了教学指导策略使用的时机和方法，不过在本实验中，教师使用的策略远不止指导策略，只是其最容易使被试有所体会，为了更好地总结项目教学的策略,对访谈记录中实验教师所使用的策略进行归类分析,摘要如下。方括号内为作者总结。

在项目启动的时候,我跟对照班说我们要换一种方式,以自主学习为主,然后展示了项目目标。在实验班我不仅展示了目标,还告知学生测试的要求,并且给他们观看了项目成果展示的视频,采取头脑风暴的形式对驱动问题进行讨论,使学生更明确地知道要什么,怎么做。[激发学习期望策略]

在项目启动初期,我对实验班交代了怎么预习,可以寻找哪些资料,有哪些资源可以利用,围绕什么问题讨论,并提供了视频等资料,主要是教了他们方法。我也邀请了临床护理专家进入班级QQ群,这样学生可以随时与临床专家互动。[资源策略]

实验班的分组我有干预,我把几个平时成绩和能力特别差的分到好组里,同时和组长提出要求,督促他们参与和完成项目任务。但是小组合作是他们各人领任务的,这个我并没有安排。[分布式专长发展策略、合作互动策略]

操作中问题还是不少,即使他们不问我,我在他们做的过程中也会问他们。[过程监督策略、激励反馈策略]

项目最前面的驱动问题,其实这个细化的驱动问题就是重点和难点,我引导他们在操作的过程中去回忆理论要点。例如,胃管插入的长度很重要,但我观察发现对照班的只管插进去就好,把握不住关键点。实验班我就给他们设置了临床护理工作情境,然后要求他们边做边说。[建立认知结构策略]

引导学生自己进行讨论。例如,冷热疗项目教学过程中,在实验班我将乙醇擦浴和床上擦浴进行了比较,然后引导大家讨论异同点以及为什么。[建立认知结构策略]

我觉得学习的思路很重要,其实学生就是差这个(思路)。只会死记,不会贯穿,没有思路。对一个章节一个项目的结构框架没

有准确把握。我带着他们按照项目过程,一起回忆相关的理论和实践,就是结构框架。[回顾反思策略、建立认知结构策略]

项目成果展示评价有评分标准,对照班就是像考试那样。实验班有讨论,有交流和反馈。例如,昏迷病人插管和普通病人插管有何不同,如何验证胃管在胃内?找资料给引导,插管插到哪里?是哪个系统的,解剖结构有什么特点?每组一名学生代表进行项目展示,过程中出现的问题,我都罗列在黑板上,最后引导大家讨论,进行归纳总结,突出重点和难点。[生成性总结评价策略]

实验教师在项目启动的时候采用了目标期望策略,通过视频让学生直观地感受到项目成果并明确考核要求。从教育心理学角度来说,任何一种学习都是通过结果得以强化的,对项目成果的期望可以更多地激发被试项目学习的兴趣和动机。在资料查找方面,实验教师主要进行方法指导,引导查找方向,为被试搭建了脚手架,但查找的过程由被试自主完成。

前期分析发现项目教学中小组成员的沟通不畅、分歧矛盾等是影响项目教学效果的重要因素之一。本实验中,教师对分组进行了干预,采取组内异质、组间同质的分组方法,以提高组员之间合作学习的效率,并充分发挥小组长的监督指导作用。小组长帮助组内其他成员,因为教学相长的原理,这种方法对双方都是有利的。但组内的任务分工,教师并未干预,而是由组员协商确定,使其对项目任务的分工有一个协商和认可的过程,实施起来会比教师指定任务更顺畅。

项目教学虽以学生自主学习为主,但教师还是要"放手不放眼"。实验教师通过巡回、观察、提问等方法对项目过程进行监督、指导和评价,有利于提高项目完成的质量。

实验教师综合运用了3种知识指导的策略,将知识的学习有机地渗透到项目完成的过程。策略一是引导回忆,教师设置了临床情境让被试根据操作步骤边做边说,使理论知识与实践操作同步习得。策略二是运用产婆术，引导被试进行比较分析，自主建构新知。策略三是建构认知结构，形成以项目为主线的理论与实践知识体系。

　　总结评价阶段，实验教师采用了生成性评价策略，不仅对照标准进行评价，更重要的是引导被试质疑、讨论、交流、反馈。教师归纳总结，对被试在评价过程中产生的问题进行指导，更具针对性，对已有的项目学习成果起到查漏补缺和拓展延伸的作用。

第四节　实 验 结 论

　　本章针对教学策略应用对项目教学效果的影响开展了先后两个项目的实验，通过前后测成绩的比较和对问卷访谈结果的分析，发现两项实验的结果验证了研究假设 H_0，即教学策略应用与项目教学效果之间呈现正相关的关系，采用恰当的教学策略能提升项目教学效果。实验组进行教学策略干预后，被试的笔试成绩以及反应层、行为层和结果层情况均显著优于对照组；拒绝虚无假设 H_a，即教学策略应用与项目教学效果之间不具相关性。

一、教学策略对项目教学的学习层产生显著的积极影响

　　从笔试前后测成绩分析结果来看，进行教学策略干预的实验组受益明显高于对照组。除项目二的后测客观题成绩未呈现显著差异外，其余后测成绩均呈现显著差异。客观成绩在一定程度上受练习效应的影响，可能是导致差异不显著的原因。

二、教学策略对被试项目教学效果的反应层、行为层、结果层产生差异性影响

　　从问卷分析结果来看，实验组被试的项目学习效果在反应层、行为

层和结果层均优于对照组,说明教学策略的适当应用能有效促进被试在这 3 个层面上的效果。

三、教学策略对项目教学效果产生强正相关关系且影响作用显著

教学策略对被试项目教学效果产生显著的影响,且两者为正相关关系,表明教学策略对项目教学效果有明显的促进作用。在项目学习过程中,教学策略使用越得当,被试项目学习在 3 个层面上就会越有效。具体表现为在项目学习过程中,教师越是及时指导,被试对项目学习的反应层的认可度也会越高;教师越是及时提供解决问题的指导,被试对项目学习的行为层的改变越显著;教师越是及时提供查找资料方法的指导,被试对项目学习的结果层的改变越显著。

四、教学策略应用可减少学生项目学习中的困难体验

教学策略与项目学习困难之间呈现负相关关系,也就是说教学策略使用越恰当,被试项目计划拟订中的困难程度就越低。项目计划拟订是项目学习的重要开端,直接关系项目学习的方向和成败。在实际项目学习过程中,被试在项目计划拟订中会遇到各种困难,主要源于对项目目标和驱动问题缺乏理解,教师如能运用恰当的策略突破此难点,可减轻被试在项目计划拟订中的困难体验。

五、教学策略应用影响学生对项目学习频次的态度

如前所述,教学策略使用越恰当,越能直接影响被试项目学习的反应层的效果,使其产生积极的态度和参与动机。线性回归分析发现教学策略使用越得当,被试期望的每学期项目学习次数越多。在项目学习过程中,教学策略使用得当可以增加被试对每学期项目学习次数的期望。

六、教学策略应用的干预效果优于信息技术应用和教师能力素养

对 5 个组别被试项目教学效果反应层、行为层和结果层进行卡方分析，发现组别间呈现显著差异。进一步进行事后检验分析，发现教学策略实验组在项目教学效果上显著优于其他 4 组被试，说明教学策略是项目教学效果最为重要的影响因素，信息技术和教师的能力素养均不及教学策略产生的影响大。当然信息技术也可视作一种策略，而教师的能力素养也是通过策略产生影响作用。教学策略的应用对提高项目教学效果起到决定性的作用。对策略的准确把握和恰当应用或许可以弥补教师个体之间的差异。

本 章 小 结

本章围绕教学策略应用对项目教学效果的影响进行了冷热疗和鼻饲两个项目的实验，被试分别为 2015 级的两个自然班，由同一位实验教师采取轮组实验的方法进行，实验组教师综合应用多种项目教学策略以提升项目教学效果，对照组则不进行干预，其他变量保持恒定不变，尽量将干扰变量的因素控制在最小程度。

本实验收集了前后测笔试成绩、项目学习效果问卷和师生访谈等数据，并应用 SPSS 23.0 进行配对样本 T 检验、独立样本 T 检验、相关性分析、回归分析、卡方分析、事后检验。对问卷主观题答卷和师生访谈资料进行了汇集摘要分析。采用 Nvivo 11 质性资料分析软件对收集的文本资料进行了节点编码、词频查询、节点编码制图等分析。对访谈资料进行了文本摘要分析。

实验结果显示教学策略应用对实验组和对照组被试的笔试后测成

绩产生差异性影响,实验组显著优于对照组。同时对被试的项目学习效果的反应层、行为层和结果层的影响,组间也呈现差异性,同样是实验组显著优于对照组。

进一步进行教学策略应用与项目教学效果的相关性分析,发现教学策略应用与项目教学效果的反应层、行为层和结果层均呈强正相关。说明教学策略应用影响被试对项目学习的态度和感受,同时对被试的自主学习能力、自我管理能力、信息处理能力、分析问题和解决问题的能力、沟通协调能力、学习评价的能力等均产生影响,包括对学习小组的学习效率和学习氛围等也产生影响。进一步进行多元线性回归分析,发现教师的及时的指导、解决问题的指导和项目资料查找方法的指导对反应层、行为层、效果层产生正向影响作用。

教学策略的应用还能减少被试对项目学习困难的体验,尤其能减轻被试项目计划拟订的困难,同时增加被试对每学期项目学习次数的期望。横向比较发现,教学策略应用实验组的项目学习效果优于本研究中其他 4 个组别,说明教学策略的应用对提高项目教学效果起到决定性的作用。对策略的准确把握和恰当应用或许可以弥补教师个体之间的差异。

通过问卷和访谈文本分析,发现在项目启动阶段、项目进行过程中遇到困难的时候,以及项目成果展示评价阶段,教学策略的应用效果最显著。在本实验中,实验教师综合应用激发学习期望策略、资料查找指导策略、过程监督策略、回顾反思策略、合作互动策略、建立认知结构策略、资源策略、分布式专长发展策略、生成性总结评价策略等,从而提高了实验组的项目学习效果。

第七章 教师的能力素养对项目 教学效果的影响

　　教师、课程和学生 3 个要素共同构成教学场[①]，而在这 3 个要素中，教师起着决定性的作用。已有研究表明教师对项目教学的认可态度、对项目教学的理解、对自我专业发展的期望、统筹协调的能力、自我反思并从错误中学习的能力、与学生进行非学术沟通的能力等都是影响项目教学效果的重要因素。本章针对这些因素对项目教学效果产生的具体影响及机制等问题进行了如下实验。实验目的是确定教师的能力素养与项目教学效果是否相关、怎样相关，以及教师的哪些因素有利于项目教学效果的提升。

第一节　实　验　设　计

　　本研究主要目的是确定自变量"教师能力素养"与因变量"项目教学效果"之间有无相关性及具体的影响关系。针对教师能力素养共设计两个项目的实验，面向高职护理三年级的被试进行反复实验，以验证实验假设，检验实验结果。两个实验项目的实验假设、变量控制方法、

---

　　① 濮海慧,徐国庆.基于教学场的职业院校教师专业能力发展模型[J].教育理论与实践,2017，37(6):23.

教学实施过程、数据采集工具、分析工具等均一致。

一、实验假设、对象及变量

（一）实验假设

1. H_0：教师的能力素养与项目教学效果之间呈现正相关的关系，能力素养高的教师项目教学效果更好。

2. H_a：教师的能力素养与项目教学效果之间不具相关性。

（二）实验对象

NTWS 职业学校高职护理 2015 级 1503 班和 1507 班的学生作为本实验的被试，其中 1503 班为实验班，1507 班为对照班。

（三）变量

1. 自变量：实验教师的能力素养。

2. 因变量：被试的项目学习效果在反应层、学习层、行为层、结果层的体现。

二、实验的时间

本组实验始于 2017 年 2 月，止于 5 月。先后进行了鼻饲和生命体征测量两个项目的教学实验。鼻饲项目实验的教学时间跨度为两周，其中课堂教学时间为 6 课时。生命体征测量项目含有 3 个子项目，教学时间跨度为 3 周，其中课堂教学时间为 8 课时。除课堂学习外，学生利用课余时间进行资料的搜索和合作探究学习。加上实验前的问卷、前测以及实验后的后测等，每个项目从设计到完成约一个月的时间。

三、控制手段

为了确保实验的信度与效度，特别对实验的方法选择、被试分组、变量控制等进行了严密设计。

（一）被试选取与分组

NTWS 职业学校高职护理专业 2015 级 1503 班和 1507 班的学生作为本实验的被试，1503 班 58 人，1507 班 55 人。被试处于三年级，已有知识水平和认知能力处于同一水平，没有显著性差异，可视为同质的被试群体。被试以自然班参加实验，根据原任课教师的能力素养水平确定 1503 班为实验组，1507 班为对照组。

（二）变量控制

本实验是单因素实验，研究的是一个自变量与一个因变量之间的关系。因变量是项目教学效果，包括笔试的成绩，操作的成绩，被试在反应层、行为层和结果层的评估结果。自变量是教师的能力素养。为了确保所观测到的实验结果的准确性，除了第四章实验总体设计中的 4 个主要干扰变量的控制外，本次实验还对学习内容、学习时间、教学方法和学习的资源条件进行控制。两位实验教师共同备课，确定两个项目教学的项目目标、重点、难点，提供同样的项目任务书给两组被试。两组别间除任课教师不同外，其他变量全都保持恒定不变。

第二节　实　验　过　程

一、实验项目简介

（一）鼻饲项目（同第四章）

（二）生命体征测量项目（同第三章）

二、实验前测

在每个项目的实验处理之前，提前通知被试预习所要学习的项目内容，然后对两组被试进行了前测。前测以笔试形式，两组同时进行，测试题的题型、题量和具体内容详见附录11。前测结果显示两组被试的前测成绩无显著差异,两组的后测可以进行比较分析。

三、实验处理

(一) 实验组

教师提前一年接触项目教学,在日常教学中进行尝试,并借鉴成功的项目教学案例,阅读项目教学相关理论书籍,以加深对项目教学的理解;增加日常与被试非学术交流的频率,丰富交流内容,增进对被试的了解。项目实施过程中,教师不断与研究者进行交流反馈,以发现实施过程中出现的问题,通过反思和调整策略来提高项目教学效果。

(二) 对照组

教师无前期的准备期,在初步简要了解项目教学后直接进行项目教学。

四、实验后测与问卷访谈

为了避免练习效应,控制测验迁移的无关变量干扰,后测时打乱前测试题顺序和选项。将后测成绩中的主观题和客观题成绩分别统计,以便更好地进行比较分析。在所有项目实验结束后对师生进行问卷,采集更多数据以便进行深入分析。对实验班和对照班的被试分别进行访谈,探究教学策略在项目学习过程中所起到的作用。

第三节　结　果　分　析

本小节着重对两个实验项目的结果以及本组实验中的问卷结果进行深入分析,以探索教师的能力素养对项目教学效果的影响。在实验成绩前后测对比的基础上对问卷结果进行分析,最后得出本实验的小结。

一、T 检验

本部分对实验前后测及项目教学效果问卷的数据进行配对样本 T 检验和独立样本 T 检验,以比较实验前后变化情况以及实验组与对照组之间的成绩均值差异。

(一)前后测笔试成绩配对样本 T 检验

在教师的能力素养实验中,利用配对 T 检验对实验组和对照组两个项目的前后测成绩进行对比分析,结果如表 7-1 所示。实验组两个项目的前后测之间均有着显著差异,项目一为 $t = 24.51$, $p < 0.01$;项目二为 $t = 14.05$, $p < 0.01$。前后测差值分别为 26.73、16.65,实验组的后测平均得分明显高于前测平均得分。同样,将对照组两个项目的前后测成绩进行对比分析,发现其前后测之间也都呈现显著差异,项目一为 $t = 12.1$, $p < 0.01$;项目二为 $t = 13.42$, $p < 0.01$。前后测差值分别是 22.36、14.31,对照组的后测平均得分明显高于前测平均得分。

表 7-1　项目教学过程(以项目一鼻饲为例)

教学过程	活动安排	教学资源
项目引入 (0.5 学时)	1. 以班级教学方式组织观看临床护理的鼻饲视频,使学生了解本项目的项目目标和预期项目成果 2. 教师以讲述方式引入项目驱动问题,为学生拟订项目计划奠定基础	视频资料、图片
项目计划 (0.5 学时)	1. 学生围绕项目驱动问题展开讨论,教师加以引导点拨 2. 学生拟订项目计划 3. 教师发放任务书 4. 学生完成分组和组内分工,明确各自的角色和任务	项目计划书、任务书

（续表）

教学过程	活动安排	教学资源
项目实施 （3学时）	1. 学生查找资料，相互合作，小组讨论，解决项目驱动问题并细化问题，完成任务书上的任务，掌握鼻饲护理的操作流程和注意事项 2. 教师演示操作，学生观看并提出问题 3. 教师讲解关键知识点与技能中的易错点，以及护患沟通的注意事项 4. 学生分组在模拟人上练习，并分角色轮换练习 5. 学生总结相关知识与技能要点，制作 PPT 和健康宣教小抄报，以巩固所学知识，选出本组代表展示演练，其他组员提出完善意见	项目过程文件、鼻饲护理用物、模拟人、食道解剖图
展示评价 （2学时）	1. 小组代表展示项目学习成果，结合 PPT 讲解或解说小抄报 2. 小组代表展示鼻饲护理操作，回答其他组的质疑 3. 教师引导学生对提出的问题进行讨论，并给出最终总结和点评意见	PPT、健康宣教小抄报、鼻饲护理操作用物

从以上分析可见，在这两个项目的实验中，两组被试的后测平均得分均明显高于前测平均得分。从前后测差值来看，实验组均高于对照组，但两组间是否存在显著差异还有待以下进一步分析。

（二）前后测笔试成绩独立样本 T 检验

对项目一的前后测成绩进行独立样本 T 检验分析，结果如表 7-2 所示。实验组与对照组的前测为 $t = -1.25$，$p > 0.05$，组间未呈现显著差异。项目一的后测成绩、后测客观题、前后测差值均呈现显著差异，依次为 $t = 4.38$，$p < 0.01$；$t = 6.55$，$p < 0.01$；$t = 3.95$，$p < 0.01$。后测增长幅度为 $t = 2.06$，$p < 0.05$。实验组的后测总分、后测主观题、后测客观题平均得分明显高于对照组。实验组的前后测差值和后测增长幅度均显著高于对照组。

表 7-2 项目一鼻饲、项目二生命体征测量前后测笔试成绩配对样本 T 检验

项目	组别	配对情况	平均值±标准差	差值	t	p
项目一	实验组	后测	86.15±7.43	26.73	24.51	0.00
		前测	55.50±8.87			
	对照组	后测	80.55±5.97	22.36	12.1	0.00
		前测	58.20±13.15			
项目二	实验组	后测	74.14±11.63	16.65	14.05	0.00
		前测	57.49±10.36			
	对照组	后测	68.74±7.60	14.31	13.42	0.00
		前测	54.43±8.24			

资料来源：笔者根据测试成绩统计分析。

表 7-3 项目一鼻饲前后测笔试成绩独立样本 T 检验

项目	测试	N	组别	平均值±标准差	t	p
项目一	前测	58	实验组	55.50±8.87	−1.25	0.22
		55	对照组	58.20±13.15		
	后测	58	实验组	86.15±7.43	4.38	0.00
		55	对照组	80.55±5.97		
	后测主观题	58	实验组	42.84±4.82	1.27	0.21
		55	对照组	41.84±3.45		
	后测客观题	58	实验组	43.31±3.75	6.55	0.00
		55	对照组	38.71±3.59		
	前后测差值	58	实验组	30.66±7.63	3.95	0.00
		55	对照组	22.36±13.32		
	后测增长幅度	58	实验组	1.59±0.31	2.06	0.04
		55	对照组	1.46±0.38		

资料来源：笔者根据测试成绩统计分析。

对项目二的前后测成绩进行独立样本 T 检验分析,结果如表 7-3 所示。实验组与对照组的前测为 $t=1.71$,$p>0.05$,组间未呈现显著差异。项目二的后测成绩两组间呈现显著差异,$t=2.87$,$p<0.01$。后测主观题和后测客观题呈现显著差异,分别为 $t=2.49$,$p<0.05$;$t=2.36$,$p<0.05$。后测和后测主观题平均得分均明显高于对照组。

由此可见,从笔试成绩来看,同样采用项目教学,教师的能力素养对实验组影响明显大于对照组。

(三) 项目教学效果独立样本 T 检验

因对照组 55 位被试中有 1 份无效问卷,所以仅对 54 份样本进行独立样本 T 检验。结果如表 7-4 所示,实验组与对照组被试在反应层、行为层和结果层 3 项上的数值均为 $p>0.05$,未呈现显著差异。

表 7-4　项目二生命体征测量前后测笔试成绩独立样本 T 检验

项目	测试	N	组别	平均值±标准差	t	p
项目二	前测	58	实验组	57.49±10.36	1.71	0.09
		55	对照组	54.43±8.24		
	后测	58	实验组	74.14±11.63	2.87	0.00
		55	对照组	68.74±7.60		
	后测主观题	58	实验组	33.54±7.83	2.49	0.01
		55	对照组	30.48±4.63		
	后测客观题	58	实验组	40.59±6.10	2.36	0.02
		55	对照组	38.26±4.04		
	前后测差值	58	实验组	16.65±8.79	1.47	0.15
		55	对照组	14.31±7.84		
	后测增长幅度	58	实验组	1.31±0.18	0.63	0.53
		55	对照组	1.28±0.20		

资料来源:笔者根据测试成绩统计分析。

二、卡方分析

（一）教师的能力素养与项目学习困难的差异性分析

利用卡方分析研究教师的能力素养实验中实验组和对照组在项目学习困难上的差异性，结果如表 7-5 所示。实验组和对照组在资料获取上呈现显著差异（$X^2 = 5.926$，$p < 0.05$）。实验组中，在资料获取上感到困难的被试比例为 65.5％，明显高于对照组的 42.6％。而两组在项目计划拟订、表格填写、无法判断、沟通合作、失去信心、成果展示、项目评价 7 个方面的 p 值全都高于 0.05，说明两组被试在这 7 个方面所体验到的困难没有差异性。从百分比来看，两组均在项目计划书、资料获取、表格填写和无法判断 4 项上有较多困难。

表 7-5　实验组与对照组项目教学效果独立样本 T 检验

效果项	N	组别	平均值±标准差	t	p
反应层	58	实验组	3.66±0.38	0	1
	54	对照组	3.66±0.59		
行为层	58	实验组	3.66±0.46	−0.54	0.59
	54	对照组	3.71±0.51		
结果层	58	实验组	3.77±0.48	0.87	0.39
	54	对照组	3.69±0.50		

资料来源：笔者根据问卷调查结果统计分析。

（二）教师的能力素养与每学期项目学习次数期望的差异性分析

利用卡方分析研究实验组与对照组对每学期项目学习次数期望的差异关系，结果如表 7-6 所示，$p < 0.05$，说明两组对每学期的项目学习次数的期望呈现显著差异。实验组选择 2 次的被试为 65.5％，对照组仅为 35.2％，实验组高出对照组近一倍。从总体分布上看，实验组被试的选择比较集中，赞成每学期 2 次项目学习的被试占总数 65.6％，而对

照组则相对分散,选择 1 次、2 次和 3 次的被试分别占总样本数的 22.2%、35.2%、35.2%。

表 7-6　实验组与对照组对项目学习困难的差异性分析

题目	选项	组别		合计	X^2	p
		实验组	对照组			
项目计划拟订	是	36	31	67		
	否	22	23	45	0.253	0.615
	合计	58	54	112		
资料获取	是	38	23	61		
	否	20	31	51	5.926	0.015
	合计	58	54	112		
表格填写	是	33	25	58		
	否	25	29	54	1.258	0.262
	合计	58	54	112		
无法判断	是	36	32	68		
	否	22	22	44	0.093	0.761
	合计	58	54	112		
沟通合作	是	26	23	49		
	否	32	31	63	0.057	0.812
	合计	58	54	112		
失去信心	是	13	13	26		
	否	45	41	86	0.043	0.835
	合计	58	54	112		
成果展示	是	21	19	40		
	否	37	35	72	0.013	0.910
	合计	58	54	112		
项目评价	是	18	15	33		
	否	40	39	79	0.143	0.706
	合计	58	54	112		

资料来源:笔者根据问卷调查结果统计分析。

表 7-7　实验组与对照组对项目学习次数期望的差异性分析

题目	名称	组别		合计	X^2	p
		实验组	对照组			
每学期项目 学习的 次数期望	1 次	6	12	18		
	2 次	38	19	57		
	3 次	12	19	31	10.451	0.015
	≥4 次	2	4	6		
	合计	58	54	112		

资料来源：笔者根据问卷调查结果统计分析。

第四节　实 验 结 论

　　本章针对教师的能力素养对项目教学效果的影响开展了两个项目的实验，通过前后测成绩的比较和对问卷访谈结果的分析，发现两项实验的结果验证了研究假设 H_0，即教师能力素养因素影响项目教学效果。由有项目教学经验的教师所执教的实验组被试的笔试成绩以及反应层、行为层和结果层情况均显著优于对照组；拒绝虚无假设 H_a，即教师的能力素养与项目教学效果之间不具相关性。

一、教师的能力素养对项目教学的学习层产生显著的积极影响

　　两个项目实验中，实验组与对照组在后测、主观题和客观题上呈现显著差异，实验组显著高于对照组。在前后测差值和后测增长幅度上，项目一中实验组优势显著，项目二中两组未呈现出显著差异。项目二生命体征测量是由 3 个子项目组成的综合项目，知识容量较大，时间跨度较长，两组的总体后测成绩均略偏低，导致前后测之间的差距缩小，

差值和增长幅度的差异性也随之缩小,这可能是导致未有显著差异的原因。正如实验教师所说,"项目还是小一点的好,教师容易上手,学生也容易掌握"。初次接触项目学习的学生适宜采用小型项目,难度相对较低,对师生来说均比较容易接受。

二、教师的能力素养对项目学习的反应层、行为层和结果层的影响无差异性

本实验遇到了信息技术应用实验中同样的问题。对反应层、行为层和结果层的问卷结果分析显示,两组在反应层、行为层和结果层的效果没有显著差异。由于不同的被试由不同的实验教师执教,被试在回答问卷时没有参照系,因此,所测得的结果没能体现教师之间的差异。如果由不同的教师执教同一班级进行先后两个项目的实验,可能会产生不一样的结果,但也会带来新的问题,即在同一个组先后实验会受到历史效应、成长效应等方面的干扰,而且也很难找到完全等值的两个项目先后进行教学实验,再进行比较。所幸的是对学习层成绩的 T 检验已经说明了一部分问题,部分验证了研究假设,后续还会进一步补充和验证。

三、教师的能力素养影响被试对项目学习困难的体验

实验组被试与对照组被试在学习困难体验上呈现显著差异,主要表现在资料查找方面,实验组被试感到的困难程度显著低于对照组。在访谈中,被试也反映资料查找是项目学习的主要困难之一,如果教师能给予恰当的引导,会大大降低难度。实验教师在接受访谈时提到,"学生比较被动,比如给病人鼻饲,必须了解消化道的构成、食道的解剖位置等,让他们查资料,他们只会查教科书和网上关于鼻饲的资料,想不到要查解剖书。我让他们查食道的解剖位置,有利于他们对鼻饲插管的手法和病人体位的理解"。可见有项目教学经验的教师对学习材

料之间的联系把握较好,能有效地帮助学生形成认知结构,从而降低学生项目学习的难度。

四、教师的能力素养影响学生对项目学习频次的态度

实验组被试对每学期项目学习频次的态度明显比对照组积极,选择的结果也比较集中,选择的频次高于对照组,而对照组结果则相对分散,选择的频次总体偏低,可见教师的能力素养对学生的项目学习态度产生显著影响。其影响因素来自教师本人对项目教学的态度与理解度、师生关系模式,等等。已有文献资料显示教师与学生的非学术交流有利于学生的项目学习,在本实验中得到了验证。实验组教师在访谈中提到,"这个班我很熟悉,每个学生我都能叫出名字";"有个学生,父母都没法与之交流,学习完全不在状态,父母说的话她也听不进。在项目学习过程中,我利用课间与她聊天,没有谈到学习,只是闲聊,从中了解到因家庭矛盾导致她叛逆,我对她进行了疏导后,她从此跟我无话不说,参与项目很积极,项目完成也很顺利"。古人云:"亲其师而信其道。"教师与学生闲聊,一方面能增进师生感情,学生也处于较为放松的状态,教师容易更真切地了解学生的学习态度、学习兴趣、认知风格等影响学习效果的因素,从而加以引导,看似题外工夫,却收到题内的效果。这种互动也能反映出学生对项目学习的态度,实验教师说:"原来学生是不提问题的。现在有几个要学习的学生会提问题。"能提问,说明学生开始主动思考问题,也反映了学习态度的转变。学生对项目学习的态度积极,自然希望学习的频次会提高。

本 章 小 结

本章围绕教师的能力素养应用进行了鼻饲和生命体征测量两个项

目的实验。前期文献分析和实证调研的结果显示,影响项目教学效果的教师能力素养共 6 个维度:教师对项目教学的认可态度、对项目教学的理解、对自我专业发展的期望、统筹协调的能力、自我反思并从错误中学习的能力、与学生进行非学术沟通的能力。然而在实际教学中,很难找到正好全面拥有这 6 方面超高能力素养的教师,或完全不具备这些能力素养的教师,因此本研究选择了两位在这些能力素养上相对较强和较弱的实验教师,将能力素养相对强的教师执教的自然班定为实验组,另一位教师执教的自然班为对照组。对实验组的教师进行了为期一年的培育,组织其观摩项目教学课堂、借鉴项目教学成功案例、学习项目教学相关理论,并多次进行项目教学尝试,在此基础上与初次接触项目教学的对照组教师进行两个项目教学实验对比。除教师能力素养因素以外,控制其他变量均保持恒定和一致,进行项目教学实验。

本实验采集了学生的笔试前后测及项目学习效果问卷和访谈等数据材料,并运用 SPSS 23.0 进行配对样本 T 检验、独立样本 T 检验、卡方分析。两次实验的前后测成绩分析结果均表明实验组与对照组的前后测成绩呈现显著差异,实验组明显优于对照组。但对问卷分析的结果显示,两组在反应层、行为层和结果层的效果并无显著差异,这可能与两位教师分别进行教学有关,被试只接受一位教师的教学,没有参照系,全凭主观感受,不足以体现出差异,如果由实验教师进行轮组实验,被试或许能更客观地比较其差异。

从问卷的定量题项分析结果来看,元认知水平高低组的被试在对项目学习的反应、项目学习过程中的行为表现、项目学习过程中感受到的困难程度和对项目学习频次的期望上均没有显著差异。但元认知水平与行为层和结果层效果呈现微弱的正相关,元认知水平越高的被试,行为层和结果层的效果越好。对项目学习的最佳频次,两组被试都较多地认同每学期进行 2—3 次。主要的学习困难均来自遇到无法判断的问题、项目计划拟订、资料的获取、表格的填写、沟通合作。较少有被试在项目过程中失去信心或在项目展示和项目评价中感到困难。

　　对教师的能力素养与被试的项目学习困难差异性分析显示实验组的困难体验明显低于对照组，主要表现在资料查找方面难度降低，通过访谈发现实验组教师更善于将前后知识进行联系，从而让被试掌握资料查找的方法，利于被试分辨和取舍所获取的资料。另外，访谈中的案例表明实验组教师与被试的非学术交流效果显著。同时，实验组被试对项目学习频次的期望也显著高于对照组，说明被试对项目学习的体验和感受优于对照组。

　　综上所述，教师的项目教学能力素养对项目教学效果起到了促进作用，但这种效应不像教学策略那样立竿见影，可能需要一个长期的过程，才能实现量变到质变的积累。

第八章　研究发现与策略建议

　　本研究通过文献分析和实地调研筛选了 4 个影响项目教学效果的变量。针对 4 个变量设计了 4 组实验,面向 7 个自然班进行了 5 个项目 9 次项目教学实验,其中,围绕学生的元认知水平变量进行 3 次项目教学实验,信息技术应用、教学策略应用和教师的能力素养各 2 次项目教学实验。实验过程中采集了前后测成绩、问卷数据和师生访谈资料等,根据柯氏评估模型和学习维度理论建构了本研究的项目教学效果评估模型,从学习层、反应层、行为层和结果层对项目教学效果进行评估,并利用 SPSS 23.0 和 Nvivo 11 分别对定量数据和质性资料进行分析与解读。本章着重对影响项目教学效果的主要因素进行归纳概括,并分别从元认知水平因素、信息技术应用、教学策略应用和教师的能力素养 4 个方面提出提高项目教学效果的策略建议。

第一节　影响项目教学效果的主要因素

　　影响项目教学效果的因素有很多,本研究只对其中的 4 个因素进行了实验研究,并分析这些变量中的哪些具体因素对项目教学效果起到关键的促进或抑制作用。研究过程中除了预设的 4 个因素外,还发现了项目类型的选择、项目学习的频次、项目的真实性程度、班级规模、教学时间、性别和认知能力差异等其他影响因素,现一并归纳如下。

一、元认知水平对项目教学效果的影响

（一）元认知水平高的被试项目学习成绩优于元认知水平低的被试

已有研究表明，元认知水平高的学生能够进行较好的元认知判断，这些判断帮助他们更好地完成任务。[①]元认知水平高的学生在元认知计划、元认知监督、元认知调节和元认知评价的各个环节都表现出更强的能力，因此，在项目学习过程中能取得更好的学习效果。本研究发现，元认知水平对学习成绩的影响是长期的，并不会在一次项目学习中得到显著体现。同时，元认知水平高的学生和元认知水平低的学生对项目学习的态度以及过程中的学习行为等方面没有显著差异，可以说受益程度是相当或相近的。项目实施过程的计划性以及过程文件的引导对学生起到元认知计划策略的补偿作用，从而缩小了元认知水平低的学生与元认知水平高的学生之间学习效果的差异。

（二）元认知水平高低不影响被试对项目学习的态度和行为

元认知水平对学生的项目学习态度、行为和组织行为结果能产生正向的影响作用，但并不显著。元认知水平越高的学生对项目学习的主观感受、学习中的行为改变以及对组织行为的感受方面都会略高些。元认知水平不影响学生对项目学习频次的态度，元认知高组和低组对项目学习次数的期望是一致的，说明项目教学对元认知高和低的学生有着较好的普适性，可以在教学实践中广泛应用。同样，学生项目学习中感受到的困难程度也没有受到元认知水平的影响，而是具有高度的一致性，这便于提升教师集中教学指导的效率。

（三）元认知水平低的被试在项目学习中获益程度略高于元认知水平高的被试

对两组所遇到的困难的节点覆盖率进行对比分析，发现元认知低

[①] 张雅明.元认知发展与教学:学习中的自我监控与调节[M].合肥:安徽教育出版社，2012:89.

组的被试感受到的困难程度低于元认知高组。两组被试在项目学习中收获最多的均为团队合作、自主学习、沟通协调、学习效率和学习兴趣等核心能力,但元认知低组的收获节点覆盖率高于元认知高组。这从正反两个方面验证了元认知水平低的被试在项目教学过程中的收益高于元认知高组。项目教学的项目计划、项目实施和项目评价的过程,以及过程中采用的各种项目过程文件记录,有效地补偿了元认知水平低的被试在元认知计划、元认知监督、元认知调节和元认知评价方面的能力欠缺,从而弥补其元认知水平的不足。通过长期的项目教学实践,教师有望缩小元认知高低被试之间的学习效果差距。

二、信息技术对项目教学效果的影响

信息技术应用对项目学习的学习层产生积极的影响,同时与反应层、行为层和结果层也有强正相关关系。信息技术主要在项目呈现、资料查找、师生沟通和成果展示评价中发挥作用,在课堂教学中所起的作用并未得到充分体现。这与项目学习的自主性是分不开的。在传统的课堂教学中,以教师讲授为主,信息技术的作用不明显。而在项目教学中,信息技术在项目呈现阶段可以增进学生对项目目标、内容和成果的理解;在学生自主学习过程中,可帮助资料查找和师生沟通,尤其是其在师生沟通中的应用对反应层、行为层和结果层都有相当大的影响;在项目成果的展示评价阶段,学生进行成果展示的准备和实际展示过程中,信息技术手段也可帮助资料查找、成果呈现等,对项目教学效果产生较显著的影响。

三、教学策略对项目教学效果的影响

教学策略是影响项目教学效果的最重要的变量之一,对项目教学的学习层、反应层、行为层和结果层均产生显著的积极影响。具体表现为教师及时提供指导、提供关于解决问题的方法指导,对提升项目教学效果起到相当重要的作用。教师的指导还可以降低学生项目计划拟订的困难体验,增加学生对项目学习频次的期望。通过对 5 个组别被试项目教学效果反应层、行为层和结果层进行卡方分析,发现组别间呈现显著差异。进一步进行事后检验分析,发现教学策略实验组在项目教学效果上显著优于其他 4 组被试,说明教学策略是项目教学效果最为重要的影响因素,信息技术和教师的能力素养均不及教学策略产生的影响大。信息技术本身也可视为一种策略,而教师的能力素养是通过策略产生影响作用。对项目教学策略加以研究,对提高项目教学效果十分重要,对策略的把握和应用能弥补教师个体之间的差异。对实验教师的访谈结果进行分析,发现在项目教学的设计、实施和评价阶段发挥作用的具体策略主要有:激发学习期望策略、资源策略、分布式专长发展策略、合作互动策略、过程监督策略、激励反馈策略、建立认知结构策略、回顾反思策略、生成性总结评价策略等。

四、教师的能力素养对项目教学效果的影响

教师的能力素养对项目教学效果的影响主要体现在以下几个方面。一是教师对项目教学设计的能力。实验组教师对项目的设计更具体细致,比对照组增加了任务书、练习题等辅助资料,对项目成果也提出了更高要求,增加了小抄报等形式促进学生对理论知识的掌握。二是教师对问题的预见性。实验组教师能预测学生可能遇到的问题,并且注重学生的认知结构建构,有意识地加强跨学科知识之间的联系与整合。三是教师与学生的非学术交流。实验组教师更加关注学生在项目学习过程中的非学术因素对学习效果的影响,如学生的情绪状态、团队合作情况、学生之间的人际交往,等等。教师的能力素养影响被试对项目学习困难程度的体验。同时其也影响被试对项目学习频次的态

度,表现为实验组被试对每学期项目学习频次的态度明显比对照组积极,选择的结果比较集中,频次高于对照组,而对照组结果则相对分散,频次总体偏低。可见教师的能力素养对学生的项目学习态度产生显著的影响。

五、其他因素对项目教学效果的影响

(一)项目类型对项目教学效果的影响

本次研究中发现对于初次接触项目教学的师生来说,小型的单项项目比大型综合项目更加容易开展,更能取得满意的效果。综合项目对教师的项目设计能力和学生的自主学习能力都提出了更高的要求,而且项目时间跨度较长,项目成果产出的时间长,过程中的不确定因素相对增多,学生学习的信心和积极性都会受到一定影响,导致学习效果不及单项项目理想。如果教学内容为较大的综合项目,可以考虑将其分解成若干小型的子项目,分阶段完成,以期取得较好效果。此外,开放项目比封闭项目更能激发学生的学习兴趣。

(二)项目教学的频次对项目教学效果的影响

本次研究中,生命体征测量项目是一个综合项目,教师将其划分为3个子项目。在实验过程中,学生对密集的项目学习表现出明显的排斥态度,主要是认为要填写的项目学习资料太多,学习负担太重。学生普遍接受的学习频次是每学期2—3次,并希望项目与项目之间有所间隔。实验教师普遍认为,第一个项目实验时学生的学习状态最佳,参与度最高;到了第三个项目时,因其正好又是个综合项目,部分学生开始倾向敷衍。项目学习的新鲜感消失了,兴趣降低了,密集的项目学习也使学生感觉负担较重。出现这种现象可能与我们的学生缺乏做项目的传统有一定的关系,更换一种旧有的思维模式或学习模式,会给学习者带来较大压力和负担。相对而言,美国的学生就更加习惯于做项目,对项目学习的态度较加稳定。当然,美国的教师和学生在访谈中也一致认为一学期进行 2 次项目是比较合理的选择。

（三）性别和认知差异对项目教学效果的影响

性别差异会带来学习兴趣、态度、认知风格等方面的差异。在美国的学生访谈中发现,男生和学习基础薄弱的学生更喜欢做项目。一种观点认为,男生可能更偏爱挑战和创造,在做项目过程中,经过反复尝试甚至多次失败后获得成功,能给男生带来充分的成就感和自豪感。学习基础薄弱的学生则常常更倾向于动手实践,认知风格更多为触觉型,认为动手实践以后更能真切地理解其意义。他们喜欢归纳式教学,不喜欢演绎式教学,对抽象的概念会感到枯燥乏味。访谈中曾有学生表示:"成绩好的学生不那么喜欢项目学习,他们通过阅读书本就能获得知识。"学习基础薄弱的学生可能更倾向于从直接经验中获得知识,而基础好的学生从间接经验中同样能获得知识。这对职业教育有相当的启示作用,因为进入职业学校的学生往往基础较弱,采取项目教学能弥补其认知风格与认知形式不匹配导致的认知效率不足的缺陷。

本研究中问卷和访谈的结果显示,女生在项目学习中所取得的效果优于男生,而且在项目学习的态度上也较男生积极。这可能与被试群体中男女生比例悬殊有一定的关系。284 个样本中仅 12 位男生,分散到各实验组别后每个组别仅 2—3 位男生;再分到各小组,就会出现大部分小组没有男生,个别组有也仅有 1 位。男生过少导致其在项目实施过程中出现沟通交流障碍,合作学习效率不够,出现几位女生讨论得热火朝天,把男生"晾"在一边的现象,影响了男生对项目学习的态度和效果。但在访谈中,男生还是表达了对项目学习的兴趣,并认为"我们还不太习惯做项目,如果多做几次效果会好很多"。综上所述,男女生在项目学习中的态度和效果是有一定差异的,在本研究的被试群体中,女生的项目学习效果优于男生。

第二节 提升项目教学效果的策略建议

一、培养元认知策略

元认知被认为是高于认知的认知,对学生的认知活动起到计划、监控、调节与评价的作用。研究结果表明学生的元认知水平会影响项目学习的效果,因此,在教学过程中应加强元认知策略的培养。这要求我们不能脱离具体的认知实践,空谈理论,必须以项目学习过程为载体,在过程中加以培养。从这个角度看,元认知策略对项目教学来说既是手段也是目的,两者间有着相辅相成的促进关系。

(一) 巧用项目文件,实施元认知计划补偿策略

在本次研究中,元认知水平低的被试能在项目教学中取得与元认知水平高的被试相当的学习成果,很大一部分原因是项目文件的作用。在日常学习中,元认知水平低的被试对学习的计划性较差,导致学习效率偏低。而项目教学过程中采用了项目计划书和项目过程资料,规定了每个任务完成的具体时间和质量要求,无形中为学生拟订了学习计划,使元认知水平低的学生得到了补偿。要充分发挥项目计划书和项目过程性文件的引导作用,可以对项目计划书进一步细化,协助元认知水平低的学生拟订更具体详细的学习计划并按计划实施。

(二) 培训指导,培养元认知监督与调节策略

元认知监控是指主体在进行认知活动的过程中,将自己正在进行的认知活动作为对象,不断地对其进行积极而自觉地监视、控制和调节的过程。[①]

---

① 张雅明.元认知发展与教学:学习中的自我调节与监控[M].合肥:安徽教育出版社,2012:5.

　　元认知监控主要是让学生对学习计划的完成情况、进展速度、策略的有效性等进行监视。例如,在项目学习的各个阶段,教师可以引导学生进行讨论和反思,或者让学生列出问题清单自己回答,如"我的学习计划按时完成了吗?""还有哪些没有达到预期目标?""有没有偏离目标?""离目标越来越远还是越来越近了?"等。以此促进学生的元认知监督自觉性,经过反复训练后使这种思维成为习惯。

　　元认知的调节主要涉及两个方面的关键要素,一是学生对自我的认知,二是学生对认知策略的认知。首先,学生要对自我的认知风格有客观的认识。例如,我更喜欢读还是写,记笔记是否对我更有效,画出结构图是否更利于我理解等。学生对自我认知风格的了解将有利于策略的选择与调控。这包括对问题解决的自信心的了解,对问题的预知能力等,都会在选择判断时起到调控的作用。其次,学生要对认知策略有所了解,知道在学习中可以采取的策略有哪些,如复述策略、组织策略、精加工策略、资源策略等,以及什么策略适合什么内容的学习,在遇到无法判断和解决的问题时,学生能恰当地选择适合自己认知风格的策略。教师的能力素养实验组采用了复述策略,让学生在护理过程中边说边做,反复练习,取得了良好的效果。教学策略应用实验组则采用了提纲式回忆法,也取得了很好的效果。学生在教师的引导下综合运用多种策略,在广泛尝试和多次应用后,自然会找到适合自己的认知策略,并在学习中根据实际情况选择应用。但大多数时候,学生对策略的调节处于无意识状态,教师通过与学生的交流讨论可以让学生更加清楚地意识到自己的认知风格和自己所能应用的策略,从无意识状态转向有意识地调节,可以提高元认知监督与调节的效果。

　　(三)回顾反思学习,培养元认知评价策略

　　回顾反思是元认知评价策略训练的有效方法。教师可引导学生对自己的项目学习情况进行回顾反思,也可以鼓励学生采取自我问答的形式,如"哪些策略更适合我?""我在这次项目学习中采取的策略是否有效？""有没有更好或更适合我的策略？""如果重新学习一遍，我还会采用这些策略吗？"教师要创设问题情境，引导学生进行元认知评价的体验，从而提高其元认知评价水平。例如，给定项目学习中的某个问题，引导学生在学习结束后通过有声思维的形式反思并列举自己在学习过程中所采用的策略，对其有效性一一进行评价，这样也可以提高学生的元认知评价意识和评价能力。

二、培养信息技术能力

随着人类大步迈入"互联网＋教育"时代，信息技术对我们的学习方式产生了深刻影响。如何运用信息技术手段促进学生顺利完成项目，在获得知识技能的同时培养信息化素养，变得越发重要。从第六章的研究可知信息技术的运用对项目教学效果起到良好的促进作用，但在实践中也还存在各种现实问题。要想充分发挥信息技术的作用，更好地提升项目教学效果，要注意以下几个方面的问题。

（一）培养信息化应用能力和习惯

信息化时代缺少的不是资源，而是对资源进行获取、筛选、处理的整体能力，如何分辨现有资源的好坏，使其更好地为我所用，成为当前学生面临的一个重要的问题，也是其信息化应用能力的一个重要体现。国内的实验和美国的访谈都发现部分学生会浪费较多时间在无用的资源查找上，究其原因还是信息化应用能力的缺乏。教师必须教会学生如何识别各类型网站，网址后缀的类别，如 com、org、gov、edu 等，分别代表什么；如何应用合适的搜索引擎查找所需的信息；如何获取权威信息，例如美国生涯园的学生访谈中提到教师让他们在政府网站上查找关于政策类的信息，网址的后缀为 gov；对获取的信息如何根据主题进行筛选。教师还要培养学生使用信息技术手段进行项目展示的能力。能借助信息技术表达自己的观点，是学生的核心素养之一，可通过项目学习加以巩固和发展。

（二）营造信息化项目学习环境

信息化教学既是手段也是目的，一方面能辅助项目学习，另一方面也能提升学生的信息化素养，形成一个良性循环。教师要营造良好的信息化项目学习环境，通过环境育人，让学生在信息化环境中提升信息技术应用能力。信息化项目学习环境的营造应考虑以下几个方面。首先，要促进信息化的人际互动。信息的沟通是提升学生学习效果的重要途径，能帮助学生打破原有的认知屏障。信息化的环境可促进教师、学生与校外专家之间的三方互动。访谈结果的分析显示教师的及时指导是影响项目教学效果的重要变量，也有学生反馈"等到第二天教师来了，我已经说不清当时的困惑是什么了"，这时就可通过信息化突破时空的限制，使教师的指导更加及时高效。其次，要促进人机互动。充分利用信息化平台，使学生可以根据需要进行个性化学习，并发挥平台的交互评价功能，使学生得到即时的反馈，从而增加成就感，进一步激发学习兴趣。

（三）开发信息化项目学习资源

充分利用信息化为学生提供泛在的项目学习资源。首先是项目学习资源的信息化，教师应着力开发数字化、立体化的项目学习资源，包括项目资源图片、既往项目成果展示和技能操作视频、微课、动画、音频资料、网站信息等，为学生的项目学习搭建脚手架。其次是将收集的资源以信息化手段发布，让学生可以随时随地获取，可以借助学习平台、精品课程网站、各种社交自媒体。

项目资源开发中要遵循几个原则。一是资源的准确性原则。教师发布的项目学习资源具有与教材同等的功效，对引导学生学习意义重大，绝不可出现原则性、政治性、科学性等方面的错误。二是资源的适切性原则。信息化资源并非大而全就好，而是要有针对性，要聚焦具体的项目，难易程度和复杂程度要在学生的最近发展区内，确保其可接受可利用。三是资源的趣味性与可读性原则。信息化资源的优势在于比文本资源更加直观、生动，具有更强的可读性，能有效降低学生对新知的同化与顺应的难度与梯度。

三、调整教学策略

研究表明教学策略的选择和利用在项目教学中发挥着不可估量的重要作用。如何选择和设计项目，如何进行学生分组，如何导入、辅导、评价等均会对项目教学效果产生影响。教师只有根据实际情况调整教学策略，运用恰当教学方法和手段，才能收获预期的项目教学效果。

(一) 项目选择设计策略

本次研究发现项目的选择和设计、项目频次的控制、项目文件的选用等都是影响项目教学效果的重要变量。选择合适的项目进行设计与教学，才能提升项目学习的效果。

1. 项目类型选择

项目类型可以分为单一项目和综合项目，封闭项目和开放项目，模拟项目和真实项目。在类型的选择上要遵循学生的认知规律，从简单到复杂，从低难度到高难度，方能使学生获得成就感，从而激发对项目学习更加浓厚的兴趣。

对于从未从事过项目学习的学生来说，由教师指定单一的封闭项目是较为合理的选择。单一项目的优势在于时间跨度不大，学生能在相对短的时间内获得项目成果。单一项目所涉及的知识与技能数量比综合项目少，学生自主学习的体量相对小，从而降低了难度。随着学生项目学习能力的增强，可以慢慢过渡到综合项目。另外，对于刚刚接触项目学习的师生，推荐从封闭项目上手。封闭项目有相对固定的项目实施路径，能得到比较确定的项目成果，对于学生来说能够相对有把握地预期最终的项目成果，对于教师来说由于成果的确定性，过程指导和最终评价标准等也都相对容易确立。

最后，对于项目的模拟性与真实性，要根据具体专业、课程和学习内容来确定。由于专业限制,有些项目不可能完全保证真实性。比如,护理专业的急救护理课程项目,只能通过模拟项目进行学习。但是如果同时有模拟项目和真实项目可以选择,教师应尽可能地考虑采用真实项目,因为真实情境中的学习能更好地建立学习意义,学生的学习目的更为明确,从而能收获更好的学习效果。选择模拟项目时,教师也要根据工作岗位实际,尽可能地创设真实工作情境给学生进行模拟,以期达到与真实项目相类似的学习效果。

2. 项目频次控制

本次实验研究以及美国职业生源园师生访谈均显示项目学习的频次并不是越多越好。国内外师生比较认同的频次是每学期两次左右。项目学习次数过多反而效果不佳。学生学习负担过重,压力过大,反而影响了对项目学习的兴趣。心理学研究表明学生在学习过程中过度焦虑或过度放松都会影响学习效率,最佳状态是适度焦虑。在项目学习过程中,由于学生自主学习探究时会遇到各种挑战,战胜困难获得成功的同时也伴随着心理上的压力和焦虑,实验中一位学生表示"项目和项目之间需要缓一缓,喘口气"。本次研究中的生命体征测量项目就是一个综合项目,细分了 3 个子项目,学生普遍反映连续学习有点累,忙不过来。教师应适当控制项目教学的频次,如果选择了综合项目,一个学期最好只进行一次项目学习。如果选择了两个单一项目,则应在项目之间留下一些间隔时间。

3. 项目文件利用

项目过程性文件对学生项目学习有着相当重要的引导作用,充当着项目学习的脚手架。教师同样要根据项目的具体内容选择项目文件,不能把文件变为项目学习的负担,而应该发挥其对学生的项目计划,以及项目实施过程进行监督评价的作用。教师可以选择已有的项目文件,也可以自行编制,但要非常明确所选用的每一份文件要起到的作用是什么,是否能达到预期的效果。文件还要利于教师对学生项目完成过程的监督。实验中,教师在项目结束时回收全部项目文件时,就出现个别学生未能及时填写,只能补填的现象。补填项目过程文件,显然不能发挥文件应有的作用。

(二) 项目教学分组策略

建构主义学习理论强调社会性互动对意义建构的作用,学生通过交流与讨论将联系与思考的过程与协作学习中的协商过程进行连接,可以提高意义建构的质量与效率。因此在项目中,我们提倡小组合作学习。以下讨论如何分组才能使合作学习效率最大化。

1. 分组原则

安东尼·彼得罗西诺(Anthony J.Petrosino)研究发现项目教学中要利用分布式专长发挥每个学生的作用。①这给项目教学分组提供了大方向。项目教学过程中,学生的分组首先要遵循组内异质、组间同质的原则。同一个组别内各学生的认知水平、已有知识能力基础之间要有差异性,这样在任务分配和项目完成的过程中才能充分发挥各自的特长。组与组之间要保持相对的同质水平,组间不宜差距过大,不然,就无法充分发挥同伴互助学习的作用,从而降低合作学习效率,使得项目学习目标难以达成。

项目学习分组的第二个原则是自愿组合原则。巴伦(B. J. S. Barron, 1998)研究发现要发展组织结构促进参与,形成组织归属感②。教师给出分组的原则建议后,由学生自行组合,比教师指定组合效果更好。访谈结果表明,组员之间沟通顺畅与否直接影响到合作学习

---

① Anthony J. Petrosino. Integrating Curriculum, Instruction, and Assessment in Project-Based Instruction: A Case Study of an Experienced Teacher[J]. Journal of Science Education and technology, 2004, 23(4): 447—460.

② B.J.S. Barron, D.L. Schwartz, N.J. Vye. Doing with Understanding: Lessons from Research on Problem and Project-based Learning [J]. Journal of the Learning Sciences, 1998(7): 271—311.

的效率和学生对项目学习的兴趣。如果学生自愿组成小组，自然会避免因人际关系或情感因素导致的沟通障碍，从而提高合作学习效率。

2. 分组规模

平时的教学实践中，由于客观条件限制，教师更倾向根据已有的设备条件安排分组的规模。由于班级人数众多，往往每组人数都在6—8人，甚至更多，但这样分组的科学性值得推敲。实际上，分组的依据和出发点应该是利于学生的学习，也就是以有利于组内成员互动为前提。美国巴克教育研究所的研究表明最佳的分组规模是每组不超过4人，这样才能保证组员间能进行角色互换、练习和展示轮换。当然这是以美国小班化教学实践为前提的。我国人口众多，班级人数多在50人左右，所以在分组时可以尽量控制人数。组内人数太多会有诸多弊端，如意见分歧的概率增加。在访谈中，学生反映较为集中的项目学习中的困难便是组内成员意见分歧，甚至导致不和。小组规模大还会带来组内讨论时人均发表意见的时间和频次减少，从而降低个体的学习效率，甚至导致个别组员没有机会发表意见。要结合具体学习内容体量和复杂程度来确定小组规模，以提升学习效果。

3. 任务分配

任务的分配要遵循因材施教的原则，让合适的人做合适的事。分配的主体要从教师转向学生。在策略组的实验班，实验教师分组后由学生自己领取任务，组内学生之间互相协商决定，取得了较好的效果。其实任务分工本身就是培养学生解决问题能力的过程。学生在分工过程中自然会出现不同意见，必然要通过协商寻求解决途径。通过协商后确定的任务，执行起来会比被动指定完成的任务要顺利，因为在分工过程中解决了组员对任务认可的问题，把"要我做"转变为"我要做"。在美国的教师访谈中发现有个别学生主动性不够，被分配任务后不能及时完成，最后以各种借口推辞和拖延，如果是自己领取任务就可以较好地避免类似的现象。在领取任务协商的过程中，还能培养学生的团队精神、主人翁精神、合作意识。

（三）项目导入策略

项目导入的成功与否对项目教学效果有巨大影响。导入必须遵循一定的原则，采取恰当的方法，同时要积极应对常见的问题，方能取得预期的效果。

1. 项目导入的原则

项目的导入在项目学习中起到先行组织的作用，对项目的成败有相当大的影响，要遵循吸引性、准确性、可行性等原则。所谓吸引性，指的是项目导入要引人入胜，能够激发学生完成项目的兴趣与愿望。安德烈斯·哈特曼、安德烈·多瑞（Andreas Hartmann，Andre Doree）认为学生对项目目标期望和整体项目目标的取向是项目与学习之间的黏合剂。①当然这与项目设计是分不开的。如果项目选自学生的日常生活或未来工作岗位的典型工作任务，根据认知的选择性注意原理，学生一定会对与之生活和未来工作相关程度高的事物产生兴趣，而且这种联系的紧密程度越高，兴趣越浓。因此在项目设计时就必须考虑到这一点，在项目导入中要充分阐明项目的意义。其次是准确性，这里包括项目目标的准确性和评价指标的准确性，要让学生知道将要做什么，做完后如何评价。在这样的指引下，学生才能不偏离目标顺利完成项目。最后是可行性原则，学生对项目的期望和焦虑大多来自对项目完成的把握程度，当学生感到项目不可行，完成的可能性小的时候，其参与项目的动机就会削弱。因此在导入项目时，既要展示项目目标，又要呈现相应的项目资源，为学生建立完成项目的信心，使其迫切想参与和完成项目，这样才能达到项目导入的目标。

---

① Andreas Hartmann, André Dorée. Learning between Projects More than Sending Messages in Bottles[J]. International Journal of Project Management，2015(2)：341—351.

2. 项目导入的方法

项目导入只要能遵循上述原则，采取任何方法都是可以的。教师可以根据实际的项目内容选择合适的导入方法。案例导入比较适合商务谈判、市场营销项目。教师也可以选择情境导入，例如护理、导游等服务性专业的项目可以采用情境导入以激发学习兴趣。对于制造类的项目，可以选择已往学生的项目成果作为导入的媒介，可以是演讲视频、调查报告、主题展板、营销宣传册。心理学认为任何一种学习都是通过结果强化的，当学生直观地看到往届学生的项目成果时，自己完成项目的动机就得到了充分的激发。如果是比较抽象或复杂的项目，教师可做一个模拟的项目展示，这样有利于学生明确知道自己将要做什么和最终会做成什么。设计劣构性的项目驱动性问题时，在展示项目目标后，教师可通过项目驱动问题引导学生通过头脑风暴的形式细化问题与任务，顺利完成项目导入。

3. 项目导入的问题与措施

项目导入中常见的问题有项目目标不明确，使学生无所适从，不知道从哪儿下手、到底要做什么；项目的意义不突出，学生疑惑为什么要做这个项目，导致项目的目标达成度大打折扣；项目导入目标偏移，教师展示的是 A，要学生完成的是 B，容易导致学生偏离轨道，最终影响项目目标的达成。项目导入要遵循一定的原则，选择恰当的方法，才能达到应有的导入效果。

(四) 项目知识辅导策略

项目学习中，项目只是手段不是目的，目的是以项目为载体，最终帮助学生获得课程标准所要求的知识、技能和素养。项目学习不排斥知识的传授，只是改变了知识传授的时机和形式。另外还有一点要厘清的是，通常人们谈到知识都默认是指理论知识，而忽略了实践知识，在项目学习中，教师要兼顾理论知识与实践知识，显性知识与隐性知识的教学。

1. 项目知识辅导的原则

项目中知识的辅导要遵循启发性、彻底性、适度性原则。启发性原则是指教师不要直接告知学生是什么、为什么、做什么、怎么做,而要通过项目驱动问题启发学生去思考、讨论、总结,从而撰写出项目行动的计划,明确是什么、为什么、做什么、怎么做。对项目过程中的理论与实践知识的辅导也要采取启发式,引导学生自己去获得。其次是彻底性原则,即就某一知识点,教师一定要确保学生彻底掌握了,做到放眼不放手,不是引导学生自己学习就万事大吉了,而是应该跟踪观察,看学生是否真的掌握了,是否解决了要解决的问题,是否还存在盲点或漏洞,要及时查漏补缺。最后是适度性原则,教师要充分考虑学生的最近发展区和本项目的目标,在项目教学过程中始终不能忘记这个项目到底想要学生达成怎样的目标,围绕目标把握知识辅导的度,并不是指导得越多越好,能解决项目过程中的实际问题即可。学生只能掌握项目实施过程中能用到的知识,教师额外灌输的知识意义不大,其学习结果可能是零,最多也只是机械学习,达不到学习的效果。

2. 项目知识辅导的时机

杜威说过,当一个人已有的知识不能解决所面临的问题时,真正的学习才得以发生。知识辅导的时机直接影响辅导的效果。实验后的访谈中,学生反馈表示在项目刚开始时和项目结束总结点评时教师给予的辅导最有效。因为这时学生正存在困惑和问题:刚开始的时候,学生不知道怎么做项目,教师通过对驱动问题进行头脑风暴讨论,使学生完成项目的思路明确化;在项目结束的时候,学生在整个项目过程中积累了一些问题和疑惑点,这时教师的总结点评使学生拨云见日,感到指导效果特别显著。在项目实施的过程中,还有一个重要的时机就是在学生遇到困难时教师加以辅导也会取得较好的效果。教学策略组的实验教师采取的策略是在学生发问时及时指导;遇到关键的知识技能点和学生可能出现问题的地方,如果学生没有发问,教师会主动发问,启发学生思考。这样也能取得同样的效果。总而言之,辅导的最佳时机可以概括为项目启动时、项目过程中遇到困难时、项目的总结点评阶段,总的前提是在学生急切需要的时候辅导,教师应掌握恰当的辅导时机以获得最佳的辅导效果。

3. 项目知识辅导的形式

项目知识辅导的形式取决于要辅导的内容。例如,项目驱动问题可采取讨论的方式;项目过程中遇到的问题,如果是理论知识,可以采用"产婆术"的方法加以引导,启发学生自主思考,借助学习资料和小组成员间的讨论加深理解与记忆。实践操作类的问题可以采用演示法进行视频演示、教师操作示范,还可以利用同学间互相指导。可借助信息技术手段将隐性知识显性化,抽象问题直观化。例如,技能手法诀窍之类的知识,有些无法通过言语传达,教师可以操作录下视频,通过慢镜头回放,让学生更清楚直观地学习。解决问题类的方法策略问题,可以引导学生分析问题的关键点和主要方面,权衡利弊,讨论协商比较后做出抉择。总之,辅导是辅助式的引导,而不是直接告知学生知识、技能和解决问题的方法。正如夸美纽斯批判传统教学时所言:"传统的教学中教师用自己的大脑思考,用自己的嘴巴讲话,却想让对方变得聪明起来。"项目学习中教师对学生的辅导就像游泳池里教练教学员游泳时一样,托住学员的下巴,让学员自己飘浮起来,向前划行,而不是让学员骑在教练背上由教练游到对岸。

(五) 项目过程监督与指导策略

对项目实施过程的恰当指导才能产生理想的项目教学效果。项目学习的自主性决定了学生学习步调不一致,某些主动性强的学生参与项目的程度和对项目成果的贡献度会远远超过主动性弱的学生。学生在项目过程中遇到的问题是否得到恰当解决也是影响项目教学效果的重要因素。加强项目教学的过程监督显得尤为重要。

1. 项目任务完成进度监督与指导

在项目教学过程中,教师可以采用项目过程文件来引导学生完成项目。定期对项目过程文件进行检查和回收以确保学生在指定时间内完成了所分配的项目任务。对于未能按时完成的学生可以进行个别指导,了解原因,针对性地调整教学策略,以期达到应有的效果。实验过程中发现每组总会有个别被试到了时间节点却什么也没有做或只做了一点点,这会影响项目完成的效率和个体项目学习的效果。项目学习任务书、项目学习过程文书、项目学习日志等都可以作为监督指导的辅助,同时还可以利用信息平台要求学生及时上传反馈项目进度,既便捷又高效。

2. 项目问题解决监督与指导

教师必须对项目过程中学生可能遇到的问题有一定的预估以准确把握各关键点。对已出现的问题要善于分析归类,识别问题的性质和种类,采取恰当的指导方法。项目学习中的问题类型众多,涉及知识基础、学习方法、团队意见分歧、资源缺乏、判断与决策等。教师要判断学生所遇到的问题属于哪一类,哪些需要教师指导协调,如学习方法不当、资源缺乏类问题;哪些要引导学生自己解决,如意见分歧、判断决策类。还要注意的是时效性,有些问题需要立即解决,否则会影响学生完成项目的信心和积极性,如学习方法和资源方面的问题;有些问题需要延时解决,给予学生独立思考的空间,在学生深入思考的基础上给予指导,例如判断决策类问题。

(六) 项目总结评价策略

项目的总结评价在项目教学过程中起到画龙点睛的作用。在这个阶段,学生项目学习过程中的诸多疑惑和不确定都需要得到充分释疑。实验中被试一致认为教师的项目总结点评对其帮助最大。

1. 项目展示与评价标准设计

教师要在项目启动初期给学生明确项目成果的内容,展示的形式、范围、对象,以及评价的标准。教师要根据具体的项目学习内容选择项目成果的内容与形式。项目成果可以是一个产品的制作、一个服务的提供、一个障碍的排除。[①]展示的形式可以是操作演示,如制作一个成品、排除一个障碍;模拟的角色扮演,如导游服务、护理服务。对于理论知识性的内容,还可以结合 PPT 进行讲解,制作简报进行展示等。总之要根据具体内容选择展示形式,要尽可能采取接近工作岗位典型工作任务的完成形式。展示的范围和对象可以根据项目成果的大小和意义来决定,可以选择在班级、校内、社区等范围展示,例如健康宣教类的项目学习成果可以对社区居民进行展示。如果是专业性较强的项目,可以对行业企业专家进行展示,以获得专业的反馈和评价。当然评价的标准必须根据课程标准而定,评价要指向学习目标,根据目标逐条细化评价标准。评价的形式可采用笔试、操作、受众意见反馈等。评价形式的设计要考虑便于收集、汇总、反馈和对评价结果的利用。

2. 项目点评原则

对项目成果展示的点评要遵循激励性原则、主要问题聚焦原则、明晰性原则。教师要善于换位思考,绝大部分学生在项目展示时处于比较焦虑的状态,教师在点评时首先要充分肯定学生的努力和付出,在充分肯定的基础上提出评价反馈意见,才更能被学生接纳和吸收。教师要能容忍学生的非原则性错误或不足,给予学生自我反省与完善的空间,善于分辨哪些是真问题,哪些不是实质性问题,对出现的问题不需要面面俱到地纠正,而应聚焦主要问题和问题的主要方面进行点评反馈,要突出重点才能有利于学生掌握。教师的点评要有相当明确的是非判断,不能模棱两可,似是而非,否则学生会变得更加疑惑,起不到点评的作用。

---

① 　徐国庆.职业教育项目课程:原理与开发[M].上海:华东师范大学出版社,2016:15.

3. 项目点评方法

点评的方法可以采取教师点评、行业企业专家点评、学生互评的基础上由教师总结归纳。不同的点评方法各有优势和劣势，要根据实际情况进行合理选择。前两个点评形式比较权威，效率较高，能在较短时间内取得较好的效果，但学生的参与度略低；对学习基础好的学生效果会比较显著，带着问题思考的学生，会有豁然开朗的体验；而那些状态欠佳的学生则可能游离于点评之外，收获有限。采取学生互评的形式可以大大提高参与度，在一组展示之后，引导其他学生进行质疑、辩论等可以使学生对问题的理解更加深入。在此过程中，教师要注意引导，口语交流的变性和发散性很容易使学生的评价偏离主题，教师要适时将其引导到正题上来。在关键时刻和某些关键节点上，教师要给出明确的判断和指导，才能起到评价应有的效果。要充分发挥生成性评价的作用，对学生在展示评价阶段反馈的问题进行诊断、分析和评价，并利用生成性的问题进行针对性地教学，可以取得更好的效果。

四、挖掘教师潜力

研究表明教师的能力素养对项目教学效果的影响是相当显著的，教师是否认可项目教学，是否正确掌握项目教学策略等都是影响项目教学效果的重要变量。提高教师对项目教学的认可度，使其掌握项目教学策略，能更好地提升项目教学效果。

（一）加强指导，增进教师对项目教学的理解与应用

项目教学效果的影响因素问卷显示教师对项目教学的态度与对项目教学的了解呈现强正相关的关系，也就是说对项目教学认可度低的教师大多对其了解甚少。在没有尝试过项目教学的样本中，大部分人从未听说过此方法，少部分虽然听说过并想尝试，但不知道如何操作，也有极个别教师听说过也尝试过，但因为缺乏恰当的指导导致失败而失去信心。由此可见，使更多的教师了解项目教学从而产生认同感，相

当重要。同样重要的是对实践操作方法的培训和指导。教师对教学方法的选择容易形成惯性思维、模式僵化，要使教师接受一种新的方法，对其产生兴趣，对原有的教学进行改革，并非易事。问卷中有教师反馈曾经观摩过其他教师的项目教学，由此产生兴趣，但也有教师反馈因为观摩了他人的项目教学，感觉效果平平，从而失去兴趣。还有教师反映只听过相关的理论讲座，但不确定怎么操作。有些教师对项目教学认识不够，认为只有技能课程才能进行项目教学，而在美国的问卷和访谈中发现，所有被访对象，包括文化课程的教师均采用过项目教学。对教师进行项目教学方法的培训，使教师理解其原理，掌握其方法，才能使其产生进行尝试的愿望。

（二）提供指导，促进教师对项目教学方法的掌握

项目教学中以学生自主为主，对于教师来说有较多不可控性，增加了教学难度，所以必须给予教师恰当的指导使其顺利进行项目教学实践。从指导的内容和方法看，主要有以下四个方面。一是给予理论方面的指导，使教师掌握项目教学的理论依据和原理，从而理解为什么要采用此方法，这是相当重要的统一认识的过程。二是给予实践方面的指导，让教师知道什么时候、什么内容该怎么进行项目教学，可以针对项目教学设计、实施、评价等展开指导，要以实例形式给教师提供直观的感受，公开观摩的课堂要具有典型性、代表性和示范性。项目教学的本质特征是知识学习的过程与项目完成的过程合一，在完成项目的过程中建构知识与技能。常见的问题是许多项目教学只是冠以项目教学之名，实际还是传统的讲授法，或者是通过技能训练的形式把已学的知识进行综合运用，导致观摩教师感觉效果平平。三是给予解决问题的指导，教师在项目教学过程中会遇到诸多意想不到的问题，可以开发一个常见问题的 Q & A 手册协助教师开展项目教学，为教师搭建脚手架，促进其项目教学顺利进行。四是对于新尝试项目教学的教师，其项目教学设计能力有限，可以建立项目资源库，收集优秀的项目教学设

计、课堂实录等供教师选择利用和参考。

(三) 营造氛围,促进教师对项目教学的探索与实践

任何课程改革都可能给教师增加额外的工作量,因此教师投身课程改革实践的动力除了来自个体对专业发展的追求外,也需要通过激励机制来激发。项目教学实验中,教师反映教学前的备课工作量大大增加,特别是开始第一个项目教学实验时,原定的课时数略显不够,教师额外增加一到两课时才完成项目。在实际教学工作量考核时,要对教师的付出充分认可,才能激励教师进行新方法的尝试。对采用项目教学的教师课时增加计算系数,或者对取得实际教学效果者给予额外的课时奖励以营造良好的制度氛围是促进教师实践的方法之一。同时还要营造良好的舆论氛围,让尝试项目教学的教师产生自豪感。采取公开课、观摩课的形式进行宣传,引导更多的教师进行尝试并参与展示,组织项目教学竞赛等都能带动一批教师率先进行项目教学改革尝试。

(四) 搭建平台,促进教师对项目教学的交流与研究

教师间的交流与合作能有效促进教师对项目教学方法的掌握,同时也能更有效地解决过程中遇到的问题。在项目教学实施之前,平等班级任课教师可以采取集体备课的形式进行项目教学的备课。在实施过程中,教师可以互相听课,取他人之长补自己之短。在项目教学完成后,对于存在的各种问题,可组织集体教研活动,进行主题研讨。可邀请项目教学方面的专家开展现场听课过后的点评与指导,从而解决教师实践中遇到的问题。此外,还应该鼓励教师对发现的问题进行教学研究,用研究成果更好地指导项目教学实践。

结　　语

经过近三年的努力,本研究基本达到了预期的效果,取得了一定的研究成果。但与此同时,由于研究设计、研究方法局限,以及现实遇到的阻力等方面的原因,还是有一些不足之处有待进一步完善和深入研究,在此加以总结,以供其他研究者参考并拓展研究。

一、研究反思

(一)项目类型设计

由于实验教师大多初次接触项目教学,对项目教学的应用还不够驾轻就熟,所以本研究中所选的项目全都是封闭项目,由教师预设好项目、名称和项目目标,学生跟着教师的思路去完成,学生能力无法得到充分发挥,在能力培养方面或多或少产生一定的局限性。由于护理专业的特殊性,只能选择模拟项目,未能采用真实项目,这也是本研究中项目类型选择的另一弊端。

(二)研究对象选择

限于已有条件,遵循实验的便利性原则,本研究的被试选自笔者工作单位五年制高职护理专业学生。其优势在于学校教师有一定的项目教学研究基础,不足之处是样本在性别上以女性为主,284位被试中仅16位为男性,在进行性别比较时男性样本量不足30,无法进行统计学比较。如果再次开展类似的研究,可以跨校选择不同专业学生为研究对象,从而扩大项目的选择余地,提高研究结论的解释力度。

二、研究展望

影响项目教学效果的因素有很多，本研究只涉及其中一隅。从研究对象的专业类型来看，今后的研究可以从服务类专业的学生拓展到制造类专业。从研究对象的层次来看，可以从五年制高职拓展到中职和应用型本科。从研究内容来看，还可从宏观的政策因素，中观的教学管理，微观的学生心理因素、学习能力因素、认知风格因素等角度进行深入研究。从研究范式上看，可以采用田野研究、个案研究、比较研究等方法进行研究。

本研究发现项目教学对元认知水平不同的被试产生的影响有所差异，而且能在一定程度上弥补元认知水平不足。今后可以进一步研究项目教学对不同元认知水平的学习者产生怎样的差异性影响，对学习者的高阶思维发展产生怎样的影响。高阶思维的发展比一般意义上的项目学习对学生的发展起到更加重要的促进作用。如果从高阶思维培养的角度去研究项目教学效果，能将项目教学研究推上一个更高的台阶。目前的研究尚未涉及项目教学对学生高阶思维能力的影响及机制，有待今后的研究中进一步探索。

此外，已有的文献显示项目教学对高、中、低基础水平的学生会产生不同的效果，本研究中也有迹象表明元认知水平偏低的被试在项目学习中获益比元认知水平高的被试多。因此，如何通过项目教学来提高基础水平偏低的学生的学习效果，将是一个有意义的研究主题，其成果可为项目教学实践提供重要的方法论指导。

附　　录

附录 1　Questionnaire on Project-based Learning (for teachers)

Dear Colleague:

I am a visiting scholar studying with Dr. Chris Zirkle and Dr. James Pinchak at the Ohio State University. I am studying Project-based Learning in Vocational Education in the United States and China. This questionnaire is designed to investigate what factors impact Project-based Learning. We sincerely request you to fill in the important information in this questionnaire. There is no right or wrong answers. Rest assured that your responses will be treated with utmost confidentiality. We appreciate your time, patience and generosity. Thank you and have a nice day!

×××

Ph. D candidate from East China Normal University,

Associate professor from Nantong Health College of Jiangsu Province PRC.

The definition in this research: Project-based Learning is a teaching method in which students gain knowledge and skills by working for an extended period of time to investigate and respond to an engaging and complex question, problem, or challenge.

* 1. What is your gender?

☐ Female

☐ Male

* 2. What is the highest level of education you have completed?

☐ Graduated from high school

☐ Associate's degree

☐ Bachelor's degree

☐ Master's degree

☐ Doctor's degree

* 3. How long have you been teaching?

☐ Less than 5 years

☐ 5—10 years

☐ 10—20 years

☐ 20—30 years

☐ More than 30 years

* 4. What category of courses do you teach?

☐ Academic courses

☐ Occupational courses

☐ CBI courses

Other(please specify):_____

* 5. If you teach occupational ED, What is the career field?

_____

* 6. Which grade are you teaching now? (allow more than one an-

swer to the question)

☐ 9th Grade

☐ 10th Grade

☐ 11th Grade

☐ 12th Grade

* 7. Do you have more than one year related work experience in industry prior to teaching?

☐ Yes

☐ No

* 8. Are you still partly working in industry besides teaching now?

☐ Yes

☐ No

* 9. What is your overall attitude towards the effect of Project-based Learning?

☐ Positive

☐ Neutral

☐ Negative

* 10. Have you ever used Project-based Learning in your teaching?

☐ Yes

☐ No

* 11. What is the percentage of Project-based Learning you used in your teaching?

☐ All

☐ About 3/4

☐ About half

☐ About 1/4

☐ Less than 1/4

*12. What difficulties do you come across while using Project-based Learning? (allow more than one answer to the question)

☐ Designing the project

☐ Student's preparation for the project

☐ Fully involving students in the implementation the project

☐ Monitoring the student's process

☐ Integrating the theory knowledge learning into the project implementation

☐ Evaluating the students' contribution to the project

☐ Evaluating the students' performance

Other(please specify): _____

*13. I think that teacher's UNDERSTANDING of Project-based Learning positively affects result.

☐ Strongly agree

☐ Agree

☐ Neither agree nor disagree

☐ Disagree

☐ Strongly disagree

*14. I think that teacher's favor ATTITUDE towards Project-based Learning positively affects the result.

☐ Strongly agree

☐ Agree

☐ Neither agree nor disagree

☐ Disagree

☐ Strongly disagree

* 15. I think that teacher's STRATEGY USED IN PROJECT DESIGNING positively affect the result.

☐ Strongly agree

☐ Agree

☐ Neither agree nor disagree

☐ Disagree

☐ Strongly disagree

* 16. I think that teacher's STRATEGY USED IN PROJECT GUIDING the student during the implementation of the project positively affects the result.

☐ Strongly agree

☐ Agree

☐ Neither agree nor disagree

☐ Disagree

☐ Strongly disagree

* 17. I think that teacher's STRATEGY USED IN DESIGNING THE EVALUATION positively affects the result.

☐ Strongly agree

☐ Agree

☐ Neither agree nor disagree

☐ Disagree

☐ Strongly disagree

* 18. I think that teacher's ABILIT TO SELF-REFLECT positively affects the use of Project-based Learning.

☐ Strongly agree

☐ Agree

☐ Neither agree nor disagree

☐ Disagree

☐ Strongly disagree

* 19. I think that teacher's ABILITY TO COMMUNICATE WITH STUDENTS NON-ACADEMICALLY positively affects the result.

☐ Strongly agree

☐ Agree

☐ Neither agree nor disagree

☐ Disagree

☐ Strongly disagree

* 20. I think that teacher's COORDINATING ABILITY positively affects the result.

☐ Strongly agree

☐ Agree

☐ Neither agree nor disagree

☐ Disagree

☐ Strongly disagree

* 21. I think that teacher's DESIRE TO IMPROVE TEACHING positively affects the result.

☐ Strongly agree

☐ Agree

☐ Neither agree nor disagree

☐ Disagree

☐ Strongly disagree

* 22. I think that students' FAVORABLE ATTITUDE TO-WARDS Project-based Learning positively affects the result.

☐ Strongly agree

☐ Agree

☐ Neither agree nor disagree

☐ Disagree

☐ Strongly agree

* 23. I think that students' ability to ACCESS the needed information positively affects the result.

☐ Strongly agree

☐ Agree

☐ Neither agree nor disagree

☐ Disagree

☐ Strongly disagree

* 24. I think that students' SELF-CONFIDENCE in implementing the project positively affects the result.

☐ Strongly agree

☐ Agree

☐ Neither agree nor disagree

☐ Disagree

☐ Strongly disagree

* 25. I think that students' ABILITY to self-plan, self-manage, self-monitor and self-evaluate positively affects the result.

☐ Strongly agree

☐ Agree

☐ Neither agree nor disagree

☐ Disagree

☐ Strongly disagree

* 26. I think that students' PERSISTANCE in implementing the project positively affects the result.

☐ Strongly agree

☐ Agree

☐ Neither agree nor disagree

☐ Disagree

☐ Strongly disagree

* 27. I think that students' ability to COMMUNICATE EFFECTIVELY with other group members positively affects the result.

☐ Strongly agree

☐ Agree

☐ Neither agree nor disagree

☐ Disagree

☐ Strongly disagree

* 28. I think that students' ability to COOPERATE with other group members positively affect the result.

☐ Strongly agree

☐ Agree

☐ Neither agree nor disagree

☐ Disagree

☐ Strongly disagree

* 29. I think that student's COMPUTER SKILLS and access to the Internet are important resources in Project-based Learning.

☐ Strongly agree

☐ Agree

☐ Neither agree nor disagree

☐ Disagree

☐ Strongly disagree

* 30. What benefits do you find using Project-based Learning?

(allow more than one answer to the question)

☐ Students become more skillful than non-project learning.

☐ Students' self-directed learning ability is developed.

☐ Students find it easier to apply the theory to practice.

☐ Students become more cooperative than non-project learning.

☐ Students become more organized than non-project learning.

Other(please specify)：_____

*31. What limitation do you find in Project-based Learning? (allow more than one answer to the question)

☐ It is time consuming.

☐ Students benefits from the learning diversely, with the better much better, poorer much poorer.

☐ Students may obtain less theoretical knowledge.

☐ It is difficult to identify each student's contribution to the project product.

☐ It is impossible for the teacher to use this method for all the contents of the course.

Other(please specify)：_____

*32. If you were NOT using Project-based Learning, please give the main reason.

_____

附录 2　项目教学效果影响因素问卷

尊敬的教师：

您好！本人正在做一项关于项目教学效果影响因素的研究，烦请您完成这份问卷。答案没有对错优劣之分，您只要按实际情况作答即可。

本研究中项目教学的定义：学生通过参与解决一个复杂的问题或挑战（例如制作一个产品或排除一个故障或提供一个服务）从而获得知识和技能的一种教学方法。

1. 您的性别是？

☐ 男　　　　　　　☐ 女

2. 您的受教育程度是？

☐ 博士　　　　☐ 硕士　　　　☐ 本科　　　　☐ 大专或以下

3. 您的教龄是？

☐ 低于 5 年　　☐ 5—10 年　　☐ 10—20 年　　☐ 20 年以上

4. 您任教的学生的专业是？（可多选）

☐ 制造类　　　☐ 服务类　　　☐ 其他

5. 您任教的课程是？

☐ 文化课　　　　　　　☐ 专业课

☐ 就业创业指导　　　　☐ 其他

6. 您任教的年级是？（初三后的第一年计作一年级）

☐ 一年级　　　☐ 二年级　　　☐ 三年级　　　☐ 四年级

☐ 五年级

7. 从教之前您从事专业工作的年限有多长？

☐ 未从事　　　☐ 1—2 年　　☐ 2—5 年　　☐ 6—10 年

☐ 10 年以上

8. 您教学的同时仍然在企业兼职或挂职吗？

☐ 是　　　　　　　☐ 否

9. 您对项目教学效果的态度是？

☐ 正面的　　　☐ 中立的　　　☐ 负面的

10. 您曾尝试使用过项目教学吗？（此题答案若为否，请直接跳转到第 32 题）

□ 是　　　　　□ 否

11. 您进行项目教学的频率是？

□ 100%　　　□ 约 75%　　　□ 约 50%　　　□ 约 25%

□ 少于 25%

12. 您在项目教学的过程中遇到过什么困难？（可多选）

□ 设计项目

□ 指导学生为项目做好准备

□ 指导学生实施项目

□ 将理论知识有机融入项目实施的过程

□ 评价每位学生的贡献度

□ 评价学生的表现

□ 让每位学生都充分参与

□ 其他：＿＿＿＿＿＿＿＿＿＿＿＿＿＿＿＿＿＿＿＿＿＿＿

13. 我认为教师对项目教学的正确理解有利于提升项目教学的效果。

□ 完全同意　　□ 同意　　　　□ 一般　　　　□ 不同意

□ 完全不同意

14. 我认为教师对项目教学的认可有利于提升项目教学的效果。

□ 完全同意　　□ 同意　　　　□ 一般　　　　□ 不同意

□ 完全不同意

15. 我认为教师项目设计策略的应用有利于提升项目教学的效果。

□ 完全同意　　□ 同意　　　　□ 一般　　　　□ 不同意

□ 完全不同意

16. 我认为教师项目指导策略的应用有利于提升项目教学的效果。

□ 完全同意　　□ 同意　　　　□ 一般　　　　□ 不同意

☐ 完全不同意

17. 我认为教师项目评价策略的应用有利于提升项目教学的效果。

☐ 完全同意　　　☐ 同意　　　　☐ 一般　　　　☐ 不同意
☐ 完全不同意

18. 我认为提高教师自我反思的能力有利于提升项目教学的效果。

☐ 完全同意　　　☐ 同意　　　　☐ 一般　　　　☐ 不同意
☐ 完全不同意

19. 我认为教师提高与学生进行学习以外交流的能力有利于提升项目教学的效果。

☐ 完全同意　　　☐ 同意　　　　☐ 一般　　　　☐ 不同意
☐ 完全不同意

20. 我认为教师协调能力的提高有利于提升项目教学的效果。

☐ 完全同意　　　☐ 同意　　　　☐ 一般　　　　☐ 不同意
☐ 完全不同意

21. 我认为教师想把学生教得更好的内驱动力有利于提升项目教学的效果。

☐ 完全同意　　　☐ 同意　　　　☐ 一般　　　　☐ 不同意
☐ 完全不同意

22. 我认为学生对项目教学的积极态度有利于提升项目教学的效果。

☐ 完全同意　　　☐ 同意　　　　☐ 一般　　　　☐ 不同意
☐ 完全不同意

23. 我认为学生独立获取所需信息的能力的提高有利于提升项目教学的效果。

☐ 完全同意　　　☐ 同意　　　　☐ 一般　　　　☐ 不同意
☐ 完全不同意

24. 我认为学生拥有完成项目的自信心有利于提升项目教学的

效果。

　　□ 完全同意　　□ 同意　　　□ 一般　　　□ 不同意
　　□ 完全不同意

　　25. 我认为学生的元认知水平(自我计划、自我管理、自我监督、自我评价)高有利于提升项目教学的效果。

　　□ 完全同意　　□ 同意　　　□ 一般　　　□ 不同意
　　□ 完全不同意

　　26. 我认为学生拥有完成项目的毅力有利于提升项目教学的效果。

　　□ 完全同意　　□ 同意　　　□ 一般　　　□ 不同意
　　□ 完全不同意

　　27. 我认为学生拥有与团队其他成员有效沟通的能力有利于提升项目教学的效果。

　　□ 完全同意　　□ 同意　　　□ 一般　　　□ 不同意
　　□ 完全不同意

　　28. 我认为学生拥有与团队其他成员合作完成任务的能力有利于提升项目教学的效果。

　　□ 完全同意　　□ 同意　　　□ 一般　　　□ 不同意
　　□ 完全不同意

　　29. 我认为学生的信息技术应用尤其是通过信息技术获取信息的能力提高有利于提升项目教学效果。

　　□ 完全同意　　□ 同意　　　□ 一般　　　□ 不同意
　　□ 完全不同意

　　30. 您认为项目教学有什么优势?(可多选)
　　□ 学生在技能上更熟练
　　□ 学生的自主学习能力得到更好发展
　　□ 学生更容易将理论应用于实践
　　□ 学生的合作能力等综合素养更好地发展

☐ 学生做事更具条理性

☐ 其他：_____

31. 您进行的项目教学有什么局限性？（可多选）

☐ 比较耗费时间

☐ 学生的受益程度两极分化，好的更好，差的更差

☐ 学生掌握的理论知识会少些

☐ 难以判定每个学生对项目完成的贡献度

☐ 此方法不适用于所有课程和所有学习内容

☐ 其他：_____

32. 为什么没有使用过项目教学？请给出最主要的理由。

_____

感谢您的参与，祝您工作顺利，生活愉快！

附录 3　Interview Outline(for teachers)

问题：

1. How did you first decide to use Project-based Learning?

2. What procedures do you usually follow in Project-based Learning?

3. What factors do you think impact Project-based Learning? (From the teacher's aspect, student's aspect, and other aspects.)

4. What is the proudest thing you or your students experienced in Project-based Learning?

5. What is the most frustrating thing you experienced in Project-based Learning?

6. What recommendation do you have to improve Project-based

Learning?

时间:2016 年 2 月 24 日,14:00

地点:俄亥俄州沃伦县职业生涯园教室

访谈形式:结构性访谈

被访教师:JG,男,俄亥俄州沃伦县职业生涯园的科学课教师,从事科学教学 13 年;学校地址:俄亥俄州沃伦县黎巴嫩 48 北国道路 3525 号;邮编:45036;学校网址:http://www.mywccc.org/。

时间:2016 年 2 月 23 日,17:30

地点:俄亥俄州立大学教育与人类生态学院 PEA 楼 143 教室

访谈形式:结构性访谈

被访教师:KB,女,曾在天主教哥伦布教区学校①任教两年,现为俄亥俄州连接学校的 7—12 年级教师,从教 19 年,任教数学(含初级代数、代数 2 和几何)和计算机科学(含 JAVA 课程、计算机入门课程、大学预科计算机课程);学校地址:俄亥俄州克利夫兰市欧几里得大道 3740 号 101 室;邮编:44115;学校网址:http://www.connectionsacademy.com/ohio-eschool。

时间:2016 年 2 月 23 日,19:00

地点:俄亥俄州立大学教育与人类生态学院 PEA 楼 143 教室

访谈形式:结构性访谈

被访教师:LS,男,诺克斯县职业生涯园烹饪专业教师,从教 15 年;学校地址:俄亥俄州诺克斯县马丁斯堡路 306 号;邮编:43050;学校网

① 天主教哥伦布教区的教会学校是由天主教教会主办的一所私立学校,提供 K-12 年级的课程。学校网址:http://www.colsdioc.org/。

址：http：//knoxcountycc.org/。

　　时间：2016 年 2 月 26 日，14：00
　　地点：俄亥俄州托尔斯职业生涯园
　　访谈形式：结构性访谈
　　被访教师：ML，男，俄亥俄州立大学农学专业本科毕业，现任俄亥俄州托尔斯职业生涯园农业专业教师。担任教师之前先在 Chemlawn 草坪公司工作过一段时间，又在 Nationwide 保险公司从事物业监管维护、园林管理，以及楼宇维护 24 年之久，其间自己与家人合伙开过一家园林公司，同时在伊斯特兰德职业生涯园担任兼职教师 5 年，主要教授成人的 ABLE 和 GED 课程①。正是该兼职经历使他决定要成为一名专职教师。后来他又在哥伦布的一所特许中学教过 2 年科学课；近 3 年在托尔斯职业生涯园担任家业专业教师。学校地址：俄亥俄州普莱恩市国道 42 南路 7877 号；邮编：43064；学校网址：http：//www.tollestech.com/。

附录 4　教师访谈提纲

　　1. 您觉得项目教学的效果如何？
　　2. 您在项目教学开始之前为学生做了怎样的准备？

---

① ABLE（Adult Basic and Literacy Education），成人基础文化教育。ABLE 课程是为了帮助所有希望加强自身文化水平的成年人而开设的。许多人参加 ABLE 是为了在进入大学之前提高技能或是为了进行就业相关的培训、准备 GED 考试。GED（General Educational Development）考试是由美国教育委员会（American Council of Education）中的 GED 考试服务部门开创的，最初为未完成高中课程的美国退伍军人开设，军人退役后经 GED 考试合格则等同取得高中文凭（high school diploma）。如今超过 93% 的美国大学视 GED 文凭持有人为高中毕业生，与正统高中毕业生同等对待。

3. 您在项目教学过程中遇到了哪些困难？怎么解决的？

4. 您认为项目教学最吸引人的是什么？

5. 您认为项目教学实施中最大的困难是什么？

6. 通过项目教学您和您的学生分别获得了怎样的收获？

7. 您对项目教学有哪些改进的建议？

附录 5　Interview Outline(for students)

问题：

1. How do you like Project-based Learning?

2. What do you benefit from PBL?

3. Do you prefer to do the project by your own or together with others?

4. Can you obtain the same amount of knowledge and skills for PBL?

5. What is your feeling about doing project? More sense of accomplishment or more sense of frustration?

6. What is the proudest experience in your PBL process? Can you offer and example?

7. What frustrate you most in PBL? Can you offer and example?

8. Do you find girls or boys have more talent for doing project?

9. Does any other teacher use PBL?

10. How do you usually get the information and resources for you project? By yourself or with the help of you teacher?

11. Do you think PBL developed your ability of information searching?

12. Do you think PBL developed your ability of communication?

13. What kind of help do you hope to get from your teacher during the process of project?

14. When you come across difficulties, whom do you prefer to turn to? Teacher or classmates?

15. Ordinarily, how many times do you try before you consult the teacher?

16. Does your teacher introduce some theoretical knowledge before you start the project?

17. Do you prefer to design the project by yourself or be assigned by the teacher?

时间:2016 年 2 月 24 日,15:30

地点:俄亥俄州沃伦县职业生涯园教室

访谈形式:结构性访谈

被访者:沃伦县职业生涯园二年级的 3 位男生

附录 6　学生访谈提纲

1. 你喜欢项目教学吗？喜欢做项目吗？

2. 项目学习过程中您获得最大的收获是什么？

3. 你喜欢和其他人合作完成项目,还是喜欢自己独立完成？

4. 你在做项目的时候是否能学到同样多的理论知识？

5. 做项目给你的感受是什么？是很有成就感还是感到沮丧？

6. 项目学习中有什么让你最为自豪？可以举个例子吗？

7. 项目学习中有什么让你感到沮丧？可以举个例子吗？

8. 你有没有觉得男生比女生更擅长做项目？

9. 还有没有其他课上教师让你们做项目？

10. 通常你和你的伙伴们是如何获得研究项目所需要的资料？自己找还是教师提供？

11. 你有没有发现通过做项目提高了自己的信息查找的能力？

12. 你有没有感觉做项目培养了自己的沟通能力？

13. 你在做项目时希望从教师那里获得什么帮助？

14. 当做项目遇到困难时，你希望求助于教师还是同学？

15. 通常你会尝试几次后才去问教师？

16. 在你做项目前教师会对项目所涉及的理论知识做一些介绍吗？

17. 你喜欢教师指定项目还是你自己选择项目？

附录 7　大学生元认知水平量表

指导语一： 能请您帮我们一个小忙吗？下面是一份仅供研究用的调查大学生元认知水平方面情况的问卷。请先选择与您符合的情况。您的回答不涉及任何个人评价，请放心作答，谢谢合作。

☐ 男　　　　☐ 女　　　　学号：_____

☐ 一年级　　☐ 二年级　　☐ 三年级　　☐ 四年级

指导语二： 请阅读下列句子，并选择校内校外学习时与您情况相符的答案。选项没有对错之分，回答时请不要花太多时间思考，请尽可能真实地回答。感谢您对我们工作的支持。

1. 当做一件事情时，我会考虑自己真正需要去学些什么。

☐ 从不　　☐ 很少　　☐ 有时　　☐ 经常　　☐ 总是

2. 开始做某项任务，会随时问我自己是否学到了应当学到的那么多。

☐ 从不　　☐ 很少　　☐ 有时　　☐ 经常　　☐ 总是

3. 发现我会停下来检查自己对学习材料的理解。

☐ 从不　　☐ 很少　　☐ 有时　　☐ 经常　　☐ 总是

4. 在进行一个测验时,我会考虑下一题如何能做得更好。

☐ 从不　　☐ 很少　　☐ 有时　　☐ 经常　　☐ 总是

5. 当我做完一件事情,我会考虑我是否真正学到了需要学到的。

☐ 从不　　☐ 很少　　☐ 有时　　☐ 经常　　☐ 总是

6. 为了有助下一次集中注意力去学习,我会构想一些问题。

☐ 从不　　☐ 很少　　☐ 有时　　☐ 经常　　☐ 总是

7. 做某项任务前,我会树立一些明确的目标。

☐ 从不　　☐ 很少　　☐ 有时　　☐ 经常　　☐ 总是

8. 我用我智力方面的优势来弥补自己其他方面的弱点。

☐ 从不　　☐ 很少　　☐ 有时　　☐ 经常　　☐ 总是

9. 在不同的条件下,我使用不同的学习策略(方法)。

☐ 从不　　☐ 很少　　☐ 有时　　☐ 经常　　☐ 总是

10. 我懂得教师让自己去学习什么。

☐ 从不　　☐ 很少　　☐ 有时　　☐ 经常　　☐ 总是

11. 当我已经了解了一个主题下的某些内容后,我的学习效果最好。

☐ 从不　　☐ 很少　　☐ 有时　　☐ 经常　　☐ 总是

12. 在没有考虑使用学习策略的情况下,我使用我的学习策略。

☐ 从不　　☐ 很少　　☐ 有时　　☐ 经常　　☐ 总是

13. 我能觉察到自己在思考。

☐ 从不　　☐ 很少　　☐ 有时　　☐ 经常　　☐ 总是

14. 在我完成了一项任务后,我会问自己是否有更容易的方法。

☐ 从不　　☐ 很少　　☐ 有时　　☐ 经常　　☐ 总是

15. 当我需要的时候,我能激发自己去学习。

☐ 从不　　☐ 很少　　☐ 有时　　☐ 经常　　☐ 总是

16. 我不仅拥有许多学习策略,而且懂得在何时何地和为什么要使用。

□ 从不　　□ 很少　　□ 有时　　□ 经常　　□ 总是

17. 当解决问题时,我会意识到我正在使用什么策略(方法)。

□ 从不　　□ 很少　　□ 有时　　□ 经常　　□ 总是

18. 读一篇课文前,我会做进行概括和总结的事前准备。

□ 从不　　□ 很少　　□ 有时　　□ 经常　　□ 总是

19. 当学习某些新事物时,我会问自己一些关于我学习得怎么样的问题。

□ 从不　　□ 很少　　□ 有时　　□ 经常　　□ 总是

20. 在学习时,我会定期问我自己是否达到了我的学习目的。

□ 从不　　□ 很少　　□ 有时　　□ 经常　　□ 总是

21. 在做一件事情的过程中,我能觉察到我原来的计划。

□ 从不　　□ 很少　　□ 有时　　□ 经常　　□ 总是

22. 我明了自己的做事过程,如果需要的话,我会改变自己的方法和策略。

□ 从不　　□ 很少　　□ 有时　　□ 经常　　□ 总是

23. 为了适应不同条件或主题的要求,我会设法改变自己的学习方法。

□ 从不　　□ 很少　　□ 有时　　□ 经常　　□ 总是

24. 开始学习时,我会筹划将要做什么以至于我能合理地利用自己的时间。

□ 从不　　□ 很少　　□ 有时　　□ 经常　　□ 总是

说明及评分方式:山西大学康中和 2005 年编制的五大学生元认知水平量表从元认知的实践过程把元认知水平分成四个维度:元认知计划、元认知监控、元认知调节和元认知评价,常模来源为大学一年级到四年级的文理工科大学生,"其 Cronbach α 系数为 0.93,构想效度和结构效度都合乎心理测量学指标要求"。该量表共有 24 道题目,测验后可得四种分数,加上总分,可得五项分数。

元认知计划(因素 1):包括 7、9、16、17、18、21、24 等 7 道题,记分方法为:"从不"为 1 分,"很少"为 2 分,"有时"为 3 分,"经常"为 4 分,"总是"为 5 分。

元认知监控(因素 2):包括 8、10、12、13、22、23 等 6 道题,记分方法同上。

元认知调节(因素 3):包括 1、2、3、4、19、20 等 6 道题,记分方法同上。

元认知评价(因素 4):包括 5、6、11、14、15 等 5 道题,记分方法同上。

附录 8 高职护生项目教学效果评估问卷
(学生卷 正式)

同学:

您好! 经过前一阶段的项目学习后,我们想对您的项目学习效果进行一次调研,烦请您完成这份问卷。答案没有对错优劣之分,结果对您不产生任何影响,您只要按实际情况作答即可。谢谢您的配合,祝您学习愉快!

1. 您的性别是? [单选题][必答题]

□ 女   □ 男

2. 您的班级是? [单选题][必答题]

□ 1502   □ 1503   □ 1507   □ 1508   □ 1512

3. 您的学号是_____ 。[填空题]

4. 您认为项目学习对您更好地掌握所学知识很有帮助。[单选题]

［必答题］

　　□ 非常同意　　□ 同意　　□ 一般　　□ 不同意　　□ 非常不同意

　　5. 您认为项目学习法对您掌握正确的学习方法很有帮助。［单选题］［必答题］

　　□ 非常同意　　□ 同意　　□ 一般　　□ 不同意　　□ 非常不同意

　　6. 通过本项目学习,您能够更好地完成本项目所对应的护理工作。［单选题］［必答题］

　　□ 非常同意　　□ 同意　　□ 一般　　□ 不同意　　□ 非常不同意

　　7. 您在本次项目学习过程中全程积极主动参与各项任务的完成。［单选题］［必答题］

　　□ 非常同意　　□ 同意　　□ 一般　　□ 不同意　　□ 非常不同意

　　8. 通过项目学习,您的自主学习能力得到了有效提升。［单选题］［必答题］

　　□ 非常同意　　□ 同意　　□ 一般　　□ 不同意　　□ 非常不同意

　　9. 通过项目学习,您的信息管理(包括对信息的搜集、筛选、传递、解释和处理)的能力得到了有效提升。［单选题］［必答题］

　　□ 非常同意　　□ 同意　　□ 一般　　□ 不同意　　□ 非常不同意

　　10. 通过项目学习,您的自我管理(包括对时间的管理、自我计划、自我监督、自我评价)能力得到了提升。［单选题］［必答题］

　　□ 非常同意　　□ 同意　　□ 一般　　□ 不同意　　□ 非常不同意

　　11. 通过项目学习,您的分析问题和解决问题能力得到了提升。［单选题］［必答题］

　　□ 非常同意　　□ 同意　　□ 一般　　□ 不同意　　□ 非常不同意

　　12. 通过项目学习,您能更有效地与教师、同伴、校外专家等进行沟通。［单选题］［必答题］

　　□ 非常同意　　□ 同意　　□ 一般　　□ 不同意　　□ 非常不同意

　　13. 通过项目学习,您能更加客观地对同伴的学习进行评价。［单

选题］［必答题］

☐ 非常同意　☐ 同意　☐ 一般　☐ 不同意　☐ 非常不同意

14. 通过项目学习,小组间合作学习频率和次数更多了。［单选题］［必答题］

☐ 非常同意　☐ 同意　☐ 一般　☐ 不同意　☐ 非常不同意

15. 通过项目学习,小组间合作学习效率更高了。［单选题］［必答题］

☐ 非常同意　☐ 同意　☐ 一般　☐ 不同意　☐ 非常不同意

16. 通过项目学习,小组成员间的沟通更顺畅了。［单选题］［必答题］

☐ 非常同意　☐ 同意　☐ 一般　☐ 不同意　☐ 非常不同意

17. 通过项目学习,小组的团队凝聚力更强了。［单选题］［必答题］
☐ 非常同意　☐ 同意　☐ 一般　☐ 不同意　☐ 非常不同意

18. 项目学习过程中,班级的学习气氛更浓了。［单选题］［必答题］
☐ 非常同意　☐ 同意　☐ 一般　☐ 不同意　☐ 非常不同意

19. 在本次项目学习过程中,信息化手段(如:图片、视频、PPT、网络、QQ、邮箱、在线平台等)在项目的呈现阶段起到很好的作用。［单选题］［必答题］

☐ 非常同意　☐ 同意　☐ 一般　☐ 不同意　☐ 非常不同意

20. 在本次项目学习过程中,信息化手段在项目资料的查找阶段起到很好的作用。［单选题］［必答题］

☐ 非常同意　☐ 同意　☐ 一般　☐ 不同意　☐ 非常不同意

21. 在本次项目学习过程中,信息化手段在教师讲课过程中起到很好的作用。［单选题］［必答题］

☐ 非常同意　☐ 同意　☐ 一般　☐ 不同意　☐ 非常不同意

22. 在本次项目学习过程中,信息化手段在您与教师和其他同学或临床专家的沟通交流中起到很好的作用。［单选题］［必答题］

□ 非常同意　□ 同意　□ 一般　□ 不同意　□ 非常不同意

23. 在本次项目学习过程中,信息化手段在项目成果展示与评价阶段起到很好的作用。[单选题][必答题]

□ 非常同意　□ 同意　□ 一般　□ 不同意　□ 非常不同意

24. 在本次项目学习过程中,教师的指导很及时,即在您需要的时候得到了教师的帮助。[单选题][必答题]

□ 非常同意　□ 同意　□ 一般　□ 不同意　□ 非常不同意

25. 在本次项目学习过程中,得到教师的指导很有效,即教师的指导能很好地解决您所面临的问题。[单选题][必答题]

□ 非常同意　□ 同意　□ 一般　□ 不同意　□ 非常不同意

26. 在本次项目学习过程中,教师给予的如何完成项目的指导对您很有帮助。[单选题][必答题]

□ 非常同意　□ 同意　□ 一般　□ 不同意　□ 非常不同意

27. 在本次项目学习过程中,教师给予的理论知识的指导对您很有帮助。[单选题][必答题]

□ 非常同意　□ 同意　□ 一般　□ 不同意　□ 非常不同意

28. 在本次项目学习过程中,教师给予的操作的指导对您很有帮助。[单选题][必答题]

□ 非常同意　□ 同意　□ 一般　□ 不同意　□ 非常不同意

29. 在本次项目学习过程中,教师给予的学习方法的指导对您很有帮助,比如如何查找资料等。[单选题][必答题]

□ 非常同意　□ 同意　□ 一般　□ 不同意　□ 非常不同意

30. 认为一学期进行几次项目学习最合适?[单选题][必答题]

□ 0次　□ 1次　□ 2次　□ 3次　□ 4次及以上

31. 项目学习中您获得的最大收获是什么?[填空题]

_____

32. 项目学习中您遇到的最大困难是什么?[填空题]

33. 项目学习中您最希望获得哪方面的指导和帮助？［多选题］［必答题］

☐ 项目计划拟订

☐ 项目资料获取

☐ 项目过程表格填写

☐ 项目过程中自己遇到无法判断的问题（如理论或操作的正确性）

☐ 项目过程中与他人沟通合作出现问题

☐ 项目过程中自己失去信心

☐ 项目成果展示

☐ 项目评价

☐ 其他

附录9　项目计划书示例（以鼻饲为例）①

项目计划书

项目名称：给不能经口进食的患者进行鼻饲
教师：ZYC、CLL、HH
学校：NTWS
年级：二年级
专业：高职护理
涉及学科：基础护理技术、内科护理、人文护理、解剖与生理……

---

① 模板来源为［美］巴克教育研究所.项目学习教师指南：21 世纪的中学教学法（第 2 版）［M］.任伟,译.北京：教育科学出版社,2008：220—229。示例内容为实验教师填写。

（续表）

简述此项目的意图： 一般人群都可以通过正常途径来满足自身对饮食与营养的需求,但对于一些昏迷、口腔疾病、食管气管瘘等特殊病人,鼻饲法是满足其对饮食与营养需求的重要手段之一,是临床消化内科、神经内科、神经外科、消化外科、普外科、ICU 等科室日常护理的常规操作。因此,鼻饲法是所有护理人员必须掌握的最基本的护理技能之一。通过本项目的学习,学生不仅要能掌握操作方法和注意事项,还要能与患者进行有效沟通,操作中能够充分关爱患者。
通过本项目,学生能够学习和掌握哪些符合课程标准的内容(每个学科 2—3 条)： 1. 能够阐述鼻饲的概念、适应症、禁忌症 2. 能够说出鼻饲操作时采取的体位;鼻饲插入的深度、测量方法;昏迷病人如何提高插管成功率;插管过程中出现三种情况如何正确处理 3. 能够阐述证实胃管在胃内的三种方法;鼻饲的量、温度、间隔时间;拔管方法和拔管时间 4. 能够与同学合作,安全正确地为不能经口进食的患者实施鼻饲
通过本项目,学生能够学习哪些技能? 只列出你要评价的技能(每个项目 2—4 项)： 1. 设计能力——制订计划的能力 2. 技术能力——能安全正确地给不能经口进食的患者进行鼻饲 3. 团队协作能力——能恰当分工合作完成项目 4. 沟通能力——能与同伴沟通共同解决问题,能与患者家属沟通取得配合,能与教师或临床一线的专家沟通寻求帮助与指导,能边做边解说,展示项目成果
通过本项目,学生能够实践哪些思维方法(每个项目 1—2 项)： 1. 以理解心、同理心倾听合作伙伴的意见 2. 坚持练习到熟练的毅力 3. 持续学习的能力 4. 针对不同测量结果敢于质疑的批判性思维能力
项目的学习目标中有没有包含符合本护士执业资格证书要求的内容： 有。该章节是护士执业资格考试的重要章节。

提示：该项目学习是否符合"以课程标准为核心"的原则。

设计驱动问题

陈述项目的核心问题。对问题的描述应该概括所有的项目内容、教学成果。驱动问题应能够帮助学生更好地聚焦他们的探究活动

驱动问题：为不能经口进食患者进行鼻饲

细分驱动问题：（可以在教师的引导下，由学生通过头脑风暴的形式讨论获得）

1. 何谓鼻饲法？鼻饲法与管饲法有何区别与联系？
2. 鼻饲的适应症、禁忌症？
3. 插胃管时的体位（一般、昏迷）？为什么？
4. 插胃管的深度是多少？如何测量？（2种方法）
5. 插胃管可能误入哪儿？（人体解剖学）会出现什么症状？如何处理？
6. 插管时出现恶心或盘曲在口腔内，应该如何处理？
7. 如何提高昏迷病人插管成功率？
8. 如何正确判断胃管的位置？（3种方法）
9. 鼻饲前后为什么要注入少量温开水？每次鼻饲液的性状、量、温度、间隔时间？鼻饲中如何做到"三避免"？
10. 如何固定胃管末端？鼻饲后维持原体位多长时间？
11. 鼻饲用物多长时间消毒一次？长期鼻饲的病人多长时间进行胃管更换？如何更换？
12. 如何正确拔管？
13. 鼻饲中，如何体现对患者的关心爱护？如何与患者家属进行良好有效的沟通？

提示：教师是否提出一个真实的问题或者重要的问题，这个问题能够吸引学生参与，并且需要学生掌握关键的教学知识与技能，才能更好地解决这个问题。

规划项目评价

第一步:定义项目作品,定义项目的过程文件
项目早期阶段: 1. 项目资源表格 2. 学生计划简报 3. 任务单
项目中期阶段: 1. 学生合作学习简报 2. 学生学习日志 3. 项目进度报告
项目后期阶段: 1. 学生作品简报 2. 小组贡献:自我评价表 3. 小组学习日志 4. 项目完成后的自我评价
第二步:描述每个项目作品的评价指标并提供范例
作品:模拟练习给不能经口进食的患者进行鼻饲;要求边操作边讲解注意事项等 指标:参照操作评分表进行量化打分 1. 用物准备齐全 2. 操作步骤正确 3. 注意事项得到重视 4. 操作手法得当 5. 用物处理得当
作品:书面考试 指标:掌握操作的用物、步骤、方法,学会根据病情、年龄等选择合适体位,掌握操作的注意事项等。

提示:项目作品和评价指标是否符合课程标准和既定项目学习成果(目标)的要求。

规划项目过程

对每一个项目的主要作品进行分析,规划并梳理出必要的工作任务,才能够高质量地完成相关作品。要思考学生需要掌握哪些知识和技能才能够完成这些任务? 他们应该在什么时候以及如何学习这些必要的知识和技能?

项目作品:展示"为不能经口进食患者进行鼻饲"

所需的知识和技能	已经学过	在项目开始前教授	在项目过程中学习
1. 上消化道解剖知识	是	需要复习	
2. 管饲法分类、与鼻饲法的关系	否	根据任务单以小组为单位查资料、自学	展示、解释
3. 鼻饲的适应症、禁忌症	否	根据任务单以小组为单位查资料、自学、复习	展示、解释
4. 插胃管时的体位(一般、昏迷)	否	根据任务单以小组为单位查资料、自学、复习	通过解剖图片、多媒体展示并解释;通过角色扮演互相摆体位
5. 插胃管的深度、测量方法(2种)	否	根据任务单以小组为单位查资料、自学、复习	通过解剖图片、多媒体展示并解释;通过模拟练习,针对案例边操作边说
6. 插胃管可能误入气管的判断及处理方法	否	根据任务单以小组为单位查资料、自学、复习	通过解剖图片、多媒体展示并解释;通过模拟练习,针对案例边操作边说
7. 插管时出现恶心或盘曲在口腔内的判断及处理方法	否	根据任务单以小组为单位查资料、自学、复习	通过解剖图片、多媒体展示并解释;通过模拟练习,针对案例边操作边说
8. 提高昏迷病人插管成功率的方法	否	根据任务单以小组为单位查资料、自学、复习	通过解剖图片、多媒体展示并解释;通过模拟练习,针对案例边操作边说

所需的知识和技能	已经学过	在项目开始前教授	在项目过程中学习
9. 正确判断胃管在胃内的方法(3 种)	否	根据任务单以小组为单位查资料、自学、复习	通过解剖图片、多媒体展示并解释;通过模拟练习,针对案例边操作边说
10. 鼻饲过程:温开水—鼻饲液—温开水;鼻饲液的性状、量、温度、间隔时间;鼻饲中"三避免"	否	根据任务单以小组为单位查资料、自学、复习	通过模拟练习,针对案例边操作边说
11. 鼻饲结束:固定胃管方法;鼻饲后维持原体位时间;用物消毒;鼻饲管更换时间	否	根据任务单以小组为单位查资料、自学、复习	通过模拟练习,针对案例边操作边说
12. 正确拔管的方法	否	根据任务单以小组为单位查资料、自学、复习	通过模拟练习,针对案例边操作边说
13. 与病人和家属的有效沟通、人文关怀	是	针对本项目需要复习	针对案例边操作边说

你选用哪些项目工具?
□ 项目资源表格　　　　　　　　□ 项目进度简报
□ 学生计划简报　　　　　　　　□ 小组行为观察清单
□ 学生学习日志　　　　　　　　□ 小组贡献:自我评价表
□ 学生合作学习简报　　　　　　□ 小组学习日志
□ 学生作品简报　　　　　　　　□ 项目完成后的自我评价

提示:这些项目作品和工作任务是否为所有的学生提供展示机会,使其能展示学到的知识和技能。

规划项目过程

画出项目"故事板",描述项目中的各个活动、资源、时间表和里程碑计划：

通过团队讨论,与其他教师或学生共同完善项目计划,或是进一步细化项目计划。思考对于这个项目,你还有什么其他的想法。

提示:在这个项目中,还可能出现什么问题或者挑战?

管理项目过程

为成功地完成项目,并使每位学生都能掌握课标要求知识和技能,需要做哪些必要的准备:

一、课前做好充分准备

1. 准备解剖图片、录像

2. 选择实验指导手册和解剖生理书等参考书籍

3. 将项目细分成一个个任务单,让学生以小组为单位解决任务单中的问题

4. 提出要求:①通过参考书、网站查找资料;②组长要注意调动小组的每位同学,一起讨论任务单,而不是分做题目;③组长要关注整个过程中哪位组员是最认真、最积极、参与度最高的,每一个阶段都要评价组员存在的问题;④每组提出存在的问题,至少 2 个

二、课中提出明确要求,规范指导

1. 按照书本要求,结合实验指导手册和录像,进行两项操作的练习,要求边说边做,尤其是针对任务单上的重点内容,要在操作中体现出来

2. 结合案例选择测量部位,培养学生处理问题能力

3. 通过角色扮演,同学间进行对话沟通,培养人文精神

4. 针对操作中存在的问题,通过同组讨论、教师引导来解决问题,产生实效

三、课堂测试和回顾性评价

1. 下课前 10 分钟进行理论测试评价

2. 课后以小组为单位进行集体回顾性评价

你和你的学生如何回顾项目并对项目进行评价:

☐ 课堂讨论

☐ 鱼缸式讨论法

☐ 学生自己组织项目小结与回顾

☐ 教师组织项目小结与回顾

☐ 学生个人评估

☐ 课堂测验

提示:你期望从这个项目中学到什么?

附录 10　项目学习过程性文件示例

项目:给不能经口进食的患者进行鼻饲

姓名:×××

班级:1503

专业:高职护理

二〇一六年十一月

项目资源表格

项目名称:给不能经口进食的患者进行鼻饲　　　学生:×××　　　日期:2017.03.02

网站: http://www.docin.com/p-612465562.html(鼻饲操作视频)
图书/其他资料: 马永贵编:《人体解剖学和组织胚胎学》,华中科技大学出版社,2013 年 2 月 李晓松编:《护理学基础》(第二版),人民卫生出版社,2011 年 8 月
教学资料: 教材、PPT
其他技术: 网上查阅
组织/课程/地点: 实训室、教室
参与人员: SST、SSY、XRJ、LY、MYS、LQ、WZP、SJY
顾问/专家: 副主任护士、内科护士长 GLY

学生计划简报

项目名称:给不能经口进食的患者进行鼻饲　　　学生:×××　　　日期:2017.03.02

这个项目要解决的最大的挑战(问题): 1. 了解什么是鼻饲法和有关鼻饲法的相关知识 2. 了解鼻饲法与管饲法的区别 3. 鼻饲的注意事项和情况处理
我(我们)计划做以下准备工作: 1. 完成鼻饲的任务单 2. 提出问题 3. 讨论问题 4. 熟知鼻饲法的相关知识 5. 了解正确的操作方法 6. 做手抄报

（续表）

我（我们）需要完成以下工作：		
做什么？ 1. 了解鼻饲的相关知识 2. 熟悉鼻饲的操作步骤和注意事项 3. 实践操作，给不能经口进食的患者进行鼻饲 4. 画手抄报	怎么做？ 1. 小组讨论 2. 查阅资料，解决相关问题	完成时间 2017.3.14
我（我们）需要以下这些资源和支持： 1. 书本：借助书本可以预习和了解鼻饲的相关知识 2. 手机：查阅本项目需要解决的问题和书本上没有的相关知识 3. 实训室：提供鼻饲操作所需的场所和设备用物		
项目结束的时候，我（我们）将展示我们的学习目标：		
展示什么？ 1. 任务单 2. 手抄报 3. 项目学习过程性文件 4. 操作	怎么展示？ 1. 课上回答问题 2. 手抄报展示 3. 操作展示	谁来参加？地点在哪里？ 参与：教师和同学们 地点：实训室

学生学习日志

项目名称：给不能经口进食的患者进行鼻饲　　　学生：×××　　　日期：2017.03.04

我的学习目标是： 1. 了解鼻饲法的相关知识 2. 熟悉鼻饲的操作步骤 3. 了解鼻饲的注意事项、适应症、禁忌症
我成功地完成了以下工作： 1. 预习并了解了鼻饲法的相关知识 2. 完成了任务单 3. 分配了手抄报的任务
我下一步的计划是： 1. 小组提出问题并一起讨论 2. 记录讨论的过程 3. 实践操作，给不能经口进食的患者进行鼻饲 4. 绘制手抄报

（续表）

我最大的担心/问题/困惑是： 1. 操作过程中无法注意到注意事项 2. 如何固定胃管 3. 不能与患者顺利地沟通
我学到了什么？ 1. 鼻饲法的概念、步骤、适应症和禁忌症 2. 鼻饲操作的注意事项 3. 解决过程中出现的问题

学生合作学习简报

项目名称：给不能经口进食的患者进行鼻饲　　学生：×××　　日期：2017.03.08

合作学习（讨论）时我要提出的问题： 1. 鼻饲法的适应症与禁忌症 2. 如何正确处理操作中出现的紧急情况 3. 鼻饲过程中的"三避免"是哪三点 4. 测量胃管深度的方法与注意事项	
我们讨论的主要内容有： 1. 鼻饲法的适应症：不能由口进食者，如昏迷、口腔疾病、口腔手术后；不能张口者，如患有破伤风；拒绝进食的患者；早产儿和病情危重的婴幼儿 2. 鼻饲法的禁忌症：食道下段静脉曲张、食道梗阻、胃底静脉曲张 3. 注意事项	我们讨论的结论是： 1. "三避免"：(1)避免灌入空气，以防造成腹胀；(2)避免灌注速度过快，防止不适应；(3)避免鼻饲液过热或过冷，防止烫伤黏膜和导致胃部不适 2. 鼻饲量不能超过 200 ml，间隔时间不少于 2 小时
谁参与讨论： 小组内的 8 位成员	讨论结束后大家的分工： 部分组员查阅资料或询问教师以解答讨论中产生的一些问题；另一部分组员继续寻找完成下一步所需的知识
这次讨论对推动项目有什么价值和帮助： 1. 让我们更加透彻地了解鼻饲 2. 增加了团队的协作能力 3. 合理分工，能更快更好地完成项目	

学生作品简报

项目名称:给不能经口进食的患者进行鼻饲　　　学生:×××　　　日期:2017.03.10

我(我们)做出一个什么样的项目作品: 手抄报
我们需要做哪些探索: 1. 小组一起探索鼻饲的知识与技能 2. 学会正确地给不能经口进食的患者进行鼻饲
对于完成这个作品,我们要承担哪些责任: 1. 做好自己的工作,配合小组其他成员共同完成项目任务 2. 积极地拓宽自己的知识面,这样进入工作岗位后才能对病人进行更好的护理,不仅是对患者负责,也是对自己负责
在完成这个作品的过程中,我们希望能够学到什么: 1. 学会小组合作完成任务 2. 学会独立思考问题 3. 学会给不能经口进食的患者进行鼻饲
我们通过什么手段展示我们的学习收获: 1. 手抄报 2. 任务单 3. 项目学习过程性文件 4. 实践操作
项目预计完成时间: 2017 年 3 月 14 日

项目进度报告

项目名称:给不能经口进食的患者进行鼻饲　　　学生:×××　　　日期:2017.03.13

我已经做的工作有: 1. 完成了任务单 2. 掌握了鼻饲的相关知识 3. 绘制了手抄报 4. 提出问题、讨论问题并解决了问题

（续表）

我采取的项目实施步骤是：
1. 阅读书本,查找相关知识 2. 小组成员各自完成任务单 3. 提出问题,小组内讨论分析 4. 整理问题 5. 完成项目学习过程性文件
通过项目实施,我的主要收获是：
1. 掌握了鼻饲的知识与技能 2. 学会了与小组成员合作 3. 独立思考问题
通过项目实施,我学到如何做好以下事情：
1. 合理分配任务 2. 认真学习,认真思考,对自己负责 3. 把书本的内容理解透彻并应用到实践
根据项目实施的成果,我觉得我们的项目应该做以下调整(改变)：
1. 根据组员自己的特点和优势来分配任务 2. 调动每位组员认真思考,配合工作

小组行为观察清单

项目名称:给不能经口进食的患者进行鼻饲　　　学生:×××　　　日期:2017.03.13

说明:用5—10分钟来观察一个小组,根据小组成员的参与情况,在符合的方框内打钩

	所有成员	大部分成员	一部分成员	少量成员	不适用
当启动一个新任务的时候,小组成员:					
就计划(或日程表)达成一致	☑	☐	☐	☐	☐
立即开始工作	☐	☑	☐	☐	☐
获得项目所需材料	☐	☑	☐	☐	☐
在无教师的帮助下能够解决问题	☑	☐	☐	☐	☐
分担责任	☑	☐	☐	☐	☐
完成工作的质量高	☐	☑	☐	☐	☐

（续表）

	所有成员	大部分成员	一部分成员	少量成员	不适用
在做研究的时候,小组成员：					
能够从主要的资源中学习	☐	☑	☐	☐	☐
做笔记	☐	☑	☐	☐	☐
做与主题相关的谈话交流	☐	☑	☐	☐	☐
对重要信息进行评价	☑	☐	☐	☐	☐
专注于完成任务,没有离题或分心	☐	☑	☐	☐	☐
按时完成任务	☐	☑	☐	☐	☐
在讨论项目工作时,小组成员：					
通过提问题,进一步弄清对方要表达的内容	☐	☑	☐	☐	☐
给每个人发言机会	☑	☐	☐	☐	☐
有效地做出决策	☑	☐	☐	☐	☐
对决策和计划做记录	☐	☑	☐	☐	☐
分享关键信息	☑	☐	☐	☐	☐
专注于完成任务,没有离题或分心	☐	☑	☐	☐	☐
始终专注于任务的完成	☐	☑	☐	☐	☐

小组贡献（自我评价）表

项目名称:给不能经口进食的患者进行鼻饲　　　学生:×××　　　日期:2017.03.13

我通过以下方式为小组工作做出贡献：   1. 分配任务给各个组员   2. 提出自己的问题供大家讨论,并帮助组员解决问题   3. 引导每位组员发言   4. 组织小组成员完成任务
在这个小组中,对我比较困难的事情有：   1. 有时组员不发言   2. 工作步调不能统一   3. 少数组员不服从安排

（续表）

为改变这种困难的状态,我可以采取以下方法: 1. 询问每位组员遇到的问题,尽可能照顾到每个人 2. 积极督促组员按时间节点完成任务
我需要做以下事情,使我们小组的工作更加高效: 1. 根据每个组员的特点分配任务 2. 随时督促组员完成所分配的任务

小组学习日志

项目名称:给不能经口进食的患者进行鼻饲　　　学生:×××　　　日期:2017.03.08

我们有以下目标: 1. 了解鼻饲的相关知识 2. 正确进行鼻饲操作,掌握注意事项 3. 绘制手抄报 4. 完成任务单
我们已经成功地完成了如下任务: 1. 掌握了相关知识 2. 完成了任务单 3. 绘制了手抄报
我们接下来的行动步骤是: 1. 根据操作步骤正确地进行鼻饲操作 2. 每个人都必须进行操作实践
我最大的担心/问题/困惑是: 1. 在实践中不能与患者很好地沟通 2. 不能正确处理操作中的突发问题 3. 不能充分体现对患者的关怀

鱼缸式讨论法说明:

学生围坐成一个圆圈;在大圆圈(外圈)的中间摆5—7把椅子,组成一个小圆圈(内圈);选几位学生坐在内圈,内圈留出一把空椅子;内圈的学生讨论项目会有哪些成果,外圈的学生观察和倾听。外圈的学生如果有问题或者建议,可以坐在内圈的那把空椅子上发言,他(她)发言之后就回到外圈,其他人可以再加入。

注:鱼缸式讨论法可以用于制订计划或其他需要小组讨论的场合。

项目完成后的自我评价表

项目名称:给不能经口进食的患者进行鼻饲　　　学生:×××　　　日期:2017.03.14

在这个项目中,我所完成的任务是: 1. 掌握了鼻饲的概念、操作步骤、适应症和禁忌症 2. 能正确地进行鼻饲,能注意到操作的注意事项
通过这个项目,我的学习收获是: 1. 关于项目所涉及的学科主题:鼻饲 2. 关于小组工作:小组合作,合理分配,及时完成任务,共同努力,共同进步 3. 关于开展调查研究:调查研究不够全面 4. 关于面对其他人作演讲和展示:认真倾听,学习他人的优点 5. 关于小组成员的工作质量还有待提高 ……
通过这个项目,我知道了自己的优势有: 1. 能够组织好小组讨论 2. 能积极配合其他成员工作
我知道自己还需要在以下方面继续努力: 1. 合理分配任务 2. 督促小组成员完成工作任务

附录 11　前测、后测试题

洗胃前测、后测试题

姓名_____　　学号_____　　得分_____

一、选择题(每题 3 分,共计 99 分+1 分=100 分)

1. 洗胃时每次入胃的液体量为

A. 100—200 ml　　　　　　　B. 200—300 ml

C. 300—500 ml　　　　　　　D. 500—700 ml

E. 800—1000 ml

2. 洗胃过程中,如一次灌入过多洗胃液可导致

A. 胃内压升高,毒物吸收增加

B. 胃内压降低,毒物吸收减少

C. 胃内压迅速降低,毒物吸收增加

D. 胃内压降低,反射性心脏骤停

E. 胃内压升高,引起反射性心跳加快

3. 下列关于洗胃的说法中,错误的是

A. 昏迷病人洗胃一定要谨慎

B. 幽门梗阻病人洗胃时,应记录潴留量

C. 电动吸引洗胃时,其压力为 13.3 kPa

D. 消化道溃疡病人洗胃时,取左侧卧位

E. 洗胃中,病人感觉腹痛,应立即停止

4. 下列哪种病人可以洗胃

A. 吞服硫酸者　　　　　　B. 口服敌百虫中毒者

C. 肝硬化伴食道静脉曲张者　D. 近期有胃穿孔者

E. 近期有上消化道出血者

5. 敌百虫中毒时,不宜采用碱性溶液洗胃的原因是

A. 损伤胃食道黏膜　　　　B. 抑制毒物吸收

C. 增加毒物溶解度　　　　D. 生成毒性更强的敌敌畏

E. 抑制毒物排除

6. 下列哪种病人应立即使用 2—4% 的碳酸氢钠洗胃

A. 磷化锌中毒　　　　　　B. 乐果中毒

C. 敌百虫中毒　　　　　　D. 巴比妥中毒

E. 硝酸中毒

7. 下列哪种药物中毒禁忌洗胃

A. 磷化锌　　　　　　　　B. 硝酸

C. 巴比妥钠　　　　　　　D. 氰化物

E. 敌百虫

8. 幽门梗阻的病人洗胃时间宜选择

A. 饭前   B. 饭后

C. 饭前 4—6 h   D. 饭后 4—6 h

E. 没有时间限制

9. 洗胃液的温度是

A. 20—25 ℃   B. 25—38 ℃

C. 38—41 ℃   D. 41—45 ℃

E. 45—48 ℃

10. 吞服强酸性毒物后不能选用下列哪种对抗剂

A. 牛奶   B. 豆浆

C. 5％碳酸氢钠   D. 米汤

E. 蛋清水

11. 洗胃时胃管插入的长度是

A. 30—40 cm   B. 35—45 cm

C. 40—50 cm   D. 45—55 cm

E. 50—60 cm

12. 磷化锌中毒病人在饮食上需很注意,牛奶、鸡蛋及其他油类食物都不能食用,这是因为

A. 分解成毒性更强的物质   B. 分解成更易吸收的物质

C. 促进磷的溶解吸收   D. 促进锌的溶解吸收

E. 与蛋白结合后不易排出

13. 洗胃的目的不包括

A. 清除毒物   B. 减轻胃黏膜水肿

C. 为手术做准备   D. 为检查做准备

E. 清除积血

14. 漏斗胃管洗胃时,如不能顺利引出胃内灌洗液时可采取

A. 按摩胃区　　　　　　　　B. 挤压橡皮球

C. 挤压胃管　　　　　　　　D. 提高漏斗

E. 嘱病人做吞咽动作

15. 小王误服敌敌畏后,神志不清,家属送来急诊就医,需立即洗胃,准备的洗胃液是

A. 2—4%碳酸氢钠溶液　　　B. 3%过氧化氢溶液

C. 0.1%硫酸铜溶液　　　　　D. 5%醋酸溶液

E. 蛋清水或奶

16. 在现场抢救急性中毒患者时,首先应采用的排出毒物的方法是

A. 催吐　　　　　　　　　　B. 漏斗洗胃

C. 电动洗胃机洗胃　　　　　D. 硫酸镁导泻

E. 造瘘口洗胃

17. 患者 27 岁,因交友情感受挫,自服有机磷农药,被同伴急送医院,护士为中毒者洗胃前先抽取胃内容物再行灌洗的主要目的是

A. 送检毒物测其性质　　　　B. 减少毒物吸收

C. 防止胃管阻塞　　　　　　D. 预防急性胃扩张

E. 防止灌入气管

18. 急诊室接诊一位中毒患者,已意识模糊,陪同患者就医者不知患者服用何种物质而致中毒,护士应选择的洗胃液是

A. 牛奶　　　　　　　　　　B. 3%过氧化氢

C. 2—4%碳酸氢钠　　　　　D. 1∶15 000 高锰酸钾

E. 温开水或生理盐水

19. 患者女性,35 岁,误食灭鼠药中毒,被送入急诊室,为患者洗胃首选

A. 温开水　　　　　　　　　B. 生理盐水

C. 2%碳酸氢钠　　　　　　　D. 4%碳酸氢钠

E. 1∶15 000 高锰酸钾溶液

20. 患者男性,21 岁,5 分钟前误服硫酸,目前患者神志清楚,应立即给患者

A. 饮牛奶   B. 口服碳酸氢钠

C. 用硫酸镁导泻   D. 用 2% 碳酸氢钠洗胃

E. 用 1:15 000 高锰酸钾洗胃

21. 为幽门梗阻病人洗胃时采用

A. 口服催吐法   B. 漏斗胃管洗胃法

C. 注洗器洗胃法   D. 电动吸引器洗胃法

E. 自动洗胃机洗胃法

22. 漏斗胃管洗胃法是利用

A. 空吸原理   B. 虹吸原理

C. 负压原理   D. 正压原理

E. 液体静压原理

23—25 题共用题干:章冰,男,5 岁,误服灭鼠药物(磷化锌)后被送至医院抢救,护士立即实施抢救工作。

23. 应选择的洗胃液是

A. 蛋清水   B. 1% 盐水

C. 5% 醋酸   D. 硫酸铜

E. 2—4% 碳酸氢钠

24. 电动吸引洗胃压力应保持在

A. 5.5 kPa   B. 7.5 kPa

C. 9.5 kPa   D. 11.3 kPa

E. 13.3 kPa

25. 洗胃过程中若有血性液体流出,应采取的护理措施是

A. 立即停止操作并通知医生   B. 减低洗胃吸引压力

C. 更换洗胃液,重新灌洗   D. 灌入止血剂,以止血

E. 灌入蛋清水,保护胃黏膜

26—27题共用题干：王女士，20岁，因失恋情绪低落，服毒自杀被家人发现后立即送往医院，病人意识清楚，但拒绝说出毒物名称。

26. 对王女士首先应采取的抢救措施是

A. 口服催吐　　　　　　　　B. 胃管洗胃

C. 注洗器洗胃　　　　　　　D. 服蛋清中和

E. 饮过氧化氢引吐

27. 病人烦躁拒绝从口进液，强行下漏斗胃管洗胃首先应

A. 动员病人告知毒物　　　　B. 从胃管吸取胃内容物送检

C. 一次灌入1000 ml液体　　D. 液体排出不畅应挤压胃部

E. 用2%碳酸氢钠洗胃

28—31题共用题干：患者王某，因服毒昏迷不醒，被送入急诊室抢救。其家属不能准确地说出毒物的名称及性质，观察病人双侧瞳孔缩小。

28. 洗胃时胃管插入的长度是

A. 30—40 cm　　　　　　　B. 35—45 cm

C. 40—50 cm　　　　　　　D. 45—55 cm

E. 50—60 cm

29. 在不知毒物名称和性质的情况下，护士的正确处理方法是

A. 请家属立即查清毒物名称后洗胃

B. 抽出胃内容物送检，再用温水洗胃

C. 用生理盐水清洁灌肠，减少毒物吸收

D. 鼻饲牛奶或蛋清水，以保护胃黏膜

E. 禁忌洗胃，待清醒后用催吐法排出毒物

30. 护士给病人采取的正确体位是

A. 坐位　　　　　　　　　　B. 半坐位

C. 去枕右侧卧位　　　　　　D. 左侧卧位

E. 平卧位，头偏向一侧

31. 为病人洗胃,灌入胃内液量一般不超过

A. 500 ml　　　B. 400 ml　　　C. 300 ml　　　D. 200 ml

E. 100 ml

32—33题共用题干:周女士,25岁,口服毒物后被家属发现送医院就诊,毒物性质不明,病人处于昏迷状态。

32. 正确的护理措施是

A. 等病人清醒后再洗胃

B. 观察后决定是否洗胃

C. 问清毒物后再洗胃

D. 抽出胃内容物送检,用温水洗胃

E. 可采取口服催吐法

33. 洗胃时病人正确的体位是

A. 去枕左侧卧位　　　　　　　　B. 去枕右侧卧位

C. 端坐位　　　　　　　　　　　D. 坐位

E. 半坐位

吸痰前测、后测试题

班级_____　　学号_____　　姓名_____

一、选择题(每题 2.5 分,共计 50 分)

1. 电动吸引器吸痰是利用了_____的原理。

A. 正压作用　　　　　　　　　　B. 负压作用

C. 空吸作用　　　　　　　　　　D. 静压作用

E. 虹吸作用

2. 为小儿吸痰时,负压一般不宜超过

A. 13.3 kPa　　　　　　　　　　B. 21.3 kPa

C. 40.0 kPa　　　　　　　　　　D. 53.3 kPa

E. 60.0 kPa

3. 吸痰前下列检查方法错误的是

A. 吸痰管号码是否合适　　　　B. 电源和吸引器电压是否相等

C. 吸引器各导管连接是否正确　D. 安全瓶内是否加入少量消毒剂

E. 吸引器的吸力是否正常

4. 每次吸痰时间不宜超过 15 s 最主要的原因是

A. 减少患者的痛苦　　　　　　B. 减轻气道黏膜受损

C. 防止患者缺氧　　　　　　　D. 避免痰液堵塞导管

E. 保持管道处于无菌状态

5. 吸痰时若患者痰液较多时,应间隔_____分钟再吸。

A. 1—2　　　　B. 2—3　　　　C. 3—5　　　　D. 5—8

E. 10

6. 储液瓶内的吸出液应及时倾倒,一般不应超过瓶的_____。

A. 1/2　　　　B. 1/3　　　　C. 1/4　　　　D. 3/4

E. 3/5

7. 吸痰过程中密切观察患者病情变化,如有异常应

A. 继续吸痰　　　　　　　　　B. 报告医生,等医生处理

C. 无需处理　　　　　　　　　D. 停止吸痰

E. 遵医嘱给予氧气吸入

8. 有关婴儿吸球吸痰法,错误的描述是

A. 利用负压原理吸出分泌物　　B. 不宜将吸球前端强行插入鼻腔

C. 不宜插入口腔内过深　　　　D. 分泌物吸出后即弃去

E. 使用后及时用生理盐水反复冲洗

9. 吸引器吸痰法的适应症不包括

A. 手术后伤口疼痛不敢咳嗽者　B. 全麻术后未清醒的病人

C. 脑外伤昏迷的病人　　　　　D. 年老体弱无力排痰的病人

E. 胸部严重创伤的病人

10. 错误的吸痰操作方法是

A. 若口腔吸痰有困难，可经由鼻腔吸痰

B. 若需反复吸引，每次不必更换吸痰管

C. 应观察吸痰前后呼吸频率的改变

D. 严格无菌技术操作

E. 贮液瓶内液体应及时倒掉

11. 于先生，70 岁，慢性呼吸衰竭，应用呼吸机过程中，出现烦躁不安，皮肤潮红，浅表静脉充盈。护士应

A. 应用呼吸兴奋剂   B. 检查气道有无堵塞

C. 减小氧流量   D. 增加呼吸频率

E. 减小潮气量

12. 安女士，68 岁，昏迷，痰多黏稠，在吸痰的过程中可采用的护理措施不包括

A. 缓慢滴入少量生理盐水   B. 滴入化痰药物

C. 叩拍胸背部   D. 增加吸引器负压

E. 使用超声雾化吸入

13. 徐先生，74 岁，慢性支气管炎急性发作，身体消瘦，乏力，痰多，不易排出。该病人痰液不易排出的原因可能是

A. 呼吸中枢抑制   B. 无力咳嗽排痰

C. 会厌功能不全   D. 吞咽反射迟钝

E. 咳嗽反射消失

14. 电动吸痰法最主要的目的是

A. 促进呼吸道纤毛运动   B. 促进 IgG 分泌

C. 保持呼吸道清洁   D. 保持呼吸道湿润

E. 保持呼吸道通畅

15. 吸痰时，当痰液黏稠不易吸出时，下列哪项操作不妥

A. 拍背   B. 变换吸痰部位

C. 延长吸痰时间　　　　　　　D. 滴入生理盐水少许

E. 滴入 0.5％糜蛋白酶

16. 为痰液黏稠病人辅助叩背吸痰的目的是

A. 震荡胸壁促进胸肌血液循环　B. 气管震动促进 IgA 功能

C. 促进痰液松动,易于吸出　　　D. 震荡胸壁提高呼吸肌的功能

E. 震动胸壁对抗对气管刺激

17. 下列吸痰法操作正确的是(多选题)

A. 使用前检查吸引器功能

B. 每根吸痰管只用 1 次

C. 每次吸痰时间不宜超过 15 s

D. 吸痰时宜反复上下提拉以保证吸净

E. 插管时要堵住"Y"型侧孔

18. 属于正确的吸痰护理操作的是(多选题)

A. 吸痰前对缺氧严重的患者应加大氧流量

B. 插管前应检查导管是否通畅

C. 每次吸痰时间不超过 15 s

D. 痰液黏稠时滴入少量生理盐水稀释

E. 吸痰导管每日更换 1—2 次

19. 24 小时痰标本检查目的是(多选题)

A. 检查 1 天的痰量性状　　　　B. 检查痰液中的致病菌

C. 观察痰液的结核菌　　　　　D. 检查痰中虫卵

E. 检查细胞数及形态

20. 正确抽吸痰液的操作应(多选题)

A. 先吸深部的分泌物,再吸口咽部的分泌物

B. 先吸口咽部的分泌物,再吸深部的分泌物

C. 动作轻柔迅速

D. 从深部向上提拉,左右旋转

E. 颅底骨折的昏迷病人可从鼻腔吸痰

二、简答题(每题 12.5 分,共 50 分)

1. 经口鼻吸痰的操作步骤是?

2. 吸痰法的适应症与禁忌症有哪些?

3. 吸痰法有哪些注意事项?

4. 如何对患者和家属进行经口鼻吸痰的健康宣教?

鼻饲前测、后测试题

班级_____ 姓名_____ 学号_____ 得分_____

一、名词解释(每题 3 分,共计 6 分)

1. 治疗饮食

2. 鼻饲法

二、简答题(4 题,共计 32 分)

1. 如何提高昏迷病人插管成功率?(8 分)

2. 插胃管可能误入哪儿(1 分),会出现什么症状(3 分),如何处理?(2 分)。

3. 如何正确判断胃管在胃里的位置?(3 种方法,9 分)

4. 鼻饲中如何做到"三避免"?(9 分)

三、选择题(每题 1 分,共计 12 分)

1. 需要绝对卧床的患者协助其进食时应该采取什么体位

A. 坐位　　　　　　　　　B. 半坐位

C. 强迫体位　　　　　　　D. 被动体位

E. 侧卧位或仰卧位头偏向一侧

2. 为无颈椎、胸椎、腰椎损伤的患者鼻饲或滴注时应抬高床头多少

A. 60°　　　　B. 90°　　　　C. 30°—45°　　　　D. 70°

E. 20°

3. 每次鼻饲前(滴注前)用多少温开水冲洗管道

A. 20 ml　　　　B. 50 ml　　　　C. 80 ml　　　　D. 10 ml

E. 40 ml

4. 每次鼻饲(滴注)完毕用多少温开水冲洗管道

A. 5—10 ml　　　　　　　　B. 20—50 ml

C. 60—80 ml　　　　　　　D. 10—15 ml

E. 100 ml

5. 为昏迷病人留置胃管应采用的最佳体位是

A. 坐位　　　　　　　　　B. 平卧位

C. 去枕平卧位　　　　　　D. 右侧卧位

E. 左侧卧位

6. 留置胃管前应根据什么选择胃管的大小和质地

A. 病人年龄　　　　　　　B. 病人病情

C. 食物的形状和量　　　　D. 评估的结果

E. 置管的目的

7. 以下哪项属于进食方式的评估

A. 进食自理能力　　　　　B. 有无吞咽困难

C. 有无食物反流　　　　　D. 有无脑血管意外球麻痹

E. 是否留置鼻胃管

8. 以下哪项属于进食能力的评估

A. 进食自理能力、咀嚼能力、吞咽能力

B. 有无吞咽困难

C. 有无食物反流

D. 有无脑血管意外球麻痹

E. 呛咳

9. 需协助进食的患者,如管饲、新生儿或婴儿人工喂养的,应先调试食物的温度(以前臂掌侧试温),一般以多少为宜

A. 35—37 ℃   B. 41—42 ℃

C. 43—45 ℃   D. 38—40 ℃

E. 33—34 ℃

10. 鼻饲法的注意事项哪项不对

A. 长期鼻饲患者应每天进行口腔护理

B. 鼻饲食物应从少量、低浓度开始

C. 每次注食量不可超过 200 ml

D. 每隔 14 天更换一次胃管

E. 换胃管时,一般于晚间末次喂食后拔管,翌日再由另一鼻孔插入

11. 长期鼻饲患者应注意

A. 每天进行口腔护理   B. 药物磨碎溶解后灌入

C. 鼻饲管应每天更换   D. 拔管宜在早晨

E. 拔管宜在晚上

12. 插胃管前需要评估患者的哪些内容

A. 病情、置管目的、心理需要、意识和合作能力

B. 营养状态

C. 是否有鼻中隔偏曲、鼻腔炎症和阻塞

D. 不能进食的原因,有无口腔疾患、吞咽困难

E. 有无上消化道狭窄或食道静脉曲张

四、单选题(每题 2 分,共计 50 分)

1. 属于治疗饮食的是

A. 流质饮食   B. 软质饮食

C. 要素饮食   D. 胆囊造影饮食

E. 吸碘试验饮食

2. 不符合半流质饮食原则的一项是

A. 营养丰富可口   B. 少食多餐

C. 纤维素含量少   D. 呈软烂状

E. 应限制强烈调味品

3. 下列哪项属于医院的基本饮食

A. 高热量饮食　　　　　　　B. 流质饮食

C. 低蛋白饮食　　　　　　　D. 低盐饮食

E. 高蛋白饮食

4. 下列哪种病人不适于高蛋白饮食

A. 烧伤　　　　　　　　　　B. 肝硬化低蛋白血症

C. 孕妇乳母　　　　　　　　D. 肾病综合征

E. 氮质血症

5. 对病人的饮食护理工作中,以下哪种做法不妥

A. 双目失明者,可协助其进食　B. 禁食的病人需要交班

C. 尊重病人对饮食的选择　　　D. 需喂食者,可按其习惯行事

E. 需停止治疗,保证进食

6. 下列哪项属于试验饮食

A. 低胆固醇饮食　　　　　　B. 胆囊造影饮食

C. 低盐饮食　　　　　　　　D. 低纤维素少渣饮食

E. 高蛋白饮食

7. 在鼻饲插管时,如病人出现呛咳、呼吸困难等情况,应采取下列哪项措施

A. 嘱病人深呼吸　　　　　　B. 拔出管子休息片刻再重新插管

C. 托起病人头部再插　　　　D. 停止操作取消鼻饲

E. 嘱病人做吞咽动作

8. 管喂饮食时,胃管插入深度为

A. 30—35 cm　　　　　　　B. 35—40 cm

C. 45—55 cm　　　　　　　D. 50—55 cm

E. 55—60 cm

9. 提高昏迷病人鼻饲插管的成功率,在插管前病人应采取的体

位是

A. 使病人头向前仰   B. 使病人头向后仰

C. 使病人头偏向一侧再插 D. 使病人颈向前仰

E. 使病人下颌向前仰

10. 通过鼻饲法可为病人灌入饮料,其饮料温度应为

A. 38—42 ℃   B. 39—41 ℃

C. 38—40 ℃   D. 40—42 ℃

E. 41—43 ℃

11. 下列哪种病人服药时需将药碾碎溶解后服用

A. 腹泻病人   B. 发热病人

C. 鼻饲病人   D. 呕吐病人

E. 上消化道大出血病人

12. 为病人鼻饲灌食后,应再注入少量温开水,其目的是

A. 使病人温暖、舒适   B. 便于测量,记录准确

C. 防止病人呕吐   D. 便于冲净胃管,避免食物存积

E. 便于防止液体反流

13. 禁忌用鼻饲法的病人是

A. 昏迷   B. 口腔手术

C. 食道下段静脉曲张   D. 人工冬眠

E. 破伤风

14. 为病人进行鼻饲治疗时,胃管插入长度相当于病人的

A. 眉心至胸骨柄长   B. 眉心至剑突长

C. 发际至剑突长   D. 发际至胸骨柄长

E. 鼻尖至剑突长

15. 长期鼻饲者,定期更换胃管的时间是

A. 1 天 B. 3 天 C. 7 天 D. 10 天

E. 14 天

16. 张先生，Ⅱ度烧伤面积 50%，宜采用

　A. 少渣饮食　　　　　　　　B. 高纤维素饮食

　C. 高脂肪饮　　　　　　　　D. 高热量饮食

　E. 低胆固醇饮食

17. 患者女性，35 岁，突然出现大便为暗红色，遵医嘱作粪便隐血检查。其检查前三天可以进食的食物是

　A. 血　　　　B. 肝　　　　C. 谷类　　　　D. 肉类

　E. 绿色蔬菜

18—19 共用题干：刘先生，56 岁，因脑血栓昏迷 2 天，病情稳定后给予鼻饲。

18. 下列有关鼻饲管留置期间的护理，何项错误

　A. 每日做口腔护理

　B. 每次喂食间隔时间不少于 2 h

　C. 灌流质前后注入少量温开水

　D. 每日晚上拔出胃管，次晨换管插入

　E. 鼻饲用物每日消毒一次

19. 有关鼻饲饮食护理操作错误的是

　A. 每次喂食间隔不少于 2 h

　B. 每次鼻饲量不超过 200 ml

　C. 灌注药物前先将药片研碎、溶解

　D. 喂食前注入少量温开水判断胃管位置

　E. 应每日进行口腔护理

20—25 共用题干：张先生，46 岁，因外伤致昏迷，需长期鼻饲。

20. 进行鼻饲操作，当胃管插至 15 cm 时，应该

　A. 使病人的头后仰

　B. 嘱病人做吞咽动作

　C. 将病人头部托起，使下颌靠近胸骨柄

D. 置病人平卧位,头侧向护士一边

E. 加快插管动作,使胃管顺利插入

21. 上述做法的目的是

A. 避免损伤食管黏膜

B. 减轻病人痛苦

C. 避免恶心、呕吐

D. 加大咽喉部通道的弧度

E. 使喉部肌肉收缩,便于插入

22. 插管操作结束后,为证实胃管是否确在胃内,进行检查时,错误的方法是

A. 注入少量空气,同时听胃部有无气过水声

B. 抽吸出胃液

C. 注入少量温开水,同时听胃部有无气过水声

D. 胃管末端放入水杯有无气体逸出

E. 抽吸出液体用石蕊试纸测试是否呈红色

23. 每次经胃管灌入的流质量不应超过

A. 200 ml   B. 250 ml   C. 300 ml   D. 350 ml

E. 400ml

24. 每次间隔时间是

A. 30 min   B. 60 min   C. 90 min   D. 120 min

E. 150 min

25. 胃管更换时间是

A. 每日 1 次   B. 每日 2 次

C. 每月 1 次   D. 每周 1 次

E. 每周 2 次

生命体征测量前测、后测试题

班级_____　　学号_____　　姓名_____　　成绩_____

一、名词解释(7 小题,共计 22 分)

1. 生命体征(3 分)

2. 体温过高(3 分)

3. 间隙脉(3 分)

4. 潮式呼吸(4 分)

5. 呼吸困难(3 分)

6. 高血压(3 分)

7. 弛张热(3 分)

二、简述题(5 小题,共计 28 分)

1. 简述体温调节机制。(3 分)

2. 简述发热的过程、特点及主要临床表现。(6 分)

3. 何谓体温不升? 如何进行护理?(5 分)

4. 何谓细脉? 如何测量?(5 分)

5. 简述影响血压的生理性因素。(9 分)

三、选择题(每题 1 分,共 50 分)

1. 个人体温正常生理波动范围是

A. 0.1—0.2 ℃　　　　　　　B. 0.3—0.6 ℃

C. 0.5—1 ℃　　　　　　　　D. 1—1.5 ℃

E. 1.5—2 ℃

2. 丘脑下部有病变时可出现

A. 体温失调　　　　　　　　B. 血压异常

C. 水、电解质平衡失调　　　　D. 内分泌失调

E. 呼吸不规则

3. 口温超过以下哪个范围属于发热

A. 37 ℃   B. 37.2 ℃   C. 37.5 ℃   D. 37.8 ℃

E. 38 ℃

4. 退热期的特点是

A. 散热大而产热少   B. 产热多于散热

C. 产热和散热趋于平衡   D. 散热和产热在较高水平上平衡

E. 散热增加而产热趋于正常

5. 感染肺炎双球菌的病人发热的常见热型为

A. 稽留热   B. 弛张热

C. 间歇热   D. 不规则热

E. 以上都不是

6. 下列哪种病人不宜测口温

A. 昏迷者   B. 心肌梗塞

C. 腹泻者   D. 下肢损伤者

E. 手术后病人

7. 患儿方芳,腹泻,为她测体温及记录,下述正确的是

A. 口测法,3 分钟,用蓝色的实心圆圈符号

B. 直肠测量法,3 分钟,用蓝色的实心圆圈符号

C. 直肠测量法,10 分钟,用蓝色的实心圆圈符号

D. 腋下测量法,10 分钟,用蓝色的叉形符号

E. 腋下测量法,3 分钟,用蓝色的叉形符号

8. 在对高热病人的护理中,下列护理措施哪项不妥

A. 卧床休息   B. 测体温每 4 h 测 1 次

C. 鼓励多饮水   D. 冰袋放入头顶、足底处

E. 每日口腔护理 2—3 次

9. 下述体温过低病人的护理措施哪项不妥

A. 提高室温   B. 足部放热水袋

C. 饮热饮料   D. 加盖被

E. 增加患者活动量

10. 检查体温计准确性的水温应是

A. 30 ℃　　　　B. 32 ℃　　　　C. 33 ℃　　　　D. 37 ℃

E. 40 ℃

11. 正常成人安静状态下,脉搏次数一般在下列哪个范围

A. 40—60 次/分　　　　　　　B. 40—80 次/分

C. 60—80 次/分　　　　　　　D. 60—100 次/分

E. 80—120 次/分

12. 对脉搏生理性的描述错误的是

A. 女性稍快于男性　　　　　　B. 休息和睡眠时较快

C. 幼儿较成人快　　　　　　　D. 进食、情绪激动时暂时增快

E. 运动时较快

13. 下列哪项为诊断心动过速的脉搏次数

A. >60 次/分　　　　　　　　B. >80 次/分

C. >100 次/分　　　　　　　D. >120 次/分

E. >140 次/分

14. 间歇脉多见于

A. 心动过缓　　　　　　　　　B. 心动过速

C. 窦性心律不齐　　　　　　　D. 器质性心脏病

E. 甲状腺功能亢进

15. 不可能出现丝脉的疾病是

A. 甲状腺功能亢进　　　　　　B. 大出血

C. 主动脉瓣狭窄　　　　　　　D. 休克

E. 心功能不全

16. 单位时间内脉率少于心率多见于

A. 颅内压增高　　　　　　　　B. 高热

C. 洋地黄中毒　　　　　　　　D. 心房纤颤

E. 心肌炎

17. 测量脉搏常用部位是

A. 颞动脉   B. 颈动脉

C. 肱动脉   D. 桡动脉

E. 足背动脉

18. 下列有关脉搏测量方法的描述错误的是

A. 护士用食指、中指和无名指的指端按在动脉上，计数 1 分钟脉率

B. 诊脉时，如有异常，再重复测 1—2 次，以求准确

C. 当脉搏细弱数不清时，可用听诊器听心尖搏动，数 1 分钟心率代替诊脉

D. 如病人心率和脉率不一致时，护士应先测心率，再测脉率，各测 1 分钟

E. 诊脉时，不可用拇指，因拇指小动脉搏动与病人脉搏相混淆

19. 需 2 个护士同时测量心率和脉率的是

A. 心动过缓   B. 心动过速

C. 窦性心律不齐   D. 甲状腺功能亢进

E. 心房纤颤

20. 正常成人安静状态下的呼吸频率范围为

A. 8—12 次/分钟   B. 12—16 次/分钟

C. 14—18 次/分钟   D. 16—20 次/分钟

E. 18—22 次/分钟

21. 成人每分钟呼吸少于 10 次多见于下列哪种情况

A. 缺氧   B. 颅内压增高

C. 高热   D. 贫血

E. 心功能不全

22. 可出现三凹征的病人是

A. 喉头水肿 　　　　　　　　B. 支气管异物

C. 哮喘 　　　　　　　　　　D. 昏迷

E. 心衰

23. 代谢性酸中毒患者的呼吸表现为

A. 吸气性呼吸困难 　　　　　B. 呼气性呼吸困难

C. 呼吸间断 　　　　　　　　D. 呼吸深大而规则

E. 呼吸浅表而不规则

24. 测量脉搏后再测量呼吸,护士的手仍置于病人脉搏部位的目的是

A. 表示对病人的关心 　　　　B. 将脉率与呼吸频率对照

D. 测量脉搏估计呼吸频率 　　D. 便于看表计时

E. 转移病人的注意力

25. 血压的生理性变化,错误的叙述是

A. 中年以前女子略低于男子 　B. 白天高于夜间

C. 寒冷环境血压上升 　　　　D. 睡眠不佳时血压可稍升高

E. 高热环境中血压可以上升

26. 下列血压值不属于高血压的是

A. 160/90 mmHg 　　　　　　B. 164/96 mmHg

C. 90/50 mmHg 　　　　　　D. 154/92 mmHg

E. 135/95 mmHg

27. 测血压时袖带下缘距离肘窝

A. 1—2 cm 　　　　　　　　B. 2—3 cm

C. 3—4 cm 　　　　　　　　D. 4—5 cm

E. 5—6 cm

28. 测量血压时,下列哪项因素不能引起测得的血压值偏高

A. 手臂位置低于心脏水平 　　B. 膀胱充盈

C. 袖带过宽 　　　　　　　　D. 吸烟

E. 进食

29. 为偏瘫的病人测血压,不应测患侧是因为

A. 患侧疼痛   B. 不便操作

C. 肌张力强   D. 血循环障碍

E. 微循环障碍

30. 测血压时,应该注意

A. 测量时血压计"0"点与心脏、肱动脉在同一水平

B. 固定袖带时应紧贴肘窝,松紧以能放入一指为宜

C. 听诊器胸件应塞在袖带内便于固定

D. 测量前嘱患者先休息 10—20 分钟

E. 放气速度应慢,约 2 mmHg/s

31. 李女士,36 岁,发热 1 周,体温持续在 39.2—40.0 ℃左右,脉搏90 次/分,入院后诊断为伤寒。可能的热型是

A. 弛张热   B. 稽留热

C. 间歇热   D. 不规则热

E. 回归热

32. 患者女性,60 岁,因肺炎入院,体温 39.5 ℃,在退热过程中护士应注意监测患者情况,提示可能发生虚脱的症状是

A. 皮肤苍白,寒战,出汗   B. 头晕,恶心,无汗

C. 脉搏、呼吸渐慢,无汗   D. 脉速,四肢湿冷,出汗

E. 脉速,面部潮红,无汗

33. 王先生,自感心慌,头晕就医,门诊医生听诊心脏时记录心率为84 次/分,脉搏为 52 次/分,而且心率不规则,心率快慢不一,心音强弱不等,你认为该病人出现了

A. 二联律   B. 三联律

C. 脉搏短绌   D. 心动过缓

E. 脉搏异常

34. 李某,女,67 岁,患慢性充血性心力衰竭,在治疗期间出现恶心、头痛、头晕、黄视,检查心率 46 次/分,二联律,应考虑为

A. 硝普钠中毒 　　　　　B. 洋地黄中毒

C. 安茶碱中毒 　　　　　D. 酚妥拉明中毒

E. 多巴酚酊中毒

35. 王某,男,62 岁,因心房纤颤住院治疗,心率 114 次/分,心音强弱不等,心律不规则,脉搏细弱,且极不规则。此时护士应如何准确观察脉搏与心率

A. 先测心率,后测脉率

B. 先测脉率,后测心率

C. 两人分别测脉率和心率,但应同时起测量

D. 两人分别测脉率和心率

E. 一人测心率,一人测脉率

36. 军军,6 岁,不慎将花生米吸入气管。其不可能出现的临床表现是

A. 吸气费力 　　　　　　B. 呼气费力

C. 口唇发绀 　　　　　　D. 烦躁不安

E. 鼻翼扇动

37. 李某,呼吸由浅慢逐渐加快加深,后又逐渐变浅变慢,然后暂停数秒,又出现上述状态呼吸,周而复始,该患者呼吸为

A. 间断呼吸 　　　　　　B. 浮浅性呼吸

C. 库斯莫氏呼吸 　　　　D. 陈-施氏呼吸

E. 吸气性呼吸困难

38. 患者王某,上呼吸道感染,测 TPR 值为:腋下温度 39 ℃,脉搏 110 次/分,强而有力,呼吸 25 次/分,下述判断正确的一组是

A. 中度热,速脉,呼吸增快

B. 中度热,速脉、洪脉,呼吸增快

C. 高热,速脉,呼吸在正常范围

D. 高热,速脉、洪脉,呼吸增快

E. 过高热,速脉、洪脉,呼吸增快

39. 朱女士,高血压病,为其测量血压时正确的做法是

A. 若采取立位测量,手臂应平第六肋间

B. 放气时听到最强音时汞柱所指刻度即为收缩压

C. 缓慢放气,速度 4 mmHg/s

D. 听到变音时汞柱所指刻度即为舒张压

E. 听到舒张压后保持放气速度,直到汞柱回到零位

40. 患者王某,高血压病,左侧肢体偏瘫,医嘱测血压 4 次/日,下述不妥的是

A. 固定血压计　　　　　　　　B. 测血压时间:8—12—4—8(红)

C. 测右上肢血压　　　　　　　D. 卧位测量,使肱动脉平腋中线

E. 必须固定专人测量

41. 患者李某,脑溢血,入院时意识不清,左侧肢体偏瘫,测量体温、血压,下述正确的是

A. 口测法测体温,测左上肢血压

B. 口测法测体温,测右上肢血压

C. 腋下测量法测体温,测右上肢血压

D. 腋下测量法测体温,测左上肢血压

E. 直肠测量法测体温,测左上肢血压

42. 陈先生,66 岁,护士为其测血压,为与第一次测量辨别,需重复测量,下述何项做法错误

A. 将袖带内气体驱尽　　　　　B. 使汞柱降至 0 点

C. 稍等片刻后重测　　　　　　D. 连续加压直到听清为止

E. 测量值先读收缩压,后读舒张压

43. 秦先生,高血压病,近期血压波动较大,为该病人测量血压时应

做到

A. 定血压计、定听诊器、定部位、定时间

B. 定听诊器、定部位、定护士、定时间

C. 定听诊器、定部位、定体位、定时间

D. 定护士、定血压计、定听诊器、定体位

E. 定血压计、定部位、定时间、定体位

44—45 题共用题干：钱女士，38 岁，因外伤致脊髓损伤，口温 34.5 ℃。

44. 该病人体温分期是

A. 正常体温波动范围内　　　B. 轻度体温过低

C. 中度体温过低　　　　　　D. 重度体温过低

E. 致死温度

45. 该病人的护理措施，不妥的是

A. 提高室温　　　　　　　　B. 足部放热水袋

C. 饮热饮料　　　　　　　　D. 加盖被

E. 检测体温变化，至少每 4 小时测量一次

46—47 题共用题干：患者，女，30 岁因"冠心病、房颤"入院，护理体检时，心率 120 次/分，脉率 90 次/分。

46. 在触诊时，患者可能出现

A. 洪脉　　　B. 速脉　　　C. 绌脉　　　D. 丝脉

E. 缓脉

47. 在记录中书写错误的一项是

A. 体温：37.2 摄氏度

B. 呼吸：20 次/分

C. 心率/脉率：120 次/分/90 次/分

D. 血压：100/70 mmHg

E. 心率/脉率：120 次/90 次/分

48—50 题共用题干:李老太,75 岁,发热 2 日。测体温 39.7 ℃,皮肤潮红,脉搏加快,已用药物退热。

48. 应鼓励病人多饮

A. 白开水　　　B. 茶水　　　　C. 果汁水　　　　D. 糖盐水

E. 矿泉水

49. 病人大量出汗时应给予的护理措施是

A. 评估出入量　　　　　　　B. 擦干汗液,更换衣服

C. 测体温　　　　　　　　　D. 写护理记录单

E. 降低室温

50. 退热时,为防止发生虚脱应重点观察有无

A. 皮肤苍白、寒战　　　　　B. 头晕、出汗、疲倦

C. 脉搏、呼吸渐慢,出汗　　　D. 脉细速、四肢湿冷、出汗

E. 脉速、面部潮红、头晕

冷热疗前测、后测试题

一、选择题(每题 1 分,共 60 分)

1. 关于热能促进炎症消散或局限的陈述,下列哪项错误

A. 使局部血管扩张,改善血液循环

B. 增强新陈代谢和白细胞吞噬功能

C. 降低细菌活力和细胞代谢

D. 促进炎性渗出物吸收和消散

E. 促使白细胞释放蛋白溶解酶

2. 可增强冷疗效果的方法是

A. 采用干冷法　　　　　　　B. 缩小冷疗的面积

C. 降低病室温度　　　　　　D. 延长冷疗时间(超过 1 h)

E. 冷热交替

3. 冷疗减轻疼痛的机制是

A. 减少局部血流,降低细菌的活力

B. 降低组织的新陈代谢

C. 扩张血管,降低肌肉组织的紧张性

D. 改善血循环,加速对致痛物质的排出

E. 降低神经末梢的敏感性

4. 持续冷疗超过 1 h,会引起组织损伤,称为

A. 局部效应　　　　　　　　B. 后续效应

C. 远处效应　　　　　　　　D. 继发效应

E. 协同效应

5. 足底禁用冷疗的目的是防止

A. 末梢循环障碍　　　　　　B. 局部组织坏死

C. 体温骤降　　　　　　　　D. 一过性冠状动脉收缩

E. 心率异常

6. 乙醇拭浴时,在头部放置冰袋的目的是

A. 控制炎症的扩散　　　　　B. 减少脑细胞需氧量

C. 防止头部充血　　　　　　D. 减轻局部疼痛

E. 控制毒素吸收

7. 某护士,欲使用冰袋为一发热患者降温,其操作方法不妥的是

A. 将冰块砸成小块,用水冲去棱角

B. 将小冰块装满冰袋随即拧紧袋口

C. 擦干袋外水渍,检查有无漏水

D. 将冰袋装入布套

E. 置于患者需要部位

8. 患者,男性,35 岁。诊断:重型颅脑损伤。应用冰槽防治脑水肿,护士应严密监测患者肛温,使其维持在

A. 正常体温范围内　　　　　B. 30 ℃以下

C. 33 ℃   D. 34 ℃

E. 35 ℃

9. 患者,女性,46 岁,因摔跤致腿部软组织淤血肿胀,3 天后,护士为其局部湿热敷。护士操作时不妥的是

A. 局部涂上凡士林

B. 盖上一层纱布

C. 拧干热敷垫用手掌测试温度

D. 将敷布敷于患处,加盖棉垫

E. 每 3—5 min 更换敷布 1 次,治疗时间 20—30 min

10. 患者,女性,76 岁,脑卒中后右侧肢体偏瘫,长期卧床,骶尾部皮肤出现压疮。护士应用烤灯为其照射压疮创面,灯距应调节为

A. 10—15 cm   B. 15—20 cm

C. 20—30 cm   D. 30—50 cm

E. 50—60 cm

11. 患者,男性,38 岁,发热,体温 40.2 ℃,护士为其乙醇拭浴。拭浴后取下头部冰袋的时机是患者体温降至

A. 37 ℃以下   B. 37 ℃

C. 37.5 ℃   D. 38 ℃以下

E. 39 ℃以下

12. 患者,男性,75 岁,因慢性支气管炎急性发作收入院,主诉手脚冰冷。护士为该患者使用热水袋保暖。使用热水袋时,水温不宜过高的原因是

A. 皮肤对热反应敏感   B. 血管对热反应敏感

C. 皮肤抵抗力差   D. 可加重病情

E. 老年人感觉较迟钝

13. 患者,女性,68 岁,胃痉挛性疼痛,护士给予其热水袋以减轻疼痛。使用热水袋时下列哪项不妥

A. 检查热水袋有无破损

B. 水温以 60—70 ℃为宜,灌水约 2/3 满

C. 排尽空气,旋紧塞子,擦干后倒提热水袋检查无漏水

D. 热水袋用布套套好后再用

E. 使用完毕,倒挂晾干

14. 患者,女性,21 岁,不慎左踝关节软组织扭伤,来院就诊。护士处理方法正确的是

A. 局部冷湿敷　　　　　　　B. 冰袋冷敷

C. 冰囊冷敷　　　　　　　　D. 局部热湿敷

E. 局部乙醇按摩

15. 患者,男性,14 岁,高热,体温 40.1 ℃。医嘱:乙醇拭浴。护士操作不正确的是

A. 选用乙醇浓度为 25—35%

B. 头部放置热水袋,足底放置冰袋

C. 拭浴时禁忌拍拭胸、腹部及后颈

D. 擦浴后 30 min 复测体温

E. 拭浴过程中注意观察患者的反应

16. 患者,男性,51 岁,体温 39.1 ℃,使用冰袋降温。其利用的散热方式是

A. 辐射　　　　B. 对流　　　　C. 蒸发　　　　D. 传导

E. 辐射与对流

17. 患儿男性,14 岁篮球比赛时不慎扭伤踝关节,1 h 后到校医务室就诊。护士正确的处理方法是

A. 局部冷敷　　　　　　　　B. 局部热敷

C. 冷热交替使用　　　　　　D. 热水足浴

E. 局部按摩

18. 某老年患者,全身微循环障碍。该患者禁忌使用冷疗的原因是

A. 引起过敏　　　　　　　　　　B. 引起腹泻

C. 发生冻伤　　　　　　　　　　D. 降低血液循环会影响创面愈合

E. 导致组织缺血缺氧而变性坏死

19. 患者,男性,30 岁。诊断:肺炎,体温 39.3 ℃。护士使用冰袋为其降温时,应将冰袋置

A. 腹部　　　　　　　　　　　　B. 足底、腹股沟

C. 背部、腋下　　　　　　　　　D. 胸部

E. 枕后、耳廓

20. 患者,女性,12 岁,行扁桃体切除术后,应用冰囊止血。护士应将冰囊置于患者

A. 前额　　　　　　　　　　　　B. 颈前颌下

C. 头顶部　　　　　　　　　　　D. 胸部

E. 腋窝处

21. 患者,女性,28 岁,突然出现腹痛,面色苍白,大汗淋漓,被送急诊就诊。护士不应采取的措施是

A. 询问病史　　　　　　　　　　B. 通知医生

C. 热水袋腹部热敷　　　　　　　D. 测量生命体征

E. 安慰患者

22. 患者,男性,50 岁,肛裂感染,遵医嘱行热水坐浴。护士调节水温合适的是

A. 30—35 ℃　　　　　　　　　　B. 35—40 ℃

C. 40—45 ℃　　　　　　　　　　D. 45—50 ℃

E. 55—60 ℃

23. 患者,女性,47 岁,胆囊切除术后返回病室,麻醉未完全清醒。护士使用热水袋为其保暖。水温应不超过

A. 40 ℃　　　B. 50 ℃　　　C. 60 ℃　　　D. 70 ℃

E. 80 ℃

24. 患者,女性,49 岁,因大便干结,排便困难,导致肛门充血。护士正确的处理是

A. 湿冷敷　　　　　　　B. 湿热敷

C. 热水坐浴　　　　　　D. 热水袋热敷

E. 红外线照射

25. 患者,女性,75 岁,长期卧床,骶尾骨出现水疱,水疱表皮脱落,露出新鲜创面。护士对局部皮肤处理正确的是

A. 热水浸泡　　　　　　B. 湿热敷

C. 热水坐浴　　　　　　D. 湿冷敷

E. 红外线照射

26. 患儿,男性,3 岁,高热,体温 39.6 ℃,护士采用温水拭浴为其降温。操作方式正确的是

A. 用力揉擦,按摩局部

B. 胸、腹、足心延长拍拭时间

C. 患者发生寒战时应减慢拍拭速度

D. 头部放置热水袋

E. 以离心方向拍拭

27. 患者,女性,58 岁,腰肌劳损。给予热疗法缓解症状的主要机制是

A. 加速致痛物质的吸收

B. 减轻组织充血

C. 促进肌肉、肌腱和韧带等软组织松弛

D. 降低痛觉神经的兴奋性

E. 解除局部神经末梢的压力

28. 患者,女性,34 岁,鼻息肉摘除术后,体温 37.5 ℃,脉搏 96 次/分,呼吸 22 次/分。护士应将冰囊置于患者

A. 前额　　　B. 腋下　　　C. 鼻根部　　　D. 颈前颌下

E. 头顶

29. 患者,女性,15 岁,上呼吸道感染入院,入院时体温 39.5 ℃。医嘱:乙醇拭浴,护士操作时正确的是

A. 拭浴时间不超过 3 min 　　B. 主要拍拭后颈部

C. 拍拭足底时间可稍长 　　D. 擦浴后 10 min 测量体温

E. 观察面色,监测呼吸、脉搏

30—32 题共用题干:患儿,男性,6 岁。急性扁桃体炎,体温 39.8 ℃。

30. 该患儿最适宜的降温方式为

A. 额部冷湿敷 　　B. 头部冰槽

C. 乙醇拭浴 　　D. 颈部置冰囊

E. 头部冰帽

31. 反复应用冷疗时,中间必须间隔

A. 20 min 　　B. 30 min

C. 50 min 　　D. 1 h

E. 2 h

32. 该患者枕后禁用冷疗的目的是防止

A. 冻伤 　　B. 反射性心率减慢

C. 腹泻 　　D. 一过性冠状动脉收缩

E. 体温骤降

33—36 题共用题干:患者,男性,35 岁,因颅脑外伤、脑水肿入院,昏迷。查体:体温 39.5 ℃,脉搏 112 次/分,呼吸 24 次/分,血压 100/60 mmHg。遵医嘱给予物理降温。

33. 该患者最适宜的降温方式为

A. 额部置冰袋 　　B. 温水拭浴

C. 乙醇拭浴 　　D. 湿冷敷

E. 头部冰槽

34. 患者降温时,需每 30 min 测量肛温 1 次,温度不能低于

A. 15 ℃   B. 20 ℃   C. 25 ℃   D. 30 ℃

E. 35 ℃

35. 采用此法给予降温的主要目的是

A. 增强脑细胞代谢

B. 降低体温

C. 降低脑血管通透性

D. 降低脑细胞代谢,减慢对脑细胞的损害

E. 收缩血管,使血流减慢

36. 在运用冷疗时,应注意保护

A. 后颈、两耳   B. 额部、两耳

C. 额部、颈部   D. 枕部、额部

E. 枕部、颈部

37—39 题共用题干:患者,女性,28 岁,因分娩行会阴部侧切,现切口局部出现红、肿、热、痛等症状。应用红外线灯局部照射。

37. 红外线灯局部照射时,照射时间宜控制在

A. 10 min 以内   B. 10—20 min

C. 20—30 min   D. 30—40 min

E. 40—50 min

38. 在照射过程中,护士发现患者局部皮肤出现紫红色,应采取的措施是

A. 换用低功率灯头   B. 抬高照射灯,增加距离

C. 改用热湿敷   D. 立即停用,局部涂凡士林

E. 局部纱布覆盖

39. 照射完毕,护士嘱患者休息 15 min 后方可离开治疗室,其目的是

A. 观察疗效   B. 预防感冒

C. 防止晕倒   D. 减轻疼痛

E. 促进炎症局限

40. 热水坐浴的禁忌下列哪项除外

A. 会阴部充血   B. 阴道出血

C. 急性盆腔炎   D. 女性经期

E. 妊娠后期

41. 禁忌用冷的部位不包括

A. 耳廓   B. 心前区

C. 腹部   D. 足底

E. 腹股沟

42. 热疗的适应症不包括

A. 压疮   B. 胃肠痉挛

C. 腰肌劳损   D. 鼻出血

E. 静脉炎

43. 禁忌采用冷疗的疾病是

A. 急性关节扭伤   B. 牙痛

C. 小腿慢性炎症   D. 烫伤

E. 脑外伤

44. 某患者使用热水袋保暖,护士指导该患者如发现局部皮肤潮红,应采取的正确处理方法是

A. 热水袋外再包一条毛巾   B. 热水袋稍远离局部皮肤

C. 立即停用,涂凡士林   D. 立即停用,涂 75％乙醇

E. 立即停用,50％硫酸镁湿热敷

45. 患者,女性,66 岁,患牙痛多日。护士告知患者可含漱冰水,其目的是

A. 控制炎症扩散   B. 减轻充血

C. 减轻疼痛   D. 降低体温

E. 减轻出血

46. 患者,男性,30 岁,不慎扭伤左侧踝关节,淤肿 2 天,护士交待患者局部可用热毛巾湿敷。其目的是

A. 减轻局部充血或出血　　　B. 减轻疼痛

C. 控制炎症扩散　　　　　　D. 促进炎症消散

E. 使患者舒适

47. 患者,女性,5 岁,因支气管炎住院,体温 38.7℃,脉搏 112 次/分,脉搏 24 次/分。可采用的最佳降温方式是

A. 冰袋额部冷敷　　　　　　B. 冰帽头部冷敷

C. 乙醇拭浴　　　　　　　　D. 温水拭浴

E. 冰水湿敷

48. 患者,男性,67 岁,脑梗死入院,意识模糊 2 天,身体虚弱,生命体征正常,四肢冰冷。护士用热水袋为其保暖,正确的方法是

A. 袋内水温为 60 ℃

B. 热水袋外裹毛巾

C. 热水袋置于腹部

D. 热水袋水温与室温相同时撤走热水袋

E. 叮嘱患者家属随时更换袋内热水

49. 患者,男性,67 岁,高热 3 天,护士为其乙醇拭浴时,禁忌拍拭的部位是

A. 腋窝、腹股沟、额部　　　B. 腘窝、腋窝、腹股沟

C. 面部、背部、腋窝　　　　D. 前胸、腹部、足底

E. 肘窝、手心、腹股沟

50. 患者,男性,20 岁,鼻唇沟处有一疖,表现为红、肿、热、痛。护士告知患者局部禁用热敷的原因是

A. 加重局部疼痛　　　　　　B. 加重局部功能障碍

C. 掩盖病情　　　　　　　　D. 防止出血

E. 防止颅内感染

51. 患者,女性,58 岁,风湿性关节炎。每日用红外线照射局部20 min。护士巡视时发现患者局部皮肤出现桃红色的均匀红斑,说明
    A. 照射剂量过大　　　　　　　B. 照射剂量过小
    C. 照射剂量合适　　　　　　　D. 应立即停止照射
    E. 应延长照射时间

52、53 题共用题干:患者,男性,30 岁,高热待查,体温 39.5 ℃。

52. 护士为其温水拭浴降温,适宜的水温是
    A. 32—34 ℃　　　　　　　　B. 40—45 ℃
    C. 45—50 ℃　　　　　　　　D. 50—55 ℃
    E. 55—60 ℃

53. 为患者温水拭浴时,禁忌拍拭心前区的目的是防止出现
    A. 血管收缩　　　　　　　　　B. 一过性冠状动脉收缩
    C. 心率减慢　　　　　　　　　D. 呼吸节律异常
    E. 体温骤降

54、55 题共用题干:患者,女性,55 岁。诊断:痔疮。经常便后出血,待痔疮手术后,遵医嘱给予热水坐浴。

54. 给予热水坐浴的目的是
    A. 消炎、消肿、镇痛　　　　　B. 降温
    C. 消炎、解痉、止痛　　　　　D. 解除便秘
    E. 促进伤口干燥结痂

55. 给予热水坐浴时,护士操作方法不正确的是
    A. 浴盆和溶液需无菌　　　　　B. 操作前嘱患者排空膀胱
    C. 倒入坐浴液至浴盆 2/3 满　　D. 坐浴后更换敷料
    E. 坐浴时间 15—20 min

56—59 题共用题干:患者,女性,24 岁,急性肺炎入院,体温 39.7 ℃,遵医嘱给予乙醇拭浴降温。

56. 乙醇拭浴降温的主要机制是

A. 蒸发散热　　　　　　B. 辐射散热

C. 传导散热　　　　　　D. 对流散热

E. 渗透散热

57. 应选用的乙醇浓度为

A. 10—20%　　　　　　B. 25—35%

C. 40—50%　　　　　　D. 60—70%

E. 70—80%

58. 乙醇拭浴时,护士操作不当的是

A. 以拍拭方式进行,不用力摩擦

B. 禁忌拍拭后颈部、腹部、足底等部位

C. 腋窝、腹股沟、心前区适当延长拍拭时间

D. 患者发生寒战、面色苍白时应立即停止操作

E. 体温降至 39 ℃以下,取下头部冰袋

59. 为了观察降温效果,应在拭浴后多长时间复测体温

A. 10 min　　B. 20 min　　C. 30 min　　D. 60 min

E. 2 h

60. 影响冷热疗效果的因素不包括下面哪项

A. 方法　　　　B. 环境温度　　C. 时间　　　　D. 性别

E. 部位

二、简答题(每题 10 分,共 40 分)

1. 简述冷热疗法的生理效应与继发效应?请将冷热疗的继发效应分别举一例说明。

2. 热疗法的注意事项是什么?哪些患者进行热疗时,需加倍小心,防止烫伤?

3. 酒精擦浴的操作步骤和作用机制是什么?

4. 哪些部位禁忌用冷?原理是什么?

参 考 文 献

一、学术专著

1. ［巴西］保罗·弗莱雷.被压迫者教育学［M］.顾建新,等,译.上海:华东师范大学出版社,2014.

2. ［丹］克努兹·伊列雷斯.我们如何学习——全视角学习理论［M］.孙玫璐,译.北京:教育科学出版社,2010.

3. ［德］贝克.职业教育教与学的过程［M］.徐国庆,译.上海:外语教学与研究出版社,2011.

4. ［德］赫尔巴特.普通教育学［M］.李其龙,译.北京:人民教育出版社,2015.

5. ［德］胡塞尔.现象学的观念［M］.倪梁康,译.上海:上海译文出版社,1986.

6. ［德］鲁道夫·普法伊费尔,傅小芳.项目教学的理论与实践［M］.南京:江苏教育出版社,2007.

7. ［法］安德烈·焦尔当.学习的本质［M］.杭零,译.上海:华东师范大学出版社,2015.

8. ［法］卢梭.爱弥儿［M］.彭正梅,译.上海:上海人民出版社,2011.

9. ［捷］夸美纽斯.大教学论［M］.傅任敢,译.北京:教育科学出版社,2012.

10. ［美］艾伦·C.奥恩斯坦,等.课程:基础、原理和问题［M］.柯森,等,译.南京:江苏教育出版社,2002.

11.［美］巴克教育研究所.项目学习教师指南:21 世纪的中学教学法(第 2 版)[M].任伟,译.北京:教育科学出版社,2008.

12.［美］邦塞.设计组织小学课程论[M].郑宗海,沈子善,译.北京:商务印书馆,1933.

13.［美］保罗·D.埃金,等.课堂教学策略[M].王维诚,等,译.北京:教育科学出版社,1990.

14.［美］波特.现代教育学说[M].孟宪承,译.北京:商务印书馆,1930.

15.［美］布莱恩·阿瑟.技术的本质[M].曹东溟,等,译.杭州:浙江人民出版社,2014.

16.［美］布鲁斯·乔伊斯,等.教学模式[M].兰英,等,译.北京:中国人民大学出版社,2014.

17.［美］基尔帕特里克·H.威廉姆.教育方法原论[M].孟承宪,等,译.上海:华东师范大学出版社,2010.

18.［美］加涅,等.教学设计原理[M].王小明,等,译.上海:华东师范大学出版社,2007.

19.［美］柯克帕特里克.如何做好培训评估——柯氏四级评估法(第 3 版)[M].林祝君,译.北京:电子工业出版社,2015.

20.［美］拉尔夫·泰勒.课程与教学的基本原理[M].罗康,等,译.北京:中国轻工业出版社,2014.

21.［美］洛林·W.安德林,等.布鲁姆教育目标分类学[M].蒋小平,等,译.北京:外语教育与研究出版社,2009.

22.［美］马克马利.设计教学法[M].杨廉,译.北京:商务印书馆,1923.

23.［美］迈尔斯,等.质性资料的分析:方法与实践[M].张芬芬,译.重庆:重庆大学出版社,2008.

24.［美］威廉维尔斯马,等.教育研究方法导论[M].袁振国,译.北京:教育科学出版社,2010.

25. [美]袋迪·哈里斯·赫尔姆,等.小小探索家——幼儿教育中的项目课程教学[M].林育玮,等,译.南京:南京师范大学出版社,2004.

26. [美]约翰·杜威.民主主义与教育[M].王承绪,译.北京:人民教育出版社,2001.

27. [美]约翰·杜威.我们怎样思维·经验与教育[M].姜文闵,译.北京:人民教育出版社,2005.

28. [美]约翰·杜威.学校与社会·明日之学校[M].赵祥麟,等,译.北京:人民教育出版社,2005.

29. [美]约翰·富兰克林·博比特.课程[M].刘幸,译.北京:教育科学出版社,2017.

30. [日]佐藤学.课程与教师[M].钟启泉,译.北京:教育科学出版社,2003.

31. [瑞士]皮亚杰.皮亚杰教育论著选[M].卢濬,译.北京:人民教育出版社,2015.

32. [苏]维果茨基.维果茨基教育论著选[M].余震球,译.北京:人民教育出版社,2005.

33. [苏]尤·克·巴班斯基.教学过程最优化——一般教学论方面[M].张定璋,等,译.北京:人民教育出版社,2007.

34. [英]海伦·瑞恩博德,等.情境中的工作场所学习[M].匡瑛,译.北京:外语教学与研究出版社,2011.

35. [英]刘易斯·科恩,等.教育研究方法(第6版)[M].程亮,等,译.上海:华东师范大学出版社,2015.

36. [美]威廉·H.基尔帕特里克.设计教学思想与《教学方法原理》选读[M].北京师联教育科学研究所,编译.北京:中国环境科学出版社、学苑音像出版社,2006.

37. [德]乔·凯兴斯泰纳.职业教育思想与《劳作学校要义》等选读

[M].北京师联教育科学研究所,编译.北京:中国环境科学出版社、学苑音像出版社,2006.

38. 陈桂生.教育原理[M].上海:华东师范大学出版社,2012.

39. 顾明远.教育大辞典[M].上海:上海教育出版社,1998.

40. 康绍言,薛鸿志.设计教学法辑要[M].北京:商务印书馆,1923.

41. 李晓文,王莹.教学策略[M].北京:高等教育出版社,2011.

42. 马成荣.职业教育课程改革实践化理论[M].北京:高等教育出版社,2013.

43. 孟育群,宋学文.现代教师论[M].哈尔滨:黑龙江教育出版社1991.

44. 皮连生.教育心理学[M].上海:上海教育出版社,2011.

45. 秦初生,吕志革.小学教育研究方法[M].桂林:广西师范大学出版社,2014.

46. 石伟平,徐国庆.职业教育课程开发技术[M].上海:上海教育出版社,2006.

47. 徐国庆.实践导向职业教育课程研究:技术学范式[M].上海:上海教育出版社,2005.

48. 徐国庆.职业教育课程、教学与教师[M].上海:上海教育出版社,2016.

49. 徐国庆.职业教育课程论[M].上海:华东师范大学出版社,2015.

50. 徐国庆.职业教育项目课程:原理与开发[M].上海:华东师范大学出版社,2016.

51. 徐国庆.职业教育原理[M].上海:上海教育出版社,2007.

52. 杨宏章.教育实验研究[M].杭州:浙江教育出版社,1998.

53. 杨文明.高职项目教学理论与行动研究[M].北京:科学出版社,2008.

54. 俞子夷.一个小学十年努力记[M].北京:中华书局,1930.

55. 张雅明.元认知发展与教学:学习中的自我监控与调节[M].合肥:安徽教育出版社,2012.

二、期刊论文

1. 邓铁军,等.基于 PMBO 原理的项目式教学法研究[J].高等工程教育研究,2010(1):161—162.

2. 傅四保.建构主义学习理论指导下的项目教学法初探——以"教育技术学研究方法"课程教学为例[J].中国大学教学,2011(2):56—58.

3. 高艳.项目学习在大学英语教学中的应用研究[J].外语界,2010,141(6):44—49.

4. 顾佩娅.多媒体项目教学法的理论与实践[J].外语界,2007(2):6—7.

5. 柳邦坤.广播电视新闻学专业引入项目教学法的实践探讨[J].新闻界,2011(8):144—146.

6. 宁虹.教师能力标准理论模型[J].教育研究,2010,31(11):79.

7. 濮海慧,徐国庆.基于教学场的职业院校教师专业能力发展模型[J].教育理论与实践,2017,37(6):23.

8. 徐国庆.新职业主义时代职业知识的存在范式[J].职教论坛,2013,21(4):4—11.

9. 徐涵.项目教学的理论基础、基本特征及对教师的要求[J].职教论坛,2008(9):9—12.

10. 杨毅,杨易林.日本教育课程改革的新举措[J].比较教育研究,2002(9):26.

11. 张伟,陈琳,丁彦.移动学习时代的学习观:基于分布式认知论的视点[J].中国电化教育,2010,4:27—31.

12. 徐国庆.基于学习分析的职业教育项目教学设计模型[J].职教

论坛,2015,18:4—11.

13. 周小勇,魏葆霖.信息技术促进语言学习——分布式认知理论角度的审视[J].外语界,2010,139(4):58.

14. 朱翠红.网络营销专业课程项目教学法研究[J].华中师范大学学报(人文社会科学版),2014(1):184—186.

15. 朱枫.国内项目教学法的研究——兼谈项目教学法对中国外语教学的适用性[J].教育理论与实践,2010,30(9):55—56.

16. 朱炜.日本"综合学习"课程与实践[J].外国中小学教育,2003:28.

三、学位论文

1. 奥莲娜.中国"德语作为外语"教学中的项目教学法[D].杭州:浙江大学,2012:49—50.

2. 丛国凤.项目教学在中职 FLASH 动画制作教学中的应用研究[D].大连:辽宁师范大学,2011:3.

3. 何志勇.项目教学法及其在中职技能教学中的应用[D].武汉:华中师范大学,2010:29—33.

4. 康中和.大学生元认知水平量表初建[D].太原:山西大学,2005:39—40.

5. 刘磊.项目教学情境下中职生学习行为研究[D].上海:华东师范大学,2012:99—100.

6. 刘焱锋.基于网络的项目教学学习评价研究[D].黄石:湖北师范大学,2014:53.

7. 王浩.项目教学法在小学科学课程教学中的应用研究[D].银川:宁夏大学,2014:4.

8. 王金钢.项目教学法在大学英语阅读教学中应用的实证研究[D].锦州:渤海大学,2014:43—44.

9. 王宪平.课程改革视野下教师教学能力发展研究[D].上海：华东师范大学，2006：64.

10. 王一喆.中学信息技术教师对项目教学的认同感研究[D].西安：陕西师范大学，2012：37—39.

11. 钟丛香.中职数学项目教学法的实践与探究[D].上海：上海师范大学，2012：46.

12. 周国红.项目教学法在中等职业技术学校电脑美术设计教学中运用之初探[D].北京：首都师范大学，2006：29.

四、外文文献

1. Abbas Johari, Amy C. Bradshaw. Project-based Learning in an Internship Program: A Qualitative Study of Related Roles and Their Motivational Attributes[J]. Educational Technology Research and Development, 2008(6), 56(3):329—359.

2. About BIE[EB/OL].[2016-03-10].http://www.bie.org/about.

3. About Connect Ed[EB/OL].[2016-03-12].http://connected-california.org/about/overview.

4. About Mathalicious[EB/OL].[2016-03-24].http://www.mathalicious.com/about.

5. Alice J. Corkill. Individual Differences in Metacognition[J]. Learning and Individual Differences Vol. 8, No. 4, 1996:275—279//Flavell J H. Cognitive Development (2nd ed.). Englewood Cliffs, New Jersey: Prentice Hall, 1985:2.

6. Alistair P. Rendell. A Project-based Approach to Teaching Parallel Systems[J]. Lecture Notes in Computer Science, 2006, 399(2):155—160.

7. Andreas Hartmann, André Dorée. Learning between Projects

More than Sending Messages in Bottles[J]. International Journal of Project Management, 2015(2): 341—351.

8. Andrea Tanner. An Evaluative Case Study of Project-based Learning in High School Vocational Education [D]. Minnesota: Walden University, ProQuest, UMI Dissertations Publishing, 2012:16.

9. Anthony J. Petrosino. Integrating Curriculum, Instruction, and Assessment in Project-Based Instruction: A Case Study of an Experienced Teacher[J]. Journal of Science Education and Technology, 2004, 23(4): 447—460.

10. A. Webster. How Project-Based Learning works in England Edudemic Magazine for iPad[J/OL].[2015-11-17]. http://www.edudemic.com/how-project-based-learning-works-in-england/.

11. Bart Rienties, Anthony Willis, et al. Student Experiences of Self-Reflection and Peer Assessment in Providing Authentic Project-based Learning to Large Class Sizes[J]. Facilitating Learning in the 21st Century: Leading through Technology, Diversity and Authenticity Advances in Business Education and Training, 2013, 5: 117—136.

12. Birgit R. Krogstie. A Model of Retrospective Reflection in PBL Utilizing Historical Data in Collaborative Tools[J]. Lecture Notes in Computer Science,2009, 579(4): 418—432.

13. B. J. S.Barron, D. L. Schwartz, N. J. Vye. Doing with Understanding: Lessons from Research on Problem and Project-based Learning[J]. Journal of the Learning Sciences, 1998(7): 271—311.

14. Christine Michel, Elise Lavoué, Laurent Pietrac. A Dashboard to Regulate Project-based Learning[J]. Lecture Notes in

Computer Science，2012，7563：250—263.

15. Connected Education［EB/OL］.［2016-03-12］. https：//en. wikipedia.org/wiki/Connected_Education.

16. Connections Education. Creating More Ways to Help More Students Connect with Their Potential［EB/OL］.［2016-03-15］. http：//www.connectionseducation.com/.

17. D. Jonassen，K. Peck，B. Wilson. Learning with Technology：A Constructivist Perspective［M］. New Jersey：Prentice Hall，1999：7—11.

18. Douladeli Efstratia. Experiential Education through Project-based Learning［J］. Procedia-Social and Behavioral Sciences，2014，152：1256—1260.

19. Envision Schools［EB/OL］.［2016-03-15］. https：//en. wikipedia.org/wiki/Envision Schools.

20. EPals Global Community［EB/OL］.［2016-03-15］. http：// www.epals.com/#/connections.

21. Expeditionary Learning Schools［EB/OL］.［2016-03-16］. https：// en.wikipedia.org/wiki/ Expeditionary_ learning_ schools.

22. Explorer_Elementary_Charter_School［EB/OL］.［2016-03-16］. https：//en. wikipedia. org/wiki/Explorer_Elementary_Charter_School.

23. Grandbury ISD［EB/OL］.［2016-03-16］. https：//en. wikipedia.org/wiki/Granbury_Independent_School_District.

24. High Technology High School［EB/OL］.［2016-03-20］. http：//www.hths.mcvsd.org/.

25. H. Wellham. Project-based Learning：How can You make it work in Your School? The Guardian［J/OL］.［2015-11-15］. http：//

www. theguardian. com/teacher-network/teacher-blog/2013/nov/30/project-based-learning-live-chat.

26. Hyosook Jung, Woochun Jun, Le Gruenwald. A Design and Implementation of Web-based Project-based Learning Support Systems[J]. 2001:354—367.

27. II-Hyun Jo. Effects of Role Division, Interaction, and Shared Mental Model on Team Performance in Project-based Learning Environment[J]. Asia Pacific Educ. Rev. 2011, 12(2):301—310.

28. International Educational Resource Network[EB/OL].[2016-03-20]. https://iearn.org/.

29. Jennifer Ray Pieratt. Teacher-Student Relationships in Project-based Learning: A Case Study of High Tech Middle North County[D]. California: Claremont Graduate University, 2011.

30. J. Macias-Guarasa, J. Manuel Montero, R. San-Segundo. A Project-based Learning Approach to Design Electronic Systems Curricula[J]. IEEE Transactions on Education, 2006, 49:389—397.

31. J. Prince Michael, M. Felder Richard. Inductive Teaching and Learning Methods: Definitions, Comparisons, and Research Bases [J].Journal of Engineering Education, 2006,95:123—138.

32. J. S. Brown, A. Collins, P. Duguid. Situated Cognition and the Culture of Learning[J]. Educational Researcher, 1989(18): 32.

33. J. S. Krajcik, P. C. Blumenfeld, R. W. Marx. A Collaborative Model For Helping Middle Grade Science Teachers Learn Project-based Instruction [J]. Elementary School Journal, 1994, 94 (5): 483—497.

34. J. W. Thomas. A Review of Research on Project-based Learning[M]. San Rafael, CA: Autodesk Foundation, 2000:34—35.

35. K.J. Chua, W.M.Yang, H.L.Leo. Enhanced and Conventional Project-based Learning in an Engineering Design Module[J]. International Journal of Technology and Design Education, 2014, 24(4): 437—458.

36. J. S. Krajcik, P. C. Blumenfeld, R. W. Marx. Inquiry in Project-based Science Classrooms: Initial Attempts by Middle School Students[J]. Journal of the Learning Sciences, 1998(7):315—350.

37. Kuo-Hung Tseng, Chi-Cheng Chang. Attitudes towards Science, Technology, Engineering and Mathematics (STEM) in a Project-based Learning(PBL) Environment[J]. International Journal of Technology and Design Education, 2013, 23(1):87—102.

38. Kuo-Kuang Chu, Chien-I Lee, Po-Cheng Lu. A Study of the Effect of Pupils' Learning Achievement on Project-based Learning with Context Awareness Technology[J]. Studies in Computational Intelligence, 2009, 226:211—221.

39. L. Gupta, P. Arora, et al. Project-based Learning: an Enhanced Approach for Learning in Engineering[J]. Proceeding of the International Conference on Transformations in Engineering Education, 2015:581.

40. L. S. Vygotsky. Mind in Society: the Development of Higher Psychological Processes[M]. Cambridge: Harvard University Press, 1978:122—131.

41. Michael McDowell. Group Leadership in the Project-based Learning Classroom [D]. California: University of La Verne, 2009:143.

42. Min Jou, Ming-Jenn Wu, Din-Wu Wu. Development of Online Inquiry Environments to Support Project-Based Learning of

Robotics［J］. Lecture Notes in Computer Science，2008，5288：341—353.

43. NASA［EB/OL］.［2016-03-24］. https://en. wikipedia. org/wiki/NASA.

44. National Center for Case Study Teaching in Science［EB/OL］.［2016-03-25］. http://sciencecases.lib.buffalo.edu/cs/about/.

45. National Research Council. National Science Education Standards［M］. Washington D.C.：National Academy Press，1996：22—27.

46. New Tech Network［EB/OL］.［2016-03-27］. https://newtechnetwork.org/.

47. North Lawndale College Prep High School［EB/OL］.［2016-03-19］. http://www.nlcphs.org/.

48. Ohio Resource Center［EB/OL］.［2016-03-16］. https//en. wikipedia.org/wiki/Ohio_Resource_Center.

49. Once Upon a School［EB/OL］.［2016-04-03］. http//www. 826national.org/once-upon-a-school/.

50. Osama K. Alshara，Fawaz A. Masoud. Technology Enabled Interdisciplinary Project-based Learning(IPBL)［J］. Advances in Computer，Information，and Systems Science，and Engineering，2006：393—398.

51. Osama K. Alshara，Mohamed Ibrahim. Business Integration Using the Interdisciplinary Project-based Learning Model（IPBL）［J］. Lecture Notes in Computer Science，2007，4558：823—833.

52. Pamela McMahon. Increasing Achievement through Assessments：A Study of the Effects of Administering Ongoing Formative Assessments During a Project-based Unit of Study［D］. New Jersey：Caldwell College，2008：26—27.

53. PBWorks［EB/OL］.［2016-04-10］. http：//c4lpt. co. uk/top100tools/.

54. P. C. Blumenfeld，B. J. Fishman，J. Krajcik. Creating Usable Innovations in Systemic Reform：Scaling up Technology-embedded Project-based Science in Urban Schools[J]. Educational Psychologist，2000(35)：149—164.

55. P. C. Blumenfeld，E. Soloway，R. W. Marx. Motivating Project-based Learning—Sustaining the Doing，Supporting the Learning [J]. Educational Psychologist，1991，3—4：369—398.

56. Pick a Project to Customize and Implement with Your Students[EB/OL].[2016-04-03]. http：//pblu.org/about/.

57. P. Javis，A. L. Wilson. An International Dictionary of Adult and Continuing Education[Z]. London：Routledge. 1990：199.

58. R. W. Marx，P. C. Blumenfeld，J. S. Krajcik. Enacting Project-based Science［J］. Elementary School Journal，1997（97）：341—358.

59. Samuel Dereste dos Santos，Oduvaldo Vendrametto，et al. Efficiency of Informatics Tools to Project Development in Project-Based Learning Activities for Collaborative Engineering[J]. IFIP Advances in Information and Communication Technology，2014，438：124—131.

60. Sandra Fernandes，Maria Assuncao Flores，Rui M. Lima. Student Assessment in Project-based Learning[J]. Project Approach to Learning in Engineering Education，2012，147—160.

61. S. B. Hopper. Bringing the World to the Classroom through Video Conferencing and Project-based Learning[J].TechTrends,2014,58(3)：78—89.

62. Shui-fong Lam, Rebecca Wing-yi Cheng. Teacher and Student Intrinsic Motivation in Project-based Learning[J]. Instructional Science, 2009, 37(6):565—578.

63. Strategy-Wikipedia[EB/OL].[2017-09-24]. https://en.wikipedia.org/wiki/Strategy.

64. Takashi Yukawa, Tomonori Iwazaki, et al. A Blended PBL Program on Embedded Software Design with Collaboration Support Tools[J]. Lecture Notes in Computer Science 2010, 2679:190—199.

65. Teresa M. Morales, Eun Jin Bang, Thomas Andre. A One-year Case Study Understanding the Rich Potential of PBL in a Virtual Reality Class for High School Students[J]. Journal of Science Education Technology, 2013, 22(5):791—806.

66. The Dean Herman Schneider Award[EB/OL].[2015-11-23]. http://www.ceiainc.org/sub.asp?PageID=71.

67. The Nature Conservancy[EB/OL].[2016-05-22]. https://en.wikipedia.org/wiki/The_Nature_Conservancy.

68. Túlio Acácio Bandeira Galvão, Francisco Milton Mendes Neto. A Serious Game for Supporting Training in Risk Management through Project-based Learning[J]. Communications in Computer and Information Science, 2012, 248: 52—61.

69. Virtual School House[EB/OL].[2016-04-10]. http://virtualschoolhouse.org/welcome/about-vsh/.

70. We Teach Young People to Design and Build Their Future Using Heart, Hands, and Hammers[EB/OL].[2016-03-09]. http://www.projecthdesign.org/.

71. What is Project-based Learning(PBL)? [EB/OL]. [2015-10-23]. http://www.bie.org/about/what_pbl.

72. What We Do[EB/OL].[2016-03-27]. https://www.nextlesson.org/company/aboutus.

73. W. H. Kilpatrick. The Project Method[J]. Teachers College Record，1918，19：319—335.

74. W. Moylan，Learning by Project：Developing Essential 21st Century Skills Using Student Team Projects[J]. International Journal of Learning，2008，15：287—292.

75. Yaron Doppelt. Implementation and Assessment of Project-based Learning in a Flexible Environment[J]. International Journal of Technology and Design Education，2003，13(3)：255—272.

后　　记

　　本专著源于我的博士学位论文。不知不觉，毕业已经 4 年了，回首丽娃河畔求学的岁月，我经历了成为徐门弟子的惊喜、选题的犹豫、开题的兴奋、实验的艰难、写作的逆水行舟。回望走过的路，满满都是各位良师益友的关心和爱护，以及陪我走过的脚印。

　　成为恩师徐国庆教授的弟子，可谓我人生中最庆幸也是最不安的事。庆幸的是，我跟随了一位学术造诣深厚、治学态度严谨、爱生如子的学术和人生导师。我敬重徐老师高尚而纯粹的人格，敬佩徐老师对学术的一丝不苟，敬仰徐老师敏锐的学术洞察力。不安的是，自己才疏学浅，每当别人说起我是徐门弟子时总感到无比巨大的压力。第一次拜读徐老师的专著是在 12 年前，想象中的先生是位年过半百的长者。10 年前首次在南京军事学院聆听徐老师的讲座，开场前误以为先生是跟随导师而来的博士生。8 年前重回丽娃河畔，开始了我终生难忘的博士学习生涯。我想用"先生之恩，没齿难忘"来表达我对恩师的感激之情。无论是理论学习阶段，还是博士论文的选题、开题、实验和写作阶段，徐老师均给予我悉心指导、严格把关。每当遇到困难，徐老师都能给出方向性意见，他独到的见解和精准的判断，总是一针见血，使我拨云见日，豁然开朗。尤其是在我感到动摇、失去信心的时候，他给我鼓励，让我坚定信念，勇往直前。我从徐老师身上真正体会到了"导师"一词的深刻含义。我将谨记恩师的教诲，循着恩师的脚步，不忘初心，砥砺前行。

我还想感谢石伟平教授对我学习和工作的关心、开题的充分肯定、预答辩的细致指导。石老师的微笑非常温暖，学识和人品也可谓高山仰止，令我敬佩不已。还有匡瑛老师对我论文入木三分的点评、预答辩给予的肯定，陆素菊老师亲切的询问，付雪凌老师的笑容和鼓励，周瑛仪老师关于定量研究的指导等都使我受益良多。叶肇芳老师和徐峰老师的提醒和鼓励，有效地缓解了我的压力。

外导 Chris Zirkle 教授带我参观了几乎所有类型的职业教育学校和机构，让我对美国的职业教育有了较深入了解。Jim Pichak 博士抱病帮我安排了美国教师的问卷调查和师生访谈，对我在美访学期间的学习生活给予了无微不至的照顾。在两位老师的关心和帮助下，美国部分的研究顺利完成，令我十分感激。我还要感谢俄亥俄州沃伦县职业生涯园的 John Gates 老师，连接学校的 Karla Ball 老师，诺克斯县职业生涯园的 Lance Stalnaker 老师，托尔斯职业生涯园的 Mike Liston 老师和沃伦县职业生涯园的 3 位学生接受我的访谈。感谢百忙中回答问卷的俄亥俄州的 50 位职业教育教师。

邓宏宝教授、马成荣教授、夏英博士、陈向阳博士对我的研究思路和论文写作给予了建设性意见，在问卷调研中给予了指导和支持，在此一并致谢。

陪我一起走过求学之路的还有我的同门刘文华，每次遇到问题时都帮我出谋划策。涂三广、王启龙、彭跃刚、林晓红同学也给予了我鼓励和支持。师弟、师妹、室友处处替我着想，时时为我分忧。

顺利完成学业亦离不开学校领导的栽培和同事们的支持。周玉春、陈露露和何慧 3 位老师帮助我完成了 9 个项目的实验，付出了太多辛劳。我的搭档张伟副处长和陈智娴副处长，在我脱产学习的日子里代我主持教务处和科研处工作，承担了很多本该由我完成的工作任务。

感恩我的父母培养了我坚韧不拔的品质、勇于拼搏的精神和积极向上的心态。我年迈的公婆替我照顾女儿的饮食起居。我的爱人王海峰先生一直是我最坚强的后盾,替我分担了很多家庭责任,教我统计学原理和统计软件的应用,协助我完成实验数据的分析和原始资料的整理。在我写作压力大、情绪低落时,给了我莫大的安慰和鼓励。在我论文写作最艰难的阶段,女儿在学业上捷报频传,给我注入了无穷的动力。未能好好陪伴女儿成长让我深感愧疚,近年来她越发独立自强、善解人意,让我倍感欣慰。

感谢所有帮助、关心、支持过我的亲人和朋友,我的人生因有你们而更加丰富和美好。

图书在版编目(CIP)数据

项目教学效果影响因素的准实验研究 ：以护理专业为例 / 濮海慧著 .— 上海 ：上海社会科学院出版社，2021

ISBN 978 - 7 - 5520 - 3575 - 9

Ⅰ.①项… Ⅱ.①濮… Ⅲ.①护理学—教学研究—高等职业教育 Ⅳ.①R47

中国版本图书馆 CIP 数据核字(2021)第 102499 号

项目教学效果影响因素的准实验研究——以护理专业为例

著　　者：濮海慧
责任编辑：曹艾达
封面设计：周清华
出版发行：上海社会科学院出版社
　　　　　上海顺昌路 622 号　邮编 200025
　　　　　电话总机 021 - 63315947　销售热线 021 - 53063735
　　　　　http：//www.sassp.cn　E-mail：sassp@sassp.cn
照　　排：南京理工出版信息技术有限公司
印　　刷：上海天地海设计印刷有限公司
开　　本：890 毫米×1240 毫米　1/32
印　　张：12.25
字　　数：314 千字
版　　次：2021 年 6 月第 1 版　2021 年 6 月第 1 次印刷

ISBN 978 - 7 - 5520 - 3575 - 9/R·061　　　　　　定价：68.00 元